毎日練習！
リズムで身につく
日本語の発音

赤木浩文・古市由美子・内田紀子　著

スリーエーネットワーク

© 2010 by AKAGI Hirofumi, FURUICHI Yumiko and UCHIDA Noriko

All rights reserved. No part of this publication may be reproduced, stored in a retrieval system, or transmitted in any form or by any means, electronic, mechanical, photocopying, recording, or otherwise, without the prior written permission of the Publisher.

Published by 3A Corporation.
Trusty Kojimachi Bldg., 2F, 4, Kojimachi 3-Chome, Chiyoda-ku, Tokyo 102-0083, Japan

ISBN978-4-88319-552-7 C0081

First published 2010
Printed in Japan

はじめに

　本書は日本語で基本的なやりとりができる日本語学習者を対象とした、わかりやすい発音を身につけるための教材です。円滑なコミュニケーションのためには、わかりやすい発音の習得は重要な要素です。また、体系的かつ効果的な指導を望む学習者のニーズも高まっています。

　2004年にそのニーズに応えて発音教材を開発し、使用したところ、学習者の発音に向上が見られ、学習後のアンケートから、学習者の満足度も高いことがわかりました。その後レベルやクラスに合わせて改訂を重ね、今回初中級レベルの学習者を対象としたテキストを作成することができました。

　本書ではコミュニケーション上で重要な発音に注目し、その部分に焦点を当てて練習をします。学習項目は、単音・リズム・アクセント・イントネーションですが、日本語らしさに関わるリズムを意識して練習することがポイントです。また、音声指導がクラス活動として行いやすいように、ペア練習・グループ練習・タスクなどを取り入れています。題材は実際のコミュニケーションで考えられるやりとりの他にも、漫画、映画、俳句や川柳などを取り入れました。

　それぞれの課は独立した課として扱うこともでき、学習者が苦手な発音やリズムあるいはアクセントに絞って指導することもできます。また、自習用として使うこともできます。この教材を通じて、学習者が楽しく効果的に日本語の発音に触れ、学習できることを期待しています。

　このテキストを作成するにあたって、スリーエーネットワーク第一出版部の藤井晶子さんには、企画から編集、構成に至るまで大変お世話になりました。この場を借りてお礼申し上げます。

著者一同

学習者のみなさんへ

　わかりやすく聞きやすい発音は、日本語のコミュニケーションにとても大切です。このテキストは、わかりやすく聞きやすい発音を学習するために、日本語のリズムを意識しながら発音が練習できるようになっています。1課は2回に分かれていて、構成は次のようになっています。

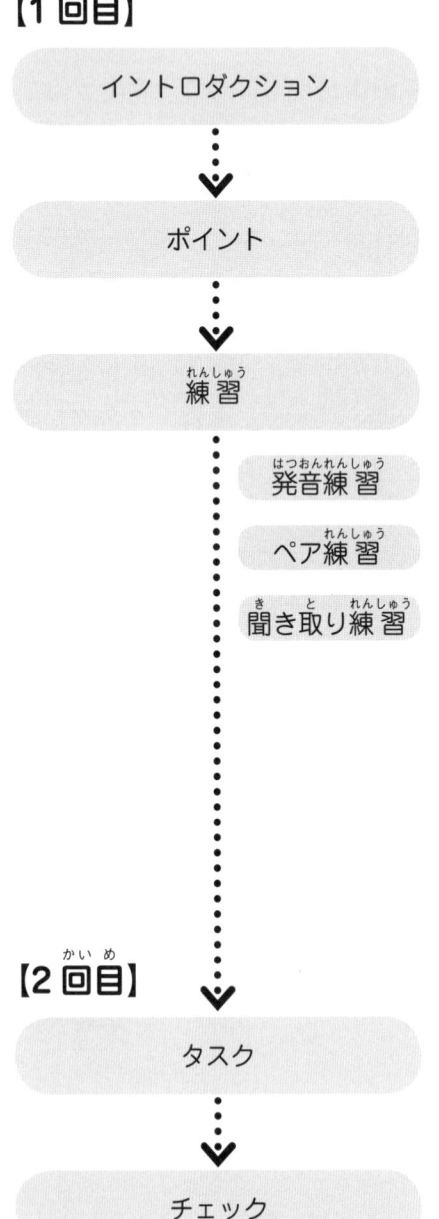

【1回目】

イントロダクション

留学生のAさんの発音によるミスコミュニケーションの例や発音に関する疑問点が書いてあります。何が問題なのかを考えましょう。

ポイント

発音の規則や発音上の重要な点が書いてあります。練習の前に読んで理解しましょう。

練習

- 発音練習
- ペア練習
- 聞き取り練習

練習には発音練習・ペア練習・聞き取り練習があります。発音練習はCDを使ってその課のポイントとなる発音を練習します。語や文、ミニマルペアなどをリピート・オーバーラッピング・シャドウイングなどで練習します。

ペア練習は、発音練習に出てきた言葉を使って行います。うまくできないときは、発音練習に戻って練習しましょう。聞き取り練習は、課のポイントの発音を聞き取る練習です。

ミニマルペアは、音のどこか一つが違うことで意味が変わる言葉のペアのことです。例えば、(ビル　ビール)、(来て　切って)などです。

【2回目】

タスク

会話作りや、スピーチなどの実践的な練習をしたり、話し合ったりします。勉強したことを意識して練習しましょう。

チェック

その課の発音ができるようになったかを自分で確認します。できなかったところや、自信がないところはもう一度練習しましょう。

【練習のしかた】

❶ 発音練習

・リピート

　CDのモデルの後に発音します。CDの例のように練習しましょう。2課から12課までのリズム、アクセントの課では、ビート音が流れています。ビート音に合わせて発音してみましょう。課によっては、ビート音がないときもあります。

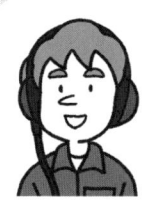

♪♪♪♪♪♪♪♪ギター　　ギター　　♪♪♪♪♪りょこう　　りょこう

・オーバーラッピング

　CDのモデルと同時に発音します。CDの例のように練習しましょう。

♪♪♪♪♪♪♪♪ギター♪♪♪♪♪りょこう♪♪♪♪

ギター　　りょこう

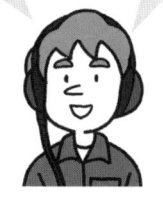

・シャドウイング

　CDのモデルの後に続けて発音します。音声が始まったら0.5秒ぐらい後から、同じ語や文を発音します。

私のまちは神戸です。チョコレートやケーキで有名です。

・・・私のまちは神戸です。チョコレートやケーキで有名です。

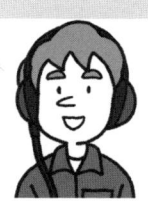

「リピート・オーバーラッピングしましょう」の練習は、はじめにリピート用のモデル

学習者のみなさんへ

が、次にオーバーラッピング用のモデルが入っています。また、「オーバーラッピング・シャドウイングしましょう」の練習は、オーバーラッピング用とシャドウイング用のモデルが入っています。オーバーラッピング用とシャドウイング用のモデルは同じです。

❷ ペア練習

発音練習に出てきた言葉を使って、ペアで置き換え練習をします。

発音練習に出てきた言葉を選んで入れる。

例

練習 ❸　　の中に❷の言葉を入れて、長音に気をつけて、ペアで練習しましょう。

23

A：あの、ビール なんですけど。　　　B：え、ビル ですか、ビール ですか。

A：ビール です。　　　　　　　　　　B：あ、ビル ですね。

A：いえ、ビル じゃなくて ビール です。　B：すみません。ビール ですね。

A：日本の ビール っておいしいですよね。　B：そうですよね。／そうですか。

自由に考えて言う。

Aの答えによって、どちらかを選んで答える。

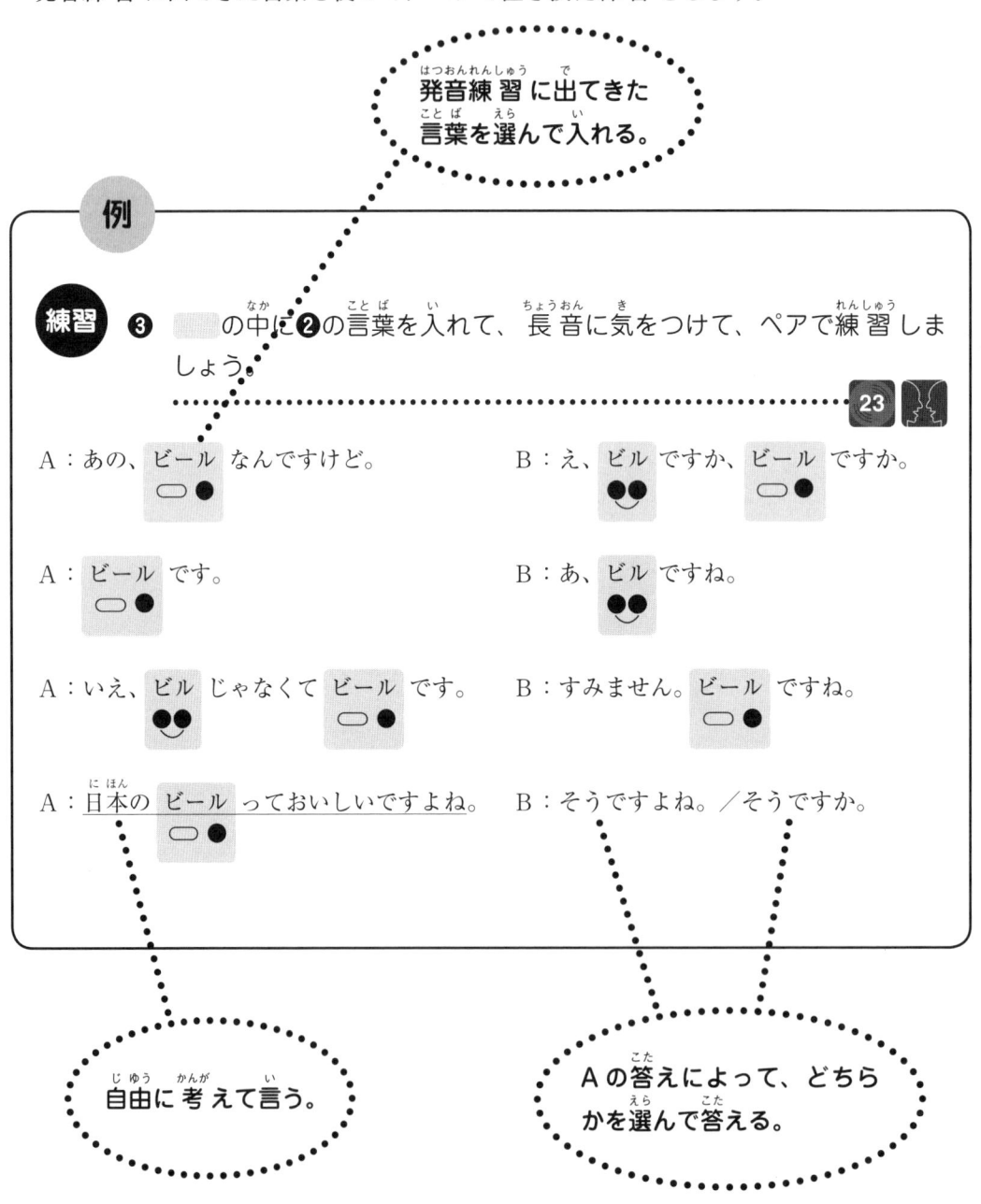

❸ 聞き取り練習

練習する項目に焦点を当てて聞く練習です。

練習 ❹ 会話を聞いて、会話に出てきた言葉に○をつけましょう。　　　24

1. ここ　　　高校　　　2. 女性　　　情勢　　　3. 余暇　　　八日
   　ここ　　こう こう　　　じょせい　　じょうせい　　　よ か　　ようか
   　●●　　◯ ◯　　　　◯◯　　　　◯◯◯　　　　●●　　◯◯◯

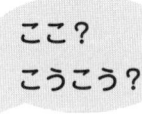

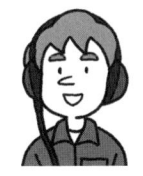

ここ？
こうこう？

A：そのイベント、高校であるの？
B：そうだよ。

【この本の記号】

・拍とリズム

　拍は◯、リズムの単位は◯や●で表します。また●●は、まとめて発音してください、という意味です。

・アクセント

　日本語は高低アクセントです。アクセントは低い音から高い音に上がるときに、「 という記号、高い音から低い音に下がるときに 」 という記号を使います。また言葉全体の高低のイメージを ⌒ のように表している部分があります。

例）　バ「ナナ　　あ「な」た　　い「もうとが　　わ「たし

・イントネーション

文を発音したときの声の上がり下がりのことです。この本ではそれを〜のようなカーブで表しています。

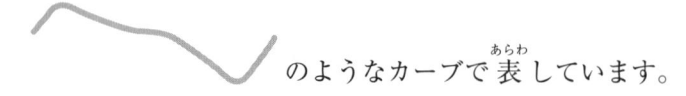

・句切りとポーズ

意味のまとまりを区切り目、／で表します。ポーズは／／で表します。

お使いになる先生へ

　このテキストは、日本語で基本的なやりとりができる学習者（初中級以上）を対象にしています。学習者が音声によるコミュニケーションで誤解を引き起こさない、わかりやすい発音を習得することを目標としています。

　このテキストの特徴は、日本語らしさにかかわる「リズム」を意識して練習することにより、聞きやすい発音を習得させることにあります。付属の音声CDは、リズムを意識させるためにビート音を使用していますので、練習によって、日本語らしいリズムを身につけることができます。練習方法もリピート・オーバーラッピング・シャドウイングなど複数の方法を採用していますので、楽しみながら発音練習をすることができます。加えて、音声の指導をクラスで行いやすいようにペアやグループでの練習・タスク・相互評価などを取り入れています。

全体構成

　全体構成は以下の通りです。なお、表の課に★がついたものは、特に重要な課です。

1課★	発音練習を始める前に	学習者の発音の問題点を意識化し、発音練習の意味を確認する。
2課★	拍の感覚	日本語の基本単位である拍の感覚をつかむ。
3課★ 4課	日本語のリズム	日本語のリズム単位、リズムと拍の関係を学び、リズムの練習を行う。
5課★〜7課★ 8課	長音・促音・撥音の練習 連母音と3拍一つのグループ	特殊拍や連母音についてリズムの観点から練習を行う。
9課	縮約形の練習	会話で用いる縮約形の練習を行う。
10課	気をつけたほうがよい発音	単音で問題になりやすい発音の練習を行う。
11課★ 12課	日本語のアクセント アクセントの機能と複合語のアクセント	アクセントのパターン・機能・複合語のアクセントを学び、アクセントの練習を行う。

13課★	日本語のイントネーション	イントネーションのパターン・機能を学び、イントネーションの練習を行う。
14課★	区切り・ポーズ	文レベルのリズムの練習を行う。
15課	プロミネンス	プロミネンスの練習を行う。
16課★	発音練習を終えて	発音練習を振り返り、達成度をチェックする。

　各課は基本的に2回でできるように構成されています。1回の練習時間の目安は約20分です。学生やクラスの様子によって、時間や指導項目は調整してください。
　各課では学習項目を焦点化した内容で集中的に練習できるようになっています。発音は、単音、リズム、アクセント、イントネーションなどさまざまな要素がありますが、例えば、長音を学んでいるときは、長音だけに焦点を当てて練習するとより効果的です。

各課について

　各課は学習者自身の発音に対する気づきを促す構成になっています。気づきを促すことで自らの発音を意識的、客観的にとらえることができるようになります。
　各課の構成は原則として次のようになっています。

1．導入

発音によるミスコミュニケーションの例がイラストを使って示してあります。学習者にその課を練習する意味を考えさせてください。

2．ポイント

基礎的な発音の規則や理論など、練習のために知っておくべきことを示しています。授業では必ず確認してください。

3．項目焦点化練習

学習項目を焦点化して、リピート・オーバーラッピング・シャドウイングによる練習を行います。学習項目に注意を集中させてください。

4．ペア（ロールプレイ）練習

ミニマルペアの言葉やポイントとなる言葉を用いて、ペアで置き換え練習を行います。できなかった部分を、再び項目焦点化練習で復習させると効果があります。
3で練習したことが、対話の中でもできるか確認してください。

5．聞き取り練習

聞き取り練習を行います。問題となっている語の発音の違いを確認させてください。

6．タスク

個人、ペア、グループなどで行います。学習項目が実際に応用できているか確認してください。

7．自己評価

自己評価によって振り返りを行います。課題や次の目標などを学習者自身に考えさせてください。教師からのアドバイスがある場合はアドバイスも行ってください。

なお、付属のCDで使用しているビート音は、慣れるまで少し速いと感じるかもしれません。特にオーバーラッピングについては、最初のうちは間に合わない学習者もいますが、そのような場合、リピート練習部分のビート音を使う、もしくは、ビート音を使った練習の前に一緒に読み上げる、教師が実例を示してから行うなどの調整をしてください。次第にテンポよく合わせられるようになってきます。

各課の解説や詳しい指導法に関しては https://www.3anet.co.jp/np/books/3410/ をご覧ください。

目次
もくじ

はじめに ……………………………………………………………………… 3
学習者のみなさんへ ……………………………………………………… 4
お使いになる先生へ ……………………………………………………… 9

第1課　発音練習を始める前に ………………………………………… 14
第2課　拍の感覚 …………………………………………………………… 18
第3課　日本語のリズム 1 ……………………………………………… 22
第4課　日本語のリズム 2 ……………………………………………… 26
第5課　長音の練習 ………………………………………………………… 30
第6課　促音の練習 ………………………………………………………… 34
第7課　撥音の練習 ………………………………………………………… 38
第8課　連母音と3拍一つのグループ ………………………………… 42
第9課　縮約形の練習 ……………………………………………………… 44

第10課	気をつけたほうがよい発音	48
第11課	日本語のアクセント	54
第12課	アクセントの機能と複合語のアクセント	60
第13課	日本語のイントネーション	64
第14課	区切り・ポーズ	70
第15課	プロミネンス	74
第16課	発音練習を終えて	78

| コーヒーブレイク 1 | 53 |
| コーヒーブレイク 2 | 79 |

別冊解答

第1課　発音練習を始める前に

【1回目】

> **ポイント**
> ・正しくコミュニケーションができるように、わかりやすい発音を練習しましょう。
> ・自分の日本語の発音を知りましょう。
> ・発音練習の意味とやり方を確認しましょう。

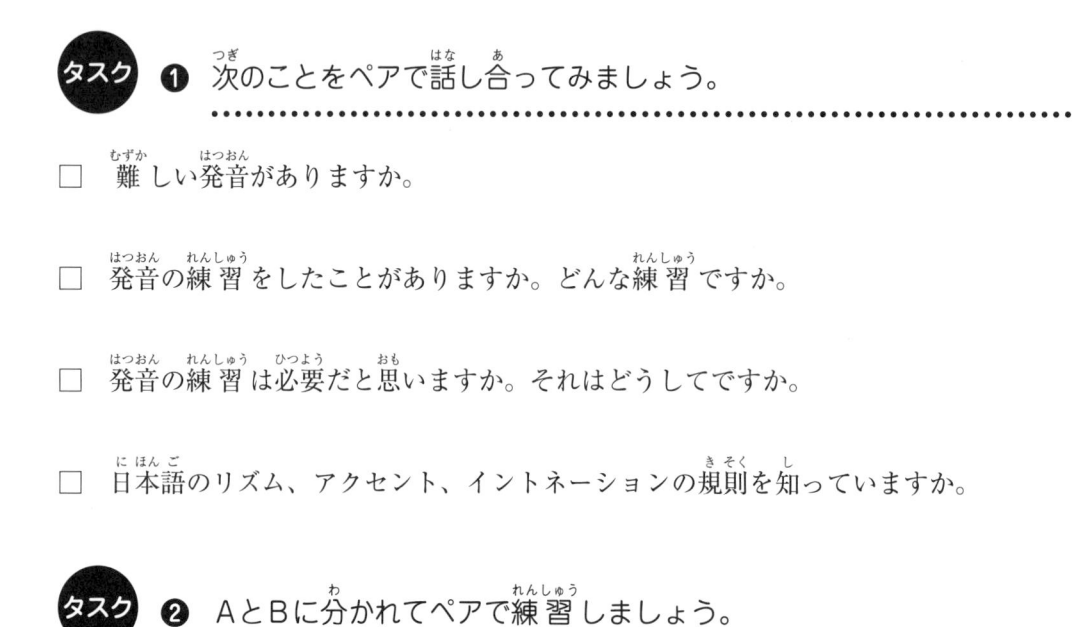

タスク ❶　次のことをペアで話し合ってみましょう。

☐　難しい発音がありますか。

☐　発音の練習をしたことがありますか。どんな練習ですか。

☐　発音の練習は必要だと思いますか。それはどうしてですか。

☐　日本語のリズム、アクセント、イントネーションの規則を知っていますか。

タスク ❷　AとBに分かれてペアで練習しましょう。

①　Aが15ページのカードの文を読みます。
②　Bはカードを見ないでAが読むのを聞いて、意味を考えましょう。
③　意味が正しく理解できなかったら、何が問題か話し合いましょう。

> ✎ メモ

【タスク2用　タスクカード】

【カード1】
きのう、友だちにフランスの**地図**を買ったと言ったら、
「フランスのチーズはおいしいよね」と言われた。

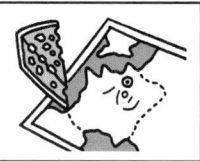

【カード2】
「それを**着て**ください」と言われたので、はさみで切ったら、「**切る**んじゃなくて**着る**んですよ！」と言われてもっとわからなくなった。

【カード3】
目上の人に頼むとき、「これ、お願いできませんでしょうか。（↑）」と丁寧に聞いたら、「ものを頼むときは『お願いできませんでしょうか。（↓）』と言わないと少し失礼に聞こえる」と言われた。

【カード4】
友だちに「あなたの国の**情勢**はどう？」と聞いたら、「私の国の**女性**はやさしくて、親切だよ」と答えた。それで、「そうじゃなくて、国の状態は**良好**なの？」と聞いたら、「え、**旅行**に行くの？」と聞かれた。

目上 one's superior　　情勢 situation　　良好 good

第1課　発音練習を始める前に

【2回目】

タスク ❸ 男の人の発音で、問題がある言葉を書いてください。また、正しい発音の言葉も書いてください。

05

	問題がある発音	正しい発音の言葉
1		
2		
3		

✐ メモ

タスク ❹ ペアで自己紹介をしましょう。それを録音して聞いて、自分や相手の発音について話し合いましょう。先生にもコメントをもらいましょう。

・聞きやすかったですか、聞きにくかったですか。

・発音が原因で意味がわからない言葉がありましたか。

・日本人の発音と大きく違うところがありましたか。

・発音で何か気がついたことがありましたか。

📝 メモ

チェック！

・自分はわかりやすい発音をしていると思いましたか。
　　　　　　　　　　□はい　　□だいたい　　□いいえ

・自分が練習したほうがいい発音がわかりましたか。
　　　　　　　　　　□はい　　□だいたい　　□いいえ

第2課　拍の感覚

【1回目】

　　マクドナルドで
　　チョコレートシェークが飲みたい！

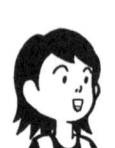

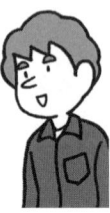

　　え？

ポイント

- 日本語の発音では拍の感覚（音の長さの感覚）が重要です。
- ひらがな一つの長さが1拍です。このテキストでは ○ で表します。

　　例）ひ　→1拍　○
　　　　ひと　→2拍　○○

- 長音、促音「っ」、撥音「ん」も1拍の長さで発音します。
　　長音は「おかあさん」や「ビール」の伸ばす音、促音は「きって」「カップ」の「っ」、撥音は「ほん」「ホンコン」の「ん」の音です。

　　例）ヒート、切手、漢字　→3拍　○○○

- 拗音はひらがな二つですが、1拍です。
　　拗音は「いしゃ」や「ジュース」「りょこう」などの小さい「ゃ」「ゅ」「ょ」を含む音です。

　　例）許可　→2拍　○○
　　　　旅行　→3拍　○○○

- 拍はどれもだいたい同じ長さです。
- 外来語や外国語が日本語でどう発音されているかを見ると、拍の感覚がわかります。

　　例）ニューヨーク→5拍（New York）
　　　　　○ ○○○○

　　　　ジェームス　→4拍（James）
　　　　　○ ○○○

感覚 sense

練習 ❶ 何拍(なんぱく)ですか。数(かぞ)えましょう。

例(れい)）て（1）　　ほん（2）　　たまご（3）

てんぷら（　）　　おさしみ（　）　　　しゃぶしゃぶ（　）　　かつどん（　）
なっとう（　）　　ちゃわんむし（　）　おこのみやき（　）　　ラーメン（　）
アイスクリーム（　）　　サンドイッチ（　）

練習 ❷ 外国語(がいこくご)を日本語(にほんご)の拍(はく)で発音(はつおん)するとどうなりますか。リピートしましょう。 06

ニューヨーク　　サンパウロ　　ヨーロッパ　　　ディズニーランド
サンキュー　　　アディオス　　メルシーボクー　アンニョンハセヨ
オーマイガット

練習 ❸ 拍(はく)に気(き)をつけて、リピート・オーバーラッピングしましょう。 07

2拍(はく)：　そら(空)　　　　かぜ(風)
3拍(はく)：　めがね　　　　　きょうと(京都)　　りょこう(旅行)
4拍(はく)：　かんこく(韓国)　ベトナム　　　　　イタリア
5拍(はく)：　チョコレート　　パスポート

【2回目】

練習 ❹ 「―ゃ、―ゅ、―ょ」などの拗音は、1拍なので、2拍にならないように気をつけましょう。違いに気をつけて、リピート・オーバーラッピングしましょう。

🔊 08

例） 飛躍　百
　　 ひゃく　ひゃく
　　 ○○○　○○

1. 飛躍　百
   ひゃく　ひゃく

2. 自由　銃
   じゆう　じゅう

3. 器用　今日
   きよう　きょう

4. 費用　表
   ひよう　ひょう

5. 利用　寮
   りよう　りょう

6. 理由　龍
   りゆう　りゅう

7. 美容院　病院
   びようい ん　びょういん

飛躍 leap　銃 gun　器用 skillful　費用 cost　寮 dormitory　龍 dragon

練習 ❺ 人の名前や長い言葉は、短縮して4拍(○○○○)になることが多いです。下の言葉を4拍にして、リピートしましょう。

09

1． ファミリーコンピューター→(　　　　　)　　2． 携帯電話　→(　　　　　)
3． コンビニエンスストアー　→(　　　　　)　　4． 国際連合　→(　　　　　)
5． ポケットモンスター　　→(　　　　　)　　6． 入国管理局→(　　　　　)
7． しんのすけちゃん　　　→(　　　　　)　　8． 就職活動　→(　　　　　)

【若者語・流行語の例】
　　いけてる(＝かっこいい) メン(＝ men ＝ 男)→イケメン
　　もとの彼氏(ex-boyfriend)→もとかれ

タスク 短縮語の例を知っていますか。みんなと話し合ってみましょう。

チェック！

・日本語の拍の感覚がわかりましたか。

　　　□はい　　□だいたい　　□いいえ

国際連合 United Nations　入国管理局 Immigration Bureau　就職活動 job hunting

第2課　拍の感覚

第3課　日本語のリズム1

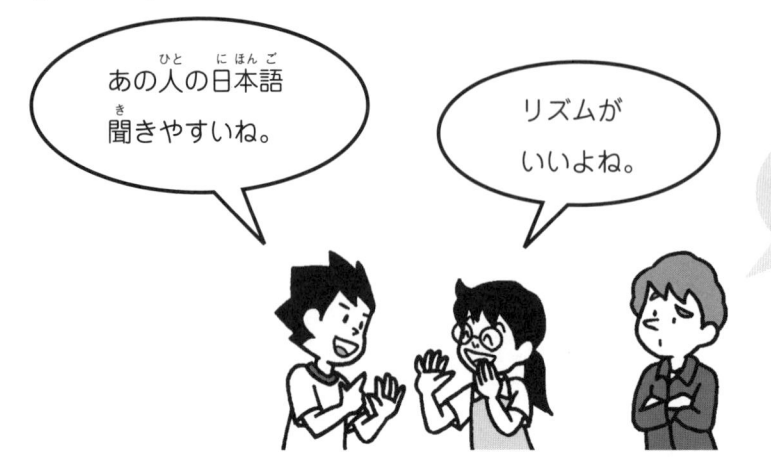

【1回目】

あの人の日本語　聞きやすいね。

リズムが　いいよね。

日本語の　リズム？

ポイント

・日本語のリズム単位には、短い単位（●）と長い単位（◯）があります。
・短い単位は1拍、長い単位は2拍の長さがあります。
・長音、撥音「ん」、促音「っ」、母音の連続（ai、oiなどの連母音）があると、長い単位になります。

　例）　ノート　　にほん　　きって　　よいしょ
　　　　◯●　　　●◯　　　◯●　　　◯●

・短い単位（●）が二つ並ぶと●●を一つのグループのように発音します。
・日本語のリズムは●と◯と●●の組み合わせです。
・「です」「ます」も一つのグループのように●●と発音します

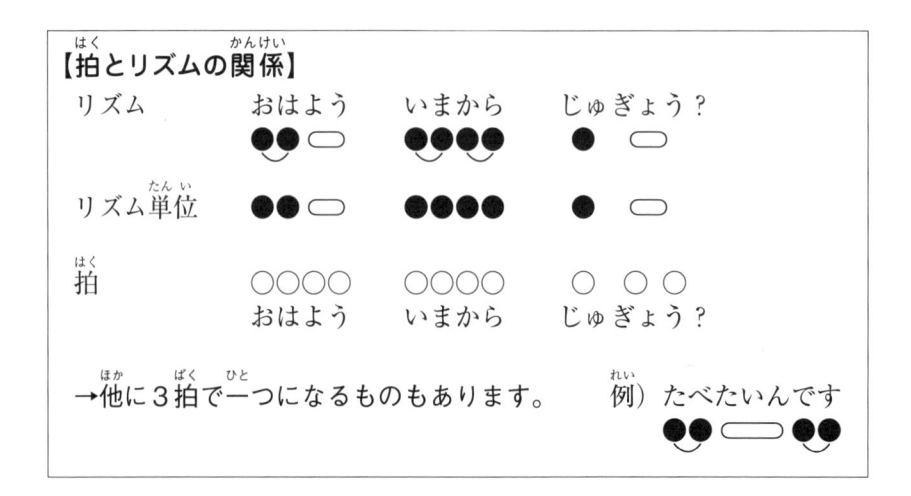

【拍とリズムの関係】

リズム　　　　　おはよう　　　いまから　　　じゅぎょう？
　　　　　　　　●●◯　　　　●●●●　　　●　　◯

リズム単位　　　●●◯　　　　●●●●　　　●　　◯

拍　　　　　　　◯◯◯◯　　　◯◯◯◯　　　◯　◯◯
　　　　　　　　おはよう　　　いまから　　　じゅぎょう？

→他に3拍で一つになるものもあります。　例）たべたいんです
　　　　　　　　　　　　　　　　　　　　　　●●◯●●

練習 ❶ 拍、次にリズムに気をつけて、リピートしましょう。 🔟

【拍】

お・は・よ・う（〇〇〇〇）
こ・ん・に・ち・は（〇〇〇〇〇）
こ・ん・ば・ん・は（〇〇〇〇〇）
お・つ・か・れ・さ・ま（〇〇〇〇〇〇）
ご・く・ろ・う・さ・ま（〇〇〇〇〇〇）
ど・っ・こ・い・しょ（〇〇〇〇〇）

【リズム】

→おは・よう（●●⬯）
→こん・にち・は（⬯●●●）
→こん・ばん・は（⬯●●）
→おつ・かれ・さま（●●●●●●）
→ごく・ろう・さま（●●⬯●●）
→どっ・こい・しょ（⬯⬯●）

練習 ❷ リピート・オーバーラッピングしましょう。 ⓫

そうですか
⬯●●●

そうなんです
⬯⬯●●

がくせいです
●●⬯●

せんせいです
⬯⬯●●

ちゅうごくじんです
⬯　●●⬯●●

フランスじんです
●⬯●⬯●●

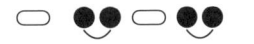

てんどんひとつ
⬯　⬯　●●●

おいくらですか
⬯●●●●

かつどんとってもおいしいです
●●⬯●●●⬯●●

てんどんぎゅうどんかつどんなんでもほんとにとってもおいしいです
⬯　⬯　⬯　●●⬯　⬯　●●⬯　⬯　●●⬯　⬯　●●

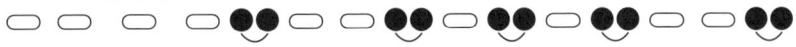

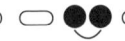

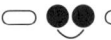

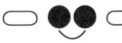

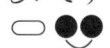

第3課　日本語のリズム1

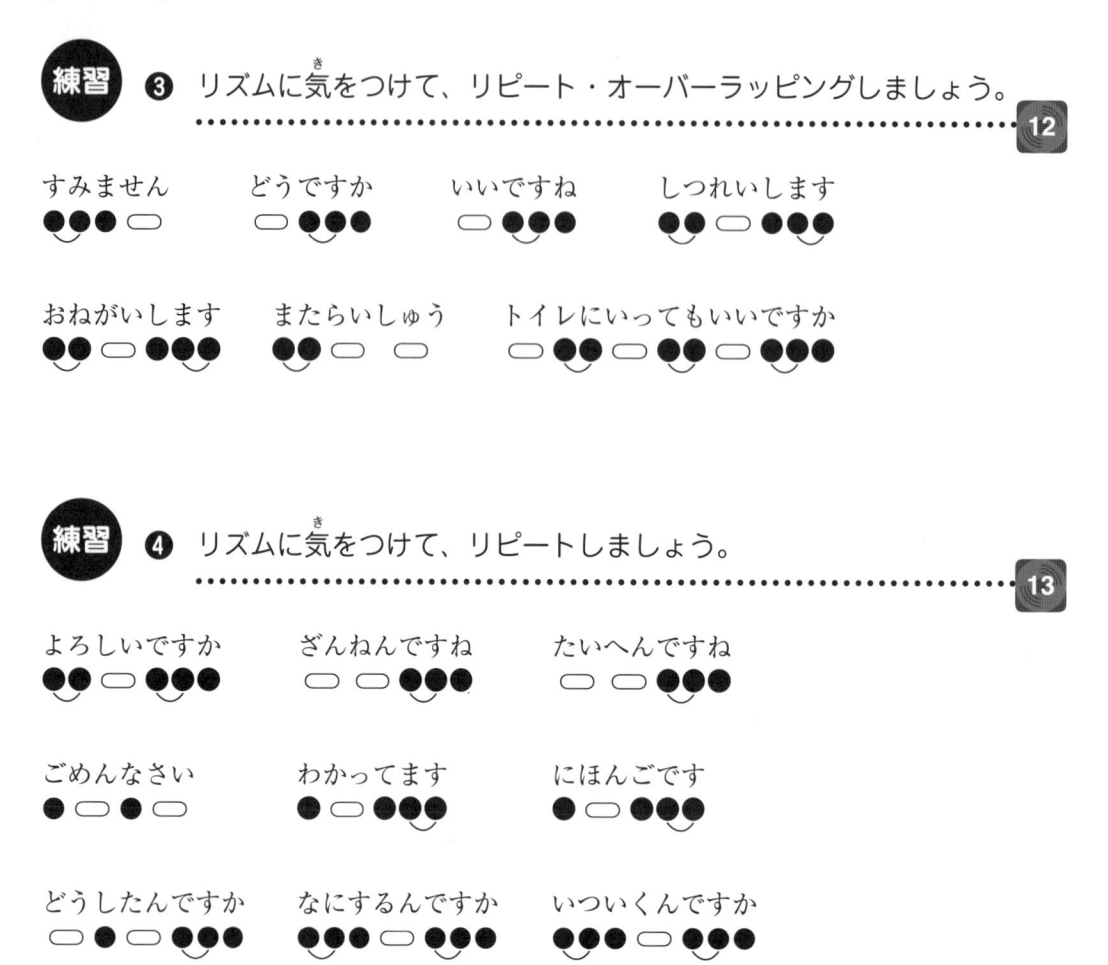

【2回目】

練習 ③ リズムに気をつけて、リピート・オーバーラッピングしましょう。　12

すみません　　　どうですか　　　いいですね　　　しつれいします
●●●○　　　　○●●●　　　　○●●●　　　　●●○●●●

おねがいします　　　またらいしゅう　　　トイレにいってもいいですか
●●○●●●　　　　●●○　○　　　　○●●○●●○●●●

練習 ④ リズムに気をつけて、リピートしましょう。　13

よろしいですか　　　ざんねんですね　　　たいへんですね
●●○●●●　　　　○○●●●　　　　○○●●●

ごめんなさい　　　わかってます　　　にほんごです
●○●○　　　　●○●●●　　　　●○●●●

どうしたんですか　　　なにするんですか　　　いついくんですか
○●○●●●　　　　●●●○●●●　　　　●●●○●●●

＊わかってます＝わかっています

練習 ❺ リピートしましょう。次に、下の□の言葉を使ってペアで練習しましょう。

A：おはよう。いまから じゅぎょう ？

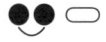

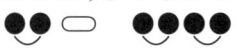

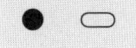

B：うん、いまから じゅぎょう 。

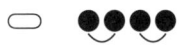

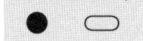

授業	買い物	バイト	ごはん	カラオケ	デート
じゅぎょう	かいもの	ばいと	ごはん	からおけ	でーと

チェック！

・日本語のリズムの規則がわかりましたか。

　　　　　□はい　　□だいたい　　□いいえ

第4課　日本語のリズム2

【1回目】

> MacDowellです。
> AmericaのOregonから来ました。

> あの、お名前を、もう一度……

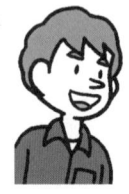

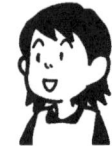

ポイント

・自分の名前や国名はどんなリズムですか。

　　例）Catherine →キャサリン　　　Argentina →アルゼンチン
　　　　　　　　●●○　　　　　　　　　　●●○○

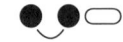

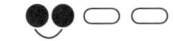

・リズム単位のまとめ方
　①長い単位（長音・促音・撥音・連母音があるもの）を一つにまとめます。
　②「です」、「ます」を一つにまとめます。
　③前から順番に2拍ずつまとめます。1拍余るものは短い単位です。

練習 ❶ 自分の名前を書いて、リズムの記号をつけましょう。

名前										
リズム										

練習 ❷ リピートしましょう。次に　　に相手の名前を入れてペアで練習しましょう。

🔊 15

A：あの、コリーナ さん？　　　　B：はい、コリーナ ですけど……。

A：ぼく マルサル です。　　　　B：ああ、マルサル さん。

練習 ❸ 国や町の名前を、リピート・オーバーラッピングしましょう。

🔊 16

アメリカ　　かんこく　　ベトナム　　ニュージーランド

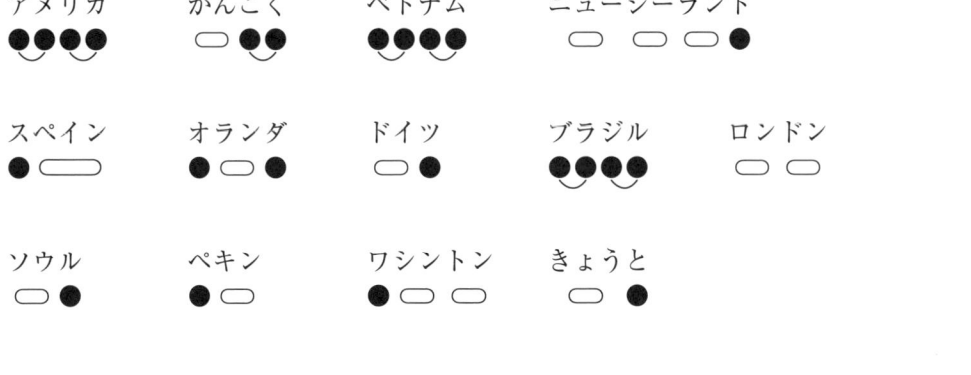

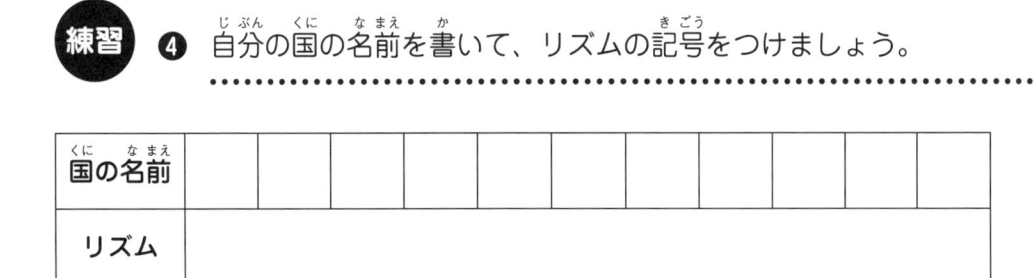

スペイン　　オランダ　　ドイツ　　ブラジル　　ロンドン

ソウル　　ペキン　　ワシントン　　きょうと

練習 ❹ 自分の国の名前を書いて、リズムの記号をつけましょう。

国の名前										
リズム										

第4課　日本語のリズム2

【2回目】

練習 ❺ リピート・オーバーラッピングしましょう。 🔊17

A：ごしゅっしんは……。　　　　　　B：アメリカです。

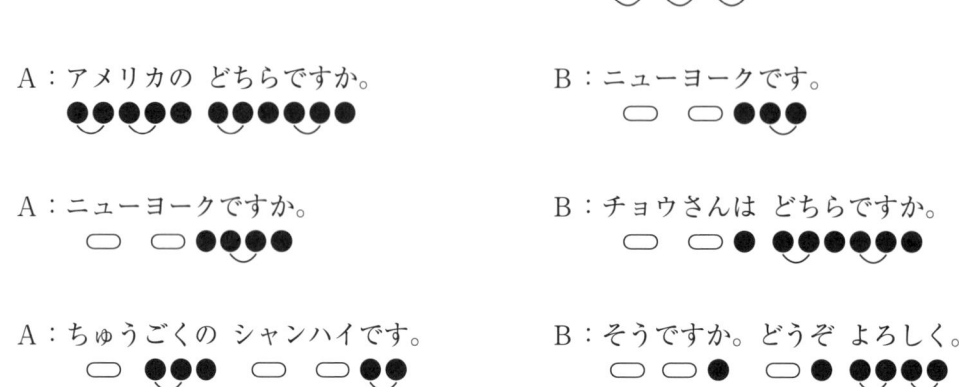

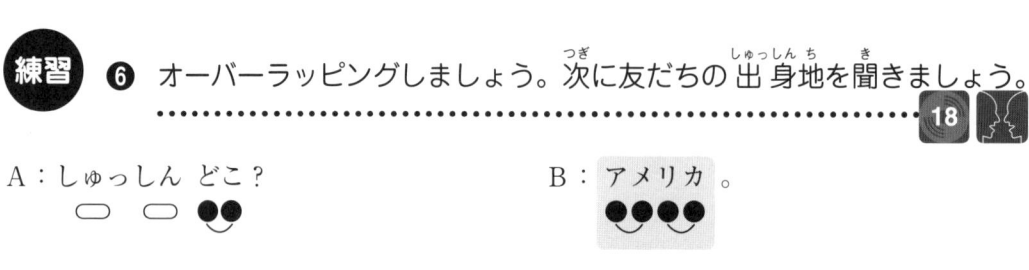

A：アメリカの どちらですか。　　　B：ニューヨークです。

A：ニューヨークですか。　　　　　　B：チョウさんは どちらですか。

A：ちゅうごくの シャンハイです。　B：そうですか。どうぞ よろしく。

練習 ❻ オーバーラッピングしましょう。次に友だちの出身地を聞きましょう。 🔊18

A：しゅっしん どこ？　　　　　　　B：アメリカ。

A：アメリカ の どこ？　　　　　　　B：ニューヨーク。

A：ニューヨーク？　　　　　　　　　B：そうだよ。チョウさんは？

A：ちゅうごくの シャンハイ。　　　B：へえ、そう。よろしくね！

28

練習 ❼ 初対面のときによく使われる敬語をリピートしましょう。 🔊 19

おっしゃいます　　いらっしゃいます　　もうします　　まいりました

ごぞんじですか　　いただけますか　　よろしくおねがいいたします

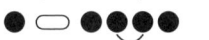

練習 ❽ 次の文をオーバーラッピング・シャドウイングしましょう。 🔊 20

1. はじめまして。キムともうします。かんこくからまいりました。

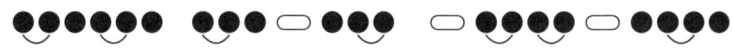

　　どうぞよろしくおねがいいたします。

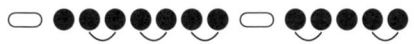

2. ボリビアからきたハイメです。アニメがきっかけで、

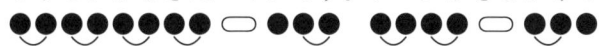

　　にほんごのべんきょうをはじめました。どうぞよろしく。

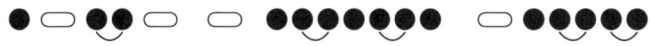

タスク　名前や国名、地名のリズムに気をつけて、自己紹介をしましょう。

チェック！
日本語のリズムに気をつけて、自己紹介ができましたか。

　　　□はい　　□だいたい　　□いいえ

第4課　日本語のリズム2

第5課　長音の練習

【1回目】

フランスのチズ
買わなきゃ。

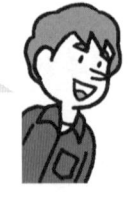

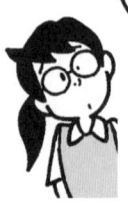

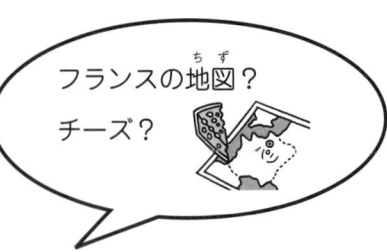

フランスの地図？
チーズ？

ポイント

・長音は「おか**あ**さん」や「ビ**ー**ル」の伸ばす音です。
・長音は同じ母音（a i u e o）を1拍分長く発音しますが、ei は ee、ou は oo と発音します。
　例）せんせい＝sensee　そう＝soo
・長音があると長い単位（◯）になります。
　例）地図　　チーズ
　　　ちず　　ちーず

練習 ① リピート・オーバーラッピングしましょう。　　　　　　　　21

●◯　　：ギター　　りょこう（旅行）
◯●　　：ニュース　　こうぎ（講義）
◯◯　　：コーヒー　　まあまあ
◯●●　：ようふく（洋服）　　せいせき（成績）
●◯●　：デパート　　どようび（土曜日）
●●◯●：にちようび（日曜日）　　ユニフォーム
◯◯●●：ゆうびんきょく（郵便局）　　とうきょうえき（東京駅）

成績 grade　　ユニフォーム uniform

練習 ❷ リピートしましょう。 🔊22

1. ビル / ビール（びる / びーる）
2. 地図 / チーズ（ちず / ちーず）
3. 琴 / コート（こと / こーと）
4. 予感 / 羊羹（よかん / ようかん）
5. 彼 / カレー（かれ / かれー）
6. 作家 / サッカー（さっか / さっかー）
7. 角 / カード（かど / かーど）
8. 土曜 / 童謡（どよう / どうよう）
9. 主人 / 囚人（しゅじん / しゅうじん）

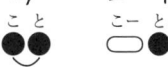

練習 ❸ 　　の中に❷の言葉を入れて、長音に気をつけて、ペアで練習しましょう。 🔊23

A：あの、ビール なんですけど。
B：え、ビル ですか、ビール ですか。

A：ビール です。
B：あ、ビル ですね。

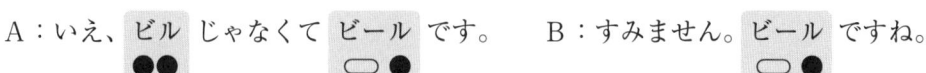

A：いえ、ビル じゃなくて ビール です。
B：すみません。ビール ですね。

A：日本の ビール っておいしいですよね。
B：そうですよね。／そうですか。

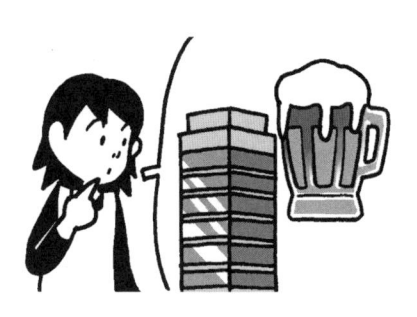

琴 Japanese traditional harp　予感 premonition　羊羹 Japanese sweet bean jelly　童謡 children's song
囚人 prisoner

第5課　長音の練習

【2回目】

練習 ④ 会話を聞いて、会話に出てきた言葉に○をつけましょう。 🔊24

1. ここ／高校
   ここ　こうこう
   ●●　○○

2. 女性／情勢
   じょせい　じょうせい
   ●○　○○

3. 余暇／八日
   よか　ようか
   ●○　○○

4. 古城／工場
   こじょう　こうじょう
   ●○　○○

5. 旅行／良好
   りょこう　りょうこう
   ○○　○○

6. 需要／重要
   じゅよう　じゅうよう
   ○○　○○

タスク これからパーティーをします。下の食べ物や飲み物のリストを見て、何が必要か、話し合いましょう。単語の中の長音に気をつけましょう。

【飲み物】

コーヒー　　紅茶　　ジュース　　ビール　　焼酎
こーひー　　こうちゃ　じゅーす　　びーる　　しょうちゅう
●○●　　　○○●　　○○●　　　○○●　　○○○○

テキーラ　　ウイスキー　牛乳
てきーら　　ういすきー　ぎゅうにゅう
●○●　　　○●○○　　○○○

【食べ物】

ケーキ　　　チーズ　　　クッキー　　チョコレート　　牛肉
けーき　　　ちーず　　　くっきー　　ちょこれーと　　ぎゅうにく
○○●　　　○●　　　　○○●　　　●●○●　　　　●●●

ソーセージ　キャンディー　豆腐
そーせーじ　きゃんでぃー　とうふ
○○○●　　○○○　　　　●○

【調味料 など】

醤油　　　砂糖　　　胡椒　　　マヨネーズ　　ドレッシング
しょうゆ　さとう　　こしょう　まよねーず　　どれっしんぐ
●○　　　○●　　　○●　　　●●○●　　　○●●●

余暇 leisure　　古城 old castle　　需要 demand

32

| 例 | 材料は？　いくつ？　何本？　何グラム？ |

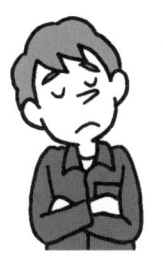

何作る？

何買う？
何がいる？

どうする？
何人分？

食べ物	数	飲み物	数

メモ

チェック！

・長音についてわかりましたか。
　　　　　　　　□はい　　□だいたい　　□いいえ
・長音の発音ができるようになりましたか。
　　　　　　　　□はい　　□だいたい　　□いいえ

第5課　長音の練習

第6課　促音の練習

【1回目】

すみませんが、ちょっとここにイッテクダサイ。

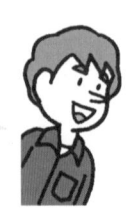

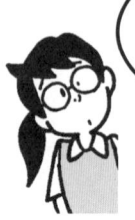

行ってください？
え、どこに行くんですか。

ポイント

・促音は、「さっき」や「バッグ」の「っ」の音です。
・促音があると長い単位（◯）になります。

　例) 来て　→　切って
　　　きて　　　きって
　　　●●　　　◯●

・気持ちを強く言いたいときに、促音が入ることがあります。

　例) とても　→　とっても！　　うそ　→　うっそ！
　　　●●●　　　◯●●　　　　●●　　　◯●

・同じ子音の間の母音がなくなって促音になることがあります。

　例) あたたかい→あったかい　　どこか→どっか　　さんかくけい→さんかっけい
　　　a ta ta kai　　at ta kai　　do ko ka　　dok ka　　san ka ku kee　　san kak kee
　　　●●●●　　　◯●●　　　●●●　　　◯●　　　●●●●　　　◯◯◯

練習 ❶　リピート・オーバーラッピングしましょう。　　　25

◯●　　：もっと　　　　ちょっと
◯◯　　：けっこん（結婚）　がっこう（学校）
◯●●　：そっくり　　　がっかり
●◯●　：ちょびっと　　ロボット
◯●◯●：ホットドッグ　ホームシック
◯◯●　：せんたっき（洗濯機）
◯◯◯　：しょうがっきん（奨学金）

子音 consonant　そっくり look alike　ちょびっと bit　奨学金 scholarship

34

練習 ❷ リピートしましょう。

1. 坂(さか)　　作家(さっか)
2. 過去(かこ)　　かっこ
3. 事件(じけん)　　実験(じっけん)
4. 音(おと)　　夫(おっと)
5. 元(もと)　　もっと
6. 主張(しゅちょう)　　出張(しゅっちょう)
7. 意見(いけん)　　1軒(いっけん)
8. 部下(ぶか)　　物価(ぶっか)
9. バター(ばたー)　　バッター(ばったー)

練習 ❸ ▢の中に❷の言葉を入れて、促音に気をつけて、ペアで練習しましょう。

A：あの、 さっか って何？

B：え、 さか ？ さっか ？

A： さっか なんだけど。

B：あ、 さか ね。

A：ううん、 さか じゃなくて さっか 。

B：ごめんごめん。

さっか だね。
本を書く人のことだよ。

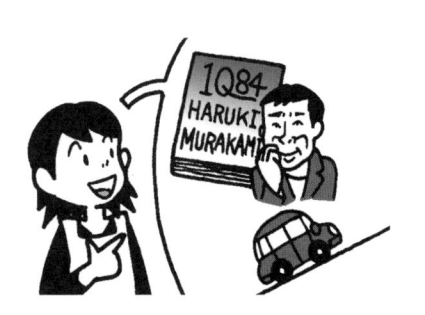

かっこ parentheses　事件(じけん) accident　実験(じっけん) experiment　主張(しゅちょう) insistence　部下(ぶか) subordinate

第6課　促音の練習

【2回目】

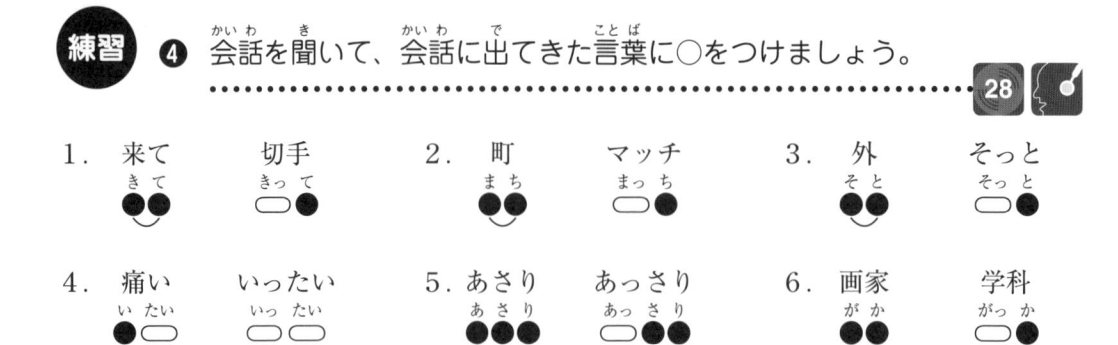

練習 ④ 会話を聞いて、会話に出てきた言葉に○をつけましょう。　28

1. 来て　　切手
   きて　　きって
2. 町　　マッチ
   まち　まっち
3. 外　　そっと
   そと　そっと
4. 痛い　　いったい
   いたい　いっ たい
5. あさり　あっさり
   あさり　あっさり
6. 画家　　学科
   がか　　がっか

練習 ⑤ 促音に気をつけて、リピート・オーバーラッピングしましょう。　29

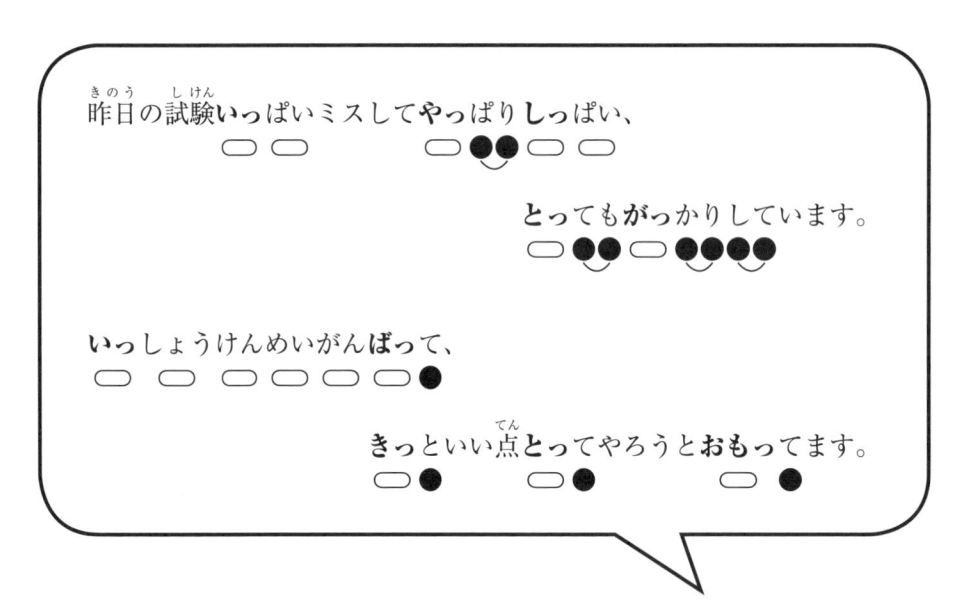

昨日の試験いっぱいミスしてやっぱりしっぱい、

とってもがっかりしています。

いっしょうけんめいがんばって、

きっといい点とってやろうとおもってます。

そっと quietly　いったい on earth (emphasis)　あさり clam　あっさり plain

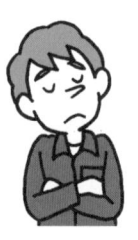

練習 ❻ 動詞の「て形」「た形」の促音に気をつけて、リピートしましょう。次に例のように会話を作って、練習しましょう。

◯● ： 取って　切って　貼って　持って
　　　 取った　切った　貼った　持った

●◯● ： 作って　飾って　洗って　送って
　　　　 作った　飾った　洗った　送った

例

A：ちょっと、それ、取って 。

B：「 取って 」って……これ？

A：そう、それ 取って 。

B：ちょっと、待って、すぐ、取るから。

A：取った ？

B：うん、取った よ。

チェック！

・促音についてわかりましたか。
　　　　　　　　　　　　□はい　　□だいたい　　□いいえ

・促音の発音ができるようになりましたか。
　　　　　　　　　　　　□はい　　□だいたい　　□いいえ

第7課　撥音の練習

【1回目】

ここは、キネノ部屋？

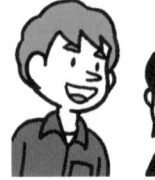

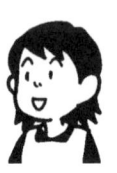

きねの？
ああ、禁煙の部屋ね。

ポイント

・撥音は「にほん」や「キングコング」の「ん」の音です。
・撥音があると長い単位（◯）になります。
　例）　記念　　禁煙
　　　　きねん　きんえん
　　　　●◯　　◯◯
・撥音は後ろの音によって、音のバリエーションがあります。
　例）にほん [N]　おんがく [ŋ]　さんま [m]　サンタ [n]　さんにん [ɲ]

練習 ❶ リピート・オーバーラッピングしましょう。　　　32

●◯　　：じしん（地震）　ごはん
◯●　　：そんな　どんな
◯◯　　：ぜんぜん（全然）　しんぱい（心配）　きんえん（禁煙）
◯●●　：こんやく（婚約）
●●◯　：どくしん（独身）
●◯●　：フランス　オレンジ
◯◯●　：こんばんは
◯●●◯：けいさつかん（警察官）
◯◯◯　：カーネーション
◯●●●：ほんやです（本屋です）　ほんを よむ（本を読む）

練習 ❷ リピートしましょう。 　33

1. 記念　　近年　　2. 世界　　千回　　3. タイ　　単位
　　きねん　　きんねん　　　せかい　　せんかい　　　タイ　　たんい

4. では　　電話　　5. 他人　　担任　　6. 家事　　漢字
　　では　　でんわ　　　たにん　　たんにん　　　かじ　　かんじ

7. 空き　　暗記　　8. 部下　　文化
　　あき　　あんき　　　ぶか　　ぶんか

練習 ❸ ▢の中に❷の言葉を入れて、撥音に気をつけて、ペアで練習しましょう。　34

A：きねん と きんねん、発音は違いますよね。

B：きねん は きねん、きんねん は きんねん ですよ。

A：きねん は きねん、きんねん は きんねん、大丈夫ですか。

B：大丈夫ですよ。／う〜ん。ちょっと違いますね。

近年 in recent years　担任 form/homeroom teacher　家事 housework　空き vacancy　暗記 memorization

第7課　撥音の練習

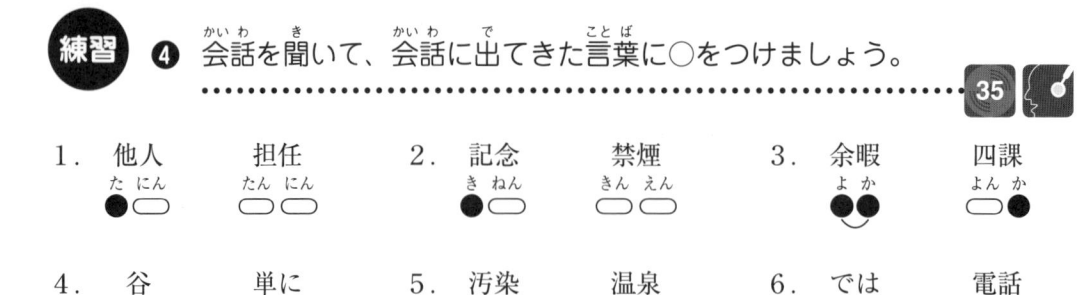

【2回目】

練習 ❹ 会話を聞いて、会話に出てきた言葉に○をつけましょう。　　🔊 35

1. 他人 ● / 担任 ○　　2. 記念 ● / 禁煙 ○　　3. 余暇 ● / 四課 ○
   たにん　　たんにん　　　　きねん　　きんえん　　　　よか　　よんか

4. 谷 ● / 単に ○　　5. 汚染 ● / 温泉 ○　　6. では ● / 電話 ○
   たに　　たんに　　　　おせん　　おんせん　　　　では　　でんわ

練習 ❺ 擬音語・擬態語（オノマトペ）には撥音があるものが、たくさんあります。リピートしましょう。　　🔊 36

どんどん食べて、じゃんじゃん飲んで、おなかがぱんぱん、

頭ががんがん、虫歯がじんじん、太陽さんさん、気持ちはるんるん、

お色気むんむん、彼女はつんつん、ノックをとんとん、

くんくんにおって、こんこん咳して、えんえん続く

単に merely　　汚染 pollution　　虫歯 cavity　　色気 sexiness　　咳 cough

【言葉の意味】

どんどん：スピードが速く量が多い感じ→どんどん食べる／飲む

じゃんじゃん：スピードが速くリズミカルな感じ→じゃんじゃん食べる／飲む

ぱんぱん：いっぱいで限界のようす
→服が／おなかが／鞄が／袋がぱんぱんです／ぱんぱんになる

がんがん：強い感じ。痛みにも使う→がんがん働く／頭ががんがんする

じんじん：痛みが一定の時間で繰り返す感じ→傷がじんじんする

さんさん：太陽が輝き、気持ちがいい感じ

るんるん：楽しくて気持ちが弾んでいる感じ

むんむん：色気が溢れている感じ

つんつん：冷たくて話をしない嫌な感じ

とんとん：ノックの音

くんくん：においをかいでいるようす

こんこん：咳の音

えんえん（と）：長い時間続くようす

タスク 撥音が入っている擬音語・擬態語（オノマトペ）を言いましょう。

チェック！

・撥音についてわかりましたか。
　　　　　□はい　　□だいたい　　□いいえ
・撥音の発音ができるようになりましたか。
　　　　　□はい　　□だいたい　　□いいえ

限界 limit　かぐ sniff

第8課　連母音と3拍一つのグループ

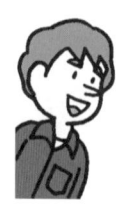

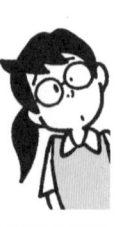

> カィガィのニュースでね

> 加賀？
> 金沢のニュース？

ポイント

- 連母音は「だいがく(daigaku)」、「こいびと(koibito)」のai、oiなどの母音の連続です。
- 連母音があると長い単位(◯◯)になります。

  例) 会社　　甥
  　　kai sha　oi

- 長い単位の長音や連母音と、撥音の組み合わせで3拍一つのグループになります。

  例) 食べたいんです　　モンスーン
  　　ta be tain de su　mon suun

練習 ❶　リピート・オーバーラッピングしましょう。　37

◯◯　：ない　はい　　　　　　　●◯◯　：しゃかい(社会)　みらい(未来)
◯●◯　：かえる(帰る)　オイル　　　●●◯◯　：ください　たべたい(食べたい)
◯●●◯　：こいびと(恋人)　　　　　◯◯◯　：だいたい　わいわい　さいのう(才能)
●●◯◯　：アルバイト　　　　　　◯◯●　：だいじょうぶ(大丈夫)

練習 ❷　リピートしましょう。　38

1. 課外　　海外
   かがい　かいがい
2. 絵画　　海外
   かいが　かいがい
3. 貨車　　会社
   かしゃ　かいしゃ
4. 肩　　書いた
   かた　かいた
5. 履く　　俳句
   はく　はいく
6. 小人　　恋人
   こびと　こいびと

練習 ❸ ☐の中に❷の言葉を入れて、連母音に気をつけて、ペアで練習しましょう。　🔊39

A：今、かがい って言った？

B：ううん、かがい じゃなくて、かいがい だよ。

A：あ、かがい じゃなくて、かいがい だね。

B：うん、かいがい だよ。

A：かいがい っていったら、アフリカに行きたいな。

練習 ❹ 3拍一つのグループをリピート・オーバーラッピングしましょう。　🔊40

コーン　　社員　　コイン　　サイン　　ワイン
こーん　　しゃいん　こいん　　さいん　　わいん

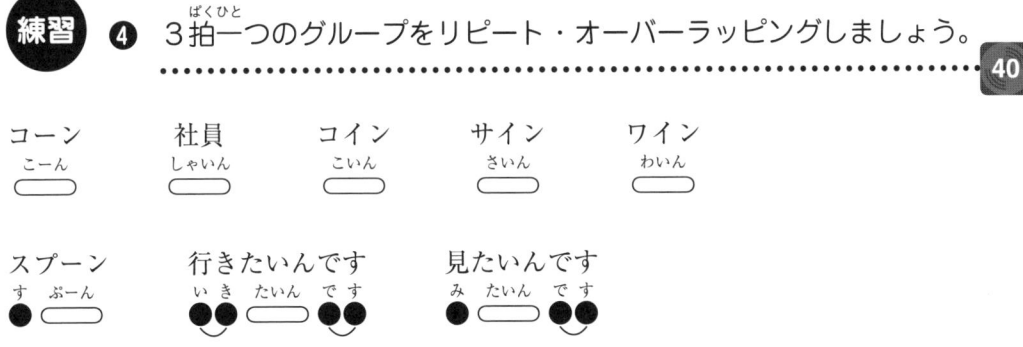

スプーン　　行きたいんです　　見たいんです
す ぷーん　　いき たいん です　　み たいん です

チェック！

・連母音や3拍一つのグループについてわかりましたか。
　　　　　☐はい　　☐だいたい　　☐いいえ

・連母音や3拍一つのグループの発音ができるようになりましたか。
　　　　　☐はい　　☐だいたい　　☐いいえ

課外 extracurricular　貨車 freight car　小人 dwarf

第8課　連母音と3拍一つのグループ

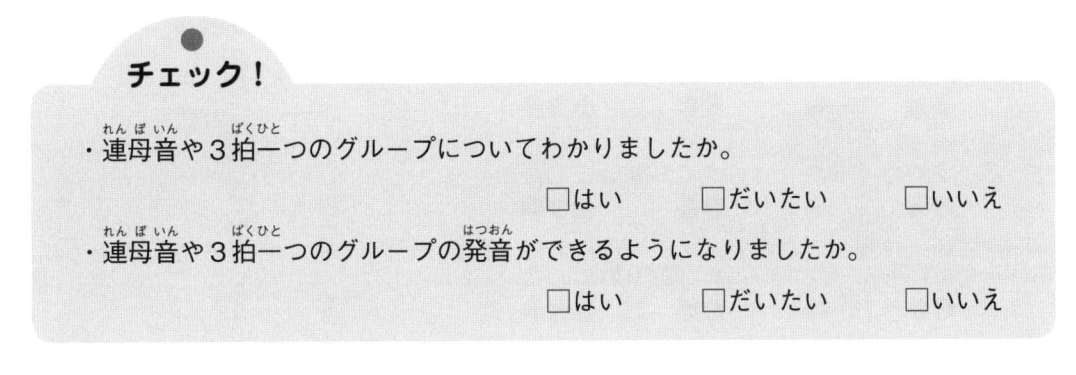

第9課　縮約形の練習

【1回目】

> きのう、財布忘れちゃって、困っちゃったよ。

> わすれ……
> ええ？　何？　何？

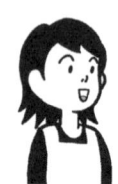

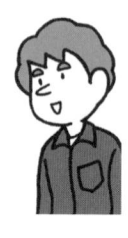

ポイント

・会話では縮約形の「〜ちゃう／〜じゃう／〜きゃ／〜くちゃ」などをよく使います。
・音変化の規則

　食べてしまう→たべちゃう　　飲んでしまう→のんじゃう

　食べてしまった→たべちゃった　　飲んでしまった→のんじゃった

　読まなければ ならない→よまなきゃ なんない

　書かなくては いけない→かかなくちゃ いけない

練習 ❶ リピートしましょう。　　　　　　　　　　　　　　　41

食べる：たべちゃった　　たべちゃいました

捨てる：すてちゃった　　すてちゃいました

あげる：あげちゃった　　あげちゃいました

飲む　：のんじゃった　　のんじゃいました

見る　：みちゃった　　みちゃいました
する　：しちゃった　　しちゃいました

練習 ❷ リピート・オーバーラッピングしましょう。　　42

○○● ：買っちゃった　　行っちゃった　　泣いちゃった　　やっちゃった
　　　　読んじゃった
●●●○○ ：落としちゃった　　壊しちゃった　　忘れちゃった
　　　　失くしちゃった
●○○● ：滑っちゃった　　転んじゃった

練習 ❸ ◻️の中に❷の言葉を入れて、縮約形に気をつけて、ペアで練習しましょう。　　43

A：あれ、ここにあった牛乳……。　　B：のんじゃった よ。

A：え！ のんじゃった !?　　B：うん、のんじゃった よ。

A：あれは1週間前のだよ。　　B：ええ！　どうしよう。

第9課　縮約形の練習　45

【2回目】

練習 ④ リピート・オーバーラッピングしましょう。　　44

食べなければ→たべなきゃ　　しなければ→しなきゃ
●●●●　　　　　　　　　●●●●

飲まなきゃ　　読まなきゃ　　行かなきゃ　　やらなきゃ　　急がなきゃ
見なきゃ　　　来なきゃ　　　寝なきゃ　　　しなきゃ　　　勉強しなきゃ

練習 ⑤ リピート・オーバーラッピングしましょう。　　45

食べなくては→たべなくちゃ　　しなくては→しなくちゃ
●●●●●　　　　　　　　　　●●●●

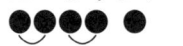

飲まなくちゃ　　行かなくちゃ　　やらなくちゃ　　急がなくちゃ
見なくちゃ　　　来なくちゃ　　　寝なくちゃ　　　しなくちゃ　　　勉強しなくちゃ

練習 ⑥ ④⑤の言葉を　　の中に入れて、縮約形に気をつけて、ペアで練習しましょう。　　46

A：何してんの?!　早く 起き なきゃ。

B：そうだ、早く 起き なくちゃ。

A：何してんの?!　早く 食べ なきゃ。

B：そうだ、早く 食べ なくちゃ。

A：あ！　今日日曜だった。

B：そうだ、今日日曜だった。

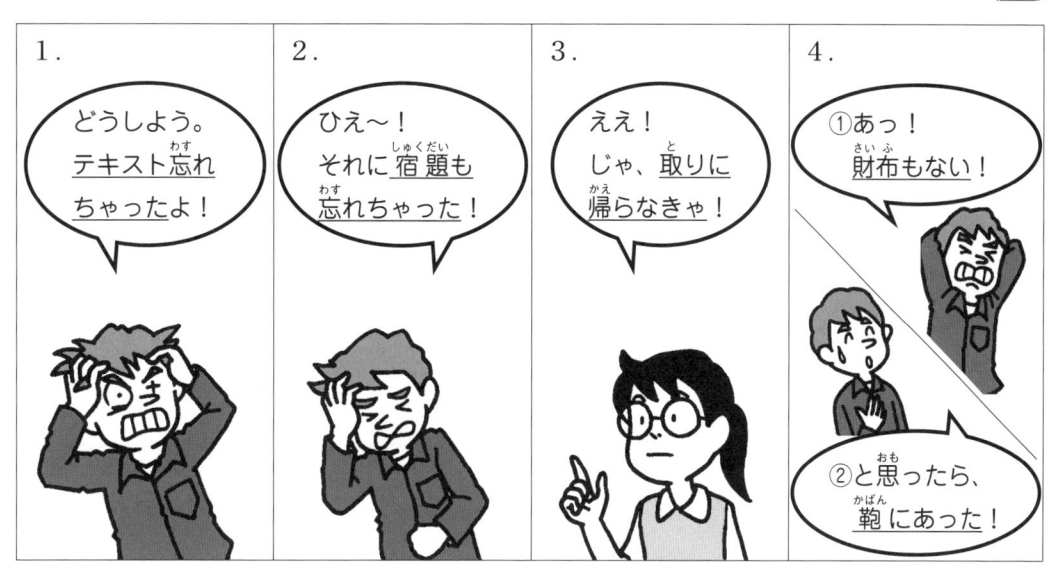

タスク	縮約形を使って1-4の会話を作り、発音しましょう。

1.
どうしよう。
テキスト忘れちゃったよ！

2.
ひえ〜！
それに宿題も忘れちゃった！

3.
ええ！
じゃ、取りに帰らなきゃ！

4.
①あっ！財布もない！
②と思ったら、鞄にあった！

1. A：

2. A：

3. B：

4. A：①
　　　②

チェック！

・縮約形がわかるようになりましたか。
　　　　　　□はい　　□だいたい　　□いいえ
・縮約形ができるようになりましたか。
　　　　　　□はい　　□だいたい　　□いいえ

第9課　縮約形の練習

第10課　気をつけたほうがよい発音

【1回目】清音と濁音

お昼ご飯、サルそばを食べました。

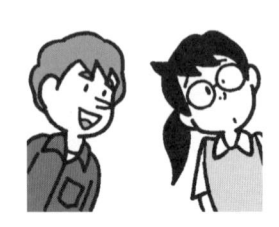

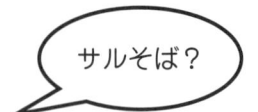

サルそば？

ポイント

- 清音と濁音・半濁音（ぱ行）の違いに気をつけましょう。か行とが行、さ行とざ行、た行とだ行、は行とば行とぱ行です。
- 清音は無声音で喉が震えませんが、濁音は有声音で喉が震えます。

　例）たかい（高い）　だかい（打開）　　さっし（冊子）　ざっし（雑誌）

練習 ❶ リピートしましょう。

1. 天気　電気
2. 視点　市電
3. また　まだ
4. 格好　学校
5. あける　あげる
6. 冊子　雑誌
7. バス　パス
8. 蓋　豚

練習 ❷ ■の中に❶の言葉を入れて、ペアで練習しましょう。

A：天気 と 電気、違いが難しいですよね。

B：そうですね。天気 は 天気、電気 は 電気 ですよね。

A：天気 は 天気、電気 は 電気、大丈夫ですか。

B：大丈夫ですよ。／ちょっと違いますね。

喉 throat　震える vibrate　視点 point of view　市電 streetcar, tram　格好 figure　蓋 lid

さ行としゃ行、ざ行とじゃ行

この料理はショースとソーユを使います。

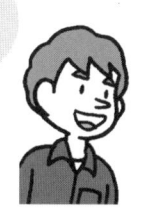

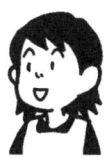

ソースとしょうゆかな？

ポイント

・さ行がしゃ行、ざ行がじゃ行にならないように気をつけましょう。
・「さ」や「ざ」は「しゃ」「じゃ」よりも舌先が前の方にあります。
  例) さめ　しゃめ(写メ)　レザー　レジャー

練習 ③ リピートしましょう。　　　　　　　　　　　　　　　　　49

財布　口座　社長　おしゃれ　患者　社会

練習 ④ リピートしましょう。　　　　　　　　　　　　　　　　　50

1. 詐称　車掌　　2. 札　シャツ　　3. サイン　社員　　4. 数　果樹
5. レザー　レジャー　　6. いっそ　一緒　　7. 工場　構造

練習 ⑤ ☐の中に④の言葉を入れて、ペアで練習しましょう。　51

A：詐称 と 車掌 、うまく発音できないんです。

B：詐称 は「さかな」の「さ」で、車掌 は「しゃいん」の「しゃ」ですよ。

A：詐称 は「さかな」の「さ」で、車掌 は「しゃいん」の「しゃ」ですか。

B：そうですよ。／ちょっと違いますね。

さめ shark　写メ mail with a photo attached　口座 account　詐称 falsification　車掌 conductor
果樹 fruit　いっそ rather

第10課　気をつけたほうがよい発音

【2回目】は行の「は」「ひ」「へ」「ほ」

先生のアナシ、わかりましたか。

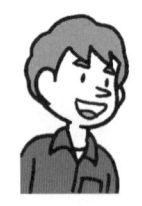

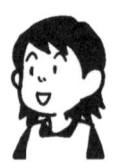

アナシ？
ああ、話……

ポイント

・日本語の「は」「ひ」「へ」「ほ」は喉の奥から出る音です。

　　例）本当　　はい

・[h＋母音]の[h]は聞こえるようにはっきり発音しましょう。

　　例）はな(hana)　あな(ana)

練習 ⑥ リピートしましょう。　　　　　　　　　　52

はい　　秘密　　平和　　本当　　日本

練習 ⑦ リピートしましょう。　　　　　　　　　　53

1. 穴　花　　2. 握手　拍手　　3. 糸　人　　4. 光栄　公平
5. 円　変　　6. 音楽　本学　　7. 二音　日本　　8. 丘に　外に

練習 ⑧ ▢の中に⑦の言葉を入れて、ペアで練習しましょう。　54

A：あな、発音は大丈夫ですか。

B：いえ、あな に聞こえますね。はな ですよ。

A：はな、今度は、できましたか。

B：大丈夫です。／うーん、ちょっと違いますね。

光栄 honor　公平 fairness　二音 two sounds

母音の無声化

> きくちさんが
> しくしく泣いてたよ。

> ククチ？　スクスク？

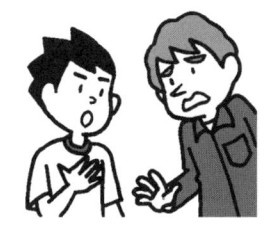

ポイント

・母音のi、uは次の場合、音が聞こえにくくなります。
　無声子音「か行、さ行、た行、は行、ぱ行の子音」の間にあるとき。
　例）き̥くちさん
　無声子音の後で語の終わりにあり、その拍が低いとき。
　例）あります̥

練習 ❾　リピートしましょう。 　55

口　　資格　　一匹　　ネクタイ　　聞く　　メキシコ　　食べます

練習 ❿　リピートしましょう。 　56

・仕事でくたくたにつかれてしまいました。
・あした、きくちさんも来てください。
・ふくを着たら、すぐにくすりを取りに行かなくちゃ。
・あの子はしくしく泣いています。
・あのピカピカひかるふくを着たメキシコ人はピカチュウがだいすきだそうです。

くたくた exhausted　ピカピカ brightly

【3回目】

練習 ⑪ 会話を聞いて、会話に出てきた言葉に○をつけましょう。　57

1. 開国　外国
2. 退学　大学
3. 天気　電気
4. 格好　学校
5. さめ　写メ
6. 座間　じゃま
7. 左折　社説
8. レザー　レジャー
9. 二本　二音
10. 穴　花
11. 丘に　他に
12. 握手　拍手

タスク この課で練習した音の練習法について、みんなと話し合ってみましょう。

チェック！

・「清音・濁音」、さ・しゃ行と、ざ・じゃ行、は行、母音の無声化がわかりましたか。　□はい　□だいたい　□いいえ

・「清音・濁音」、さ・しゃ行と、ざ・じゃ行、は行、母音の無声化ができるようになりましたか。　□はい　□だいたい　□いいえ

開国 the opening of a country to the world　退学 quitting school　座間 (place name)　左折 turning left
社説 editorial

【コーヒーブレイク　1】

【早口言葉】リズムに気をつけて発音しましょう。

1. 坊主が屏風に上手に坊主の絵を描いた

　ぼうずがびょうぶにじょうずにぼうずのえをかいた

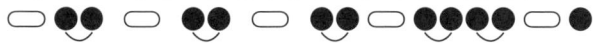

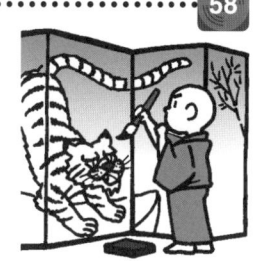

2. 東京特許許可局

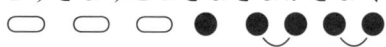

　とうきょうとっきょきょかきょく

【川柳や俳句】川柳や俳句（5・7・5のリズム）を作ってみましょう。

宿題は　クラスでもらう　プレゼント

明日テスト　何もしてない　どうしよう

秋深し　隣は何を　する人ぞ

古池や　かわず飛び込む　水の音

例

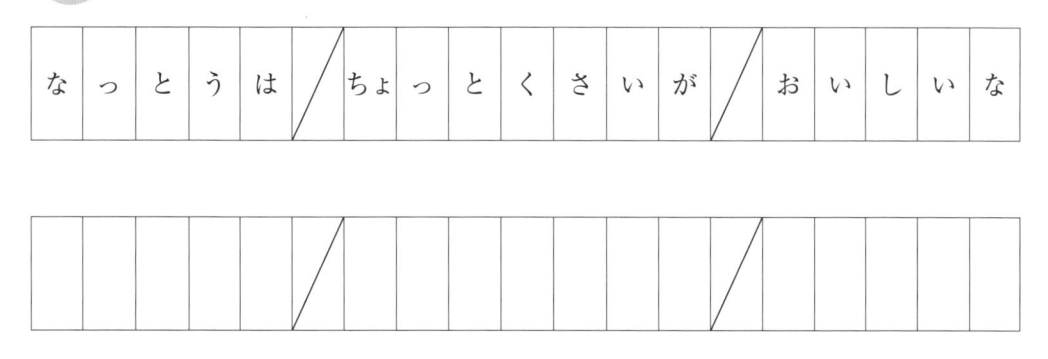

| な | っ | と | う | は | / | ちょ | っ | と | く | さ | い | が | / | お | い | し | い | な |

坊主 Buddhist monk　屏風 folding screen　特許許可局 Patent Office　かわず frog

第11課　日本語のアクセント

【1回目】

おもしろいハナが描いてあるね。

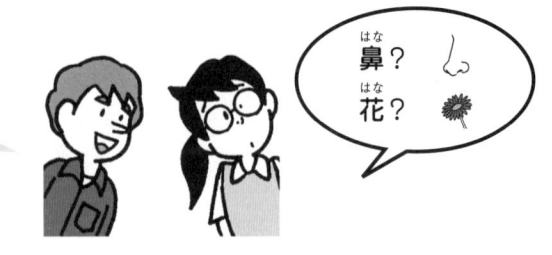

鼻？
花？

ポイント

・日本語のアクセントは高低アクセントです。共通語のアクセントには次の規則があります。

①1拍目と2拍目の高さが違います。　　バ＼ナーナ　　わ／たーし

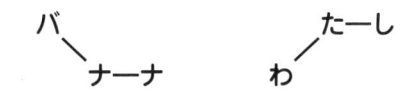

②一つの語の中で一度音が低くなると、高くなりません。

・共通語には①頭高型、②中高型、③尾高型、④平板型の四つのパターンがあります。

・テキストでは順に①バ「ナナ、②あ「な」た、③い「もうと」（が）、④わ「たし　と書きます。音の高さのイメージを表すと次のようになります。

①バ「ナナ　　②あ「な」た　　③い「もうと」（が）　　④わ「たし

・疑問文でもアクセントの型は変わりません。

練習 ❶ 高い音から低い音になるところに気をつけて、リピート・オーバーラッピングしましょう。

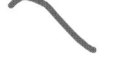

🔊 59

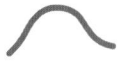

①頭高型　　　バ「ナナ　お「んがく　ちゅ「うごく　レ「ストラン

②中高型　　　あ「な」た　に「ほ」ん　せ「んせ」い　た「んじょ」うび

③尾高型　（助詞）　い「ぬ」（が）　み「せ」（が）　あ「した」（が）　お「とうと」（が）

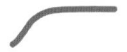

④平板型　　　わ「たし　へ「いわ　と「もだち　お「このみやき

練習 ❷ 疑問文でもアクセントの位置は変わりません。次の一語文をリピート・オーバーラッピングしましょう。

🔊 60

① 頭高型　　　② 中高型　　　③ 尾高型　　　④ 平板型

ね「こ　　　　あ「な」た　　　い「ぬ」が　　　わ「たし

ね「こ？　　　あ「な」た？　　い「ぬ」が？　　わ「たし？

練習 ❸ CDを聞いて、例とアクセントが異なる言葉を選びましょう。

🔊 61

1. 例）あさ　　　① けさ　　　② ひる　　　③ よる
2. 例）たべもの　① のみもの　② のりもの　③ いきもの
3. 例）はなみが　① さくらが　② さしみが　③ わかれが
4. 例）はな　　　① かお　　　② まゆ　　　③ くち
5. 例）イタリア　① ベトナム　② アメリカ　③ スペイン

タスク みなさんの国の言葉にもアクセントがありますか。日本語のアクセントと同じですか。話し合いましょう。

言葉	アクセント （ある・ない）	どんなアクセント
日本語	ある	高いところと低いところがある

第11課　日本語のアクセント

【2回目】【頭高型】のアクセント

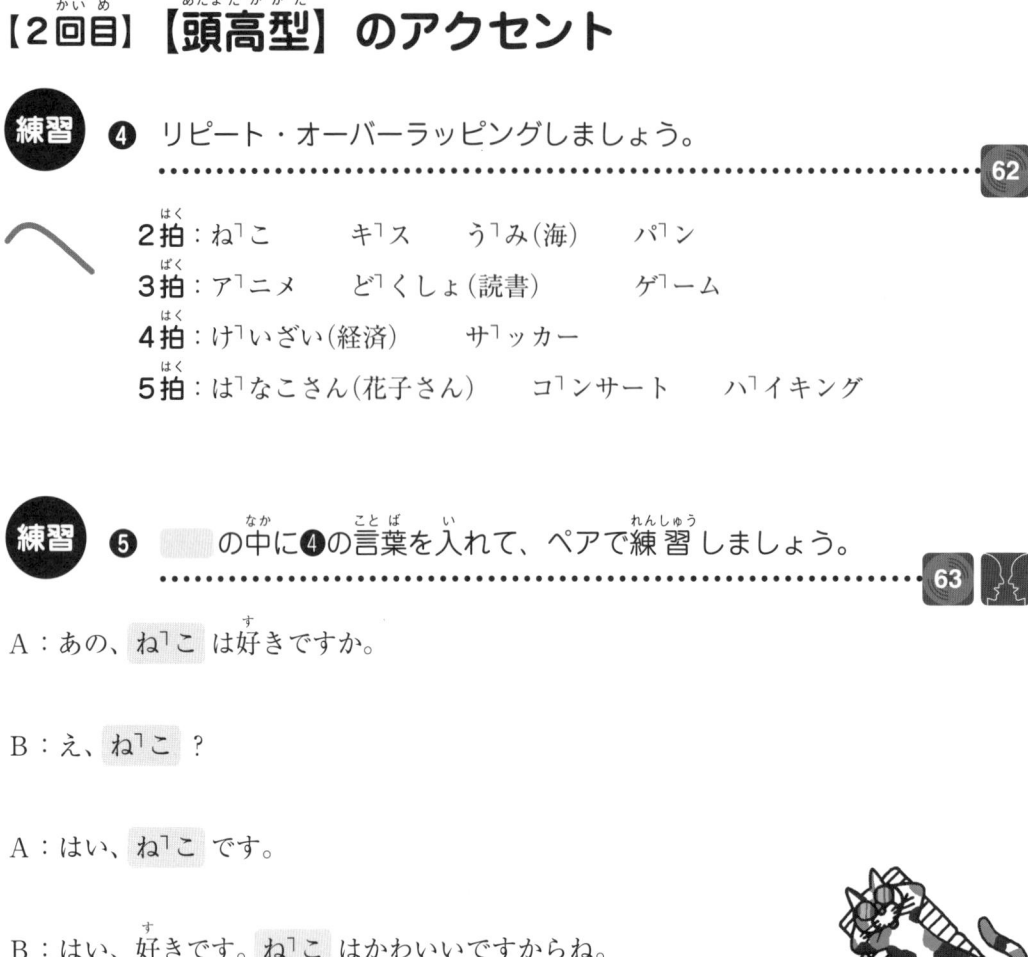

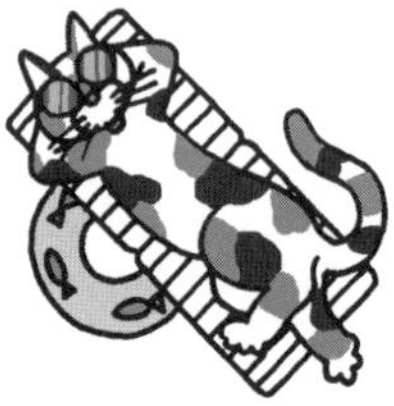

練習 ❹ リピート・オーバーラッピングしましょう。　62

2拍：ね＼こ　　キ＼ス　　う＼み(海)　　パ＼ン
3拍：ア＼ニメ　　ど＼くしょ(読書)　　ゲ＼ーム
4拍：け＼いざい(経済)　　サ＼ッカー
5拍：は＼なこさん(花子さん)　　コ＼ンサート　　ハ＼イキング

練習 ❺ ◯の中に❹の言葉を入れて、ペアで練習しましょう。　63

A：あの、ね＼こ は好きですか。

B：え、ね＼こ ？

A：はい、ね＼こ です。

B：はい、好きです。ね＼こ はかわいいですからね。

A：そうですね。

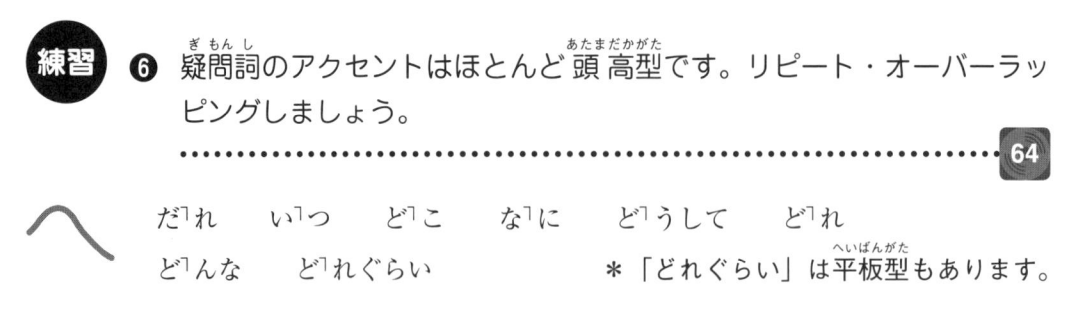

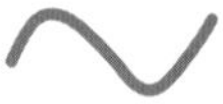

練習 ❻ 疑問詞のアクセントはほとんど頭高型です。リピート・オーバーラッピングしましょう。　64

だ＼れ　　い＼つ　　ど＼こ　　な＼に　　ど＼うして　　ど＼れ
ど＼んな　　ど＼れぐらい　　＊「どれぐらい」は平板型もあります。

→言葉の終わりを上げましょう。

だ＼れ？　　い＼つ？　　ど＼こ？　　な＼に？　　ど＼うして？　　ど＼れ？
ど＼んな？　　ど＼れぐらい？

【中高型】のアクセント

練習 ❼ 中高型アクセントは、語によってアクセントの位置が異なります。リピート・オーバーラッピングしましょう。

1. 最後の拍が低い（中高型の3拍語は、すべてこのグループです）

   に「ほ」ん　お「か」し　お「ふ」ろ
   コ「ー」ヒー　せ「ん」せい

2. 後ろから二つ目の拍で低くなる

   く「だ」もの　の「み」もの　デ「パ」ート　じ「て」んしゃ

3. 後ろから三つ目の拍で低くなる

   プ「レ」ゼント　カ「レ」ンダー　で「んわ」ばんごう
   コ「ンピュ」ーター

練習 ❽ ▢の中に❼の言葉を入れて、ペアで練習しましょう。

A：これって、に「ほ」ん ですか。

B：に「ほ」ん ？

A：ええ、に「ほ」ん ですよね。

B：いえ、に「ほ」ん じゃありませんよ。これは中国ですよ。

A：え、そうですか。

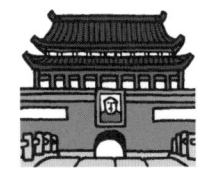

【3回目】【尾高型】のアクセント

練習 ❾ リピート・オーバーラッピングしましょう。　　　　　　　　　　　　67

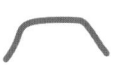

1拍：き｢ ｣が(木)
2拍：い｢ぬ｣が(犬)　　は｢な｣が(花)
3拍：さ｢しみ｣が(刺身)　　と｢おり｣が(通り)
4拍：い｢もうと｣が(妹)　　お｢とうと｣が(弟)
その他：お｢んなのひと｣が(女の人)　　お｢とこのひと｣が(男の人)

練習 ❿ ＿＿の中に❾の言葉を入れて、ペアで練習しましょう。　　　　68

A：あれ、い｢ぬ｣が いる……。

B：え、い｢ぬ｣が ？

A：うん、あそこに い｢ぬ｣が いるよ。

B：あ、ほんとだ！　い｢ぬ｣が いるね。

B：隣のいぬかもしれないね。

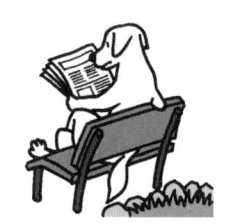

練習 ⓫ 他の助詞をつけて、リピートしましょう。　　　　　　　　　　　69

い｢ぬ｣は　　い｢ぬ｣を　　い｢ぬ｣から　　い｢ぬ｣まで　　い｢ぬ｣に
い｢ぬ｣と　　い｢ぬの 名詞 　　　　＊「の」の場合、平板になります。

58

【平板型】のアクセント

練習 ⑫ リピート・オーバーラッピングしましょう。 🔊70

1拍：と「が（戸）
2拍：と「り（鳥）　　か「お（顔）
3拍：お「さけ（酒）　　ま「んが（漫画）
4拍：デ「ジカメ　　　　パ「ソコン
その他：ス「ワヒリ語　　お「このみやき（お好み焼き）
　　　　バ「イオリン

練習 ⑬ ＿＿の中に⑫の言葉を入れて、ペアで練習しましょう。 🔊71

A：これ、何ですか？

B：ま「んが ですよ。

A：ま「んが ？

B：はい、ま「んが です。

A：へえ、ま「んが ですかぁ。

B：ちょっとへんなまんがでしょう？

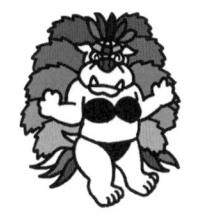

チェック！

・日本語のアクセントについてわかりましたか。
　　　　　□はい　　□だいたい　　□いいえ
・それぞれの型のアクセントの発音ができるようになりましたか。
　　　　　□はい　　□だいたい　　□いいえ

第11課　日本語のアクセント

第12課　アクセントの機能と複合語のアクセント

【1回目】アクセントの機能

（吹き出し1）来ないね。クルマデマツ？

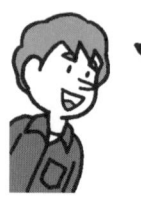

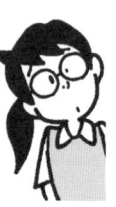

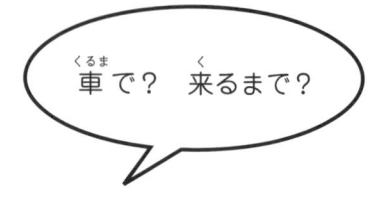

（吹き出し2）車で？　来るまで？

ポイント

・アクセントには意味の違いを伝える機能があります。
　例）き「た(北)から行くよ　　来」たから行くよ
　　　く「るま(車)で待」ってて　　来」るまで「待」ってて

練習 ❶ CDを聞いて、どちらの意味か考えましょう。　　　　　　72

1. きたからいこう　　　　　①北から行こう　　　②来たから行こう
2. にわにはにわとりがいる　①庭には鶏がいる　　②庭には二羽鳥がいる
3. くるまでまとう　　　　　①車で待とう　　　　②来るまで待とう

練習 ❷ リピート・オーバーラッピングしましょう。　　　　　　73

1. ①　く」るまでまとう（来るまで待とう）
   ②　く「るまでまとう（車で待とう）

2. ①　か」きをたべておなかをこわした（牡蠣を食べておなかを壊した）
   ②　か「きをたべておなかをこわした（柿を食べておなかを壊した）

3. ①　は」れていたけど、いかなかった（晴れていたけど、行かなかった）
   ②　は「れていたけど、いかなかった（腫れていたけど、行かなかった）

練習 ❸ 会話を聞いてください。女の人が言ったのはどちらですか。 　74

1. a. は⌐し　　　　b. は「し⌐
2. a. さ⌐とうと「しお　　b. さ「と⌐うとし「お⌐
3. a. よ⌐んでみて　　b. よ「んでみ⌐て

練習 ❹ リピートしましょう。 　75

1. は⌐し（箸）　　は「し⌐（橋）　　　2. は「な⌐が（花）　　は「なが（鼻）
3. か⌐き（牡蠣）　か「き（柿）　　　4. あ⌐め（雨）　　あ「め（飴）
5. も⌐うしました　も「うしま⌐した（申し）　6. き「る（切る）　き⌐る（着る）

練習 ❺ ◯ の中に❹の言葉を入れてペアで練習しましょう。 　76

A：箸 と 橋、同じアクセントですか。

B：箸 は は⌐し、橋 は は「し⌐ ですよ。

A：箸 は は⌐し、橋 は は「し⌐、難しいですね。大丈夫でしょうか。

B：ええ、完璧ですよ。／うーん、ちょっと違いますね。

タスク あなたの国の言葉にも、❹のような例がありますか。もしあれば言いましょう。

● **チェック！**

・アクセントの機能についてわかりましたか。

　　　　　□はい　　　□だいたい　　　□いいえ

第12課　アクセントの機能と複合語のアクセント

【2回目】複合語のアクセント

ニ「ホ¬ンエ¬ーガ、おもしろいね。

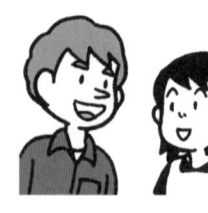

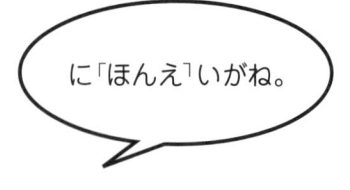

に「ほんえ¬いがね。

ポイント

- 複合語（二つ以上の語が一つになった語）は元の言葉とアクセントが変わる場合があります。

  例）ホ¬ンコン＋え「いが → ホ「ンコンえ¬いが

- 複合語のアクセントは後ろの語のアクセントによって決まります。

- 駅、県、人、山、川などの2拍語が後ろにつく複合語は後ろの言葉の最初の拍で下がります。

  例）し「んじゅく¬えき　カ「ナダ¬じん

- 後ろの言葉が3拍以上で頭高型、尾高型、平板型のときは後ろの言葉の最初から二つ目の拍で下がります。

  例）ス「ペ¬イン＋ぶ「んか→ス「ペインぶ¬んか

  ぶ¬んか＋きょ「ういく＋か「んけい→ぶ「んかきょういくか¬んけい

- 後ろの語が3拍以上で中高型の場合、下がる拍の位置は、後ろの語のもとの下がる拍と同じです。

  例）け「っこん＋き「ね¬んび → け「っこんきね¬んび（結婚記念日）

  に「ほ¬ん＋じ「む¬しょ → に「ほんじむ¬しょ（日本事務所）

練習 ❻ リピート・オーバーラッピングしましょう。

〜¬じん	：カナダ人	ブラジル人	ベトナム人	にほんじ¬ん(例外)
〜りょ¬うり	：メキシコ料理	日本料理		
〜え¬いが	：スペイン映画	香港映画		
〜が¬くぶ	：経済学部	経営学部		
〜か¬んけい	：教育関係	人間関係		
〜ぶ¬んか	：伝統文化	外国文化		
〜だ¬いがく	：九州大学	北京大学		

練習 ❼ 意味を考えて複合語を作り、正しいアクセントで発音しましょう。一緒にできない言葉もあります。

ハリウッド	⌐じん(人)	
ナイジェリア	⌐かわ／がわ(川)	例) ナイジェリア人
マスコミ	⌐さん／ざん(山)	
ミシシッピ	りょ⌐うり(料理)	
エベレスト +	ぶ⌐んか(文化) ⇒	
ハーバード	え⌐いが(映画)	
ドキュメンタリー	か⌐んけい(関係)	
えど(江戸)	だ⌐いがく(大学)	
ながさき(長崎)	じ⌐だい(時代)	
インド	じむ⌐しょ(事務所)	

練習 ❽ オーバーラッピング・シャドウイングしましょう。　　78

私は日本文化に興味があって、横浜文化大学で日本映画を研究しています。将来は映画関係の仕事をしたいと思っています。

タスク ❼ の言葉を使って、自分の国や文化について紹介しましょう。

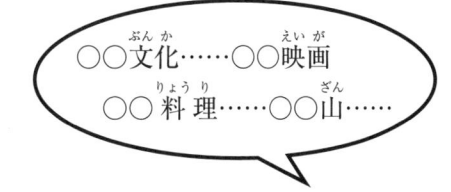

○○文化……○○映画
○○料理……○○山……

チェック！

・複合語のアクセントの規則がわかりましたか。
　　　　□はい　　□だいたい　　□いいえ

・複合語のアクセントの発音ができるようになりましたか。
　　　　□はい　　□だいたい　　□いいえ

第12課　アクセントの機能と複合語のアクセント

第13課　日本語のイントネーション

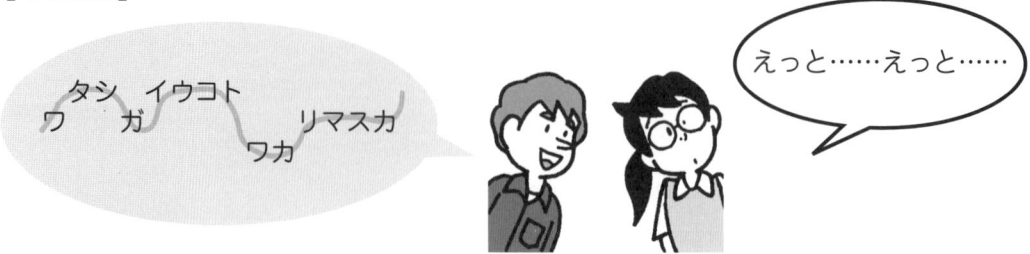

【1回目】

ワ^{タシ}^{イウコト}　　^{リマスカ}
ガ　　　　ワカ

えっと……えっと……

ポイント

・日本語の平叙文はへの字型（ひらがなの「へ」のような形でだんだん低くなる）イントネーションです。例のようにカーブで表します。この課ではアクセントが下がるときにだけ記号がつけてあります。

　例）あした友だちとえ⌝いがに行きま⌝す。

・音の山がいくつかある場合は、最初の山がいちばん高く、だんだん低くなります。

　　山　　山　　山　　山
　　↓　　↓　　↓　　↓

　例）な⌝にがあ⌝ってもあな⌝たをまも⌝る

・日本語の平叙文のイントネーションはアクセントの組み合わせによって二つのパターンが考えられます。

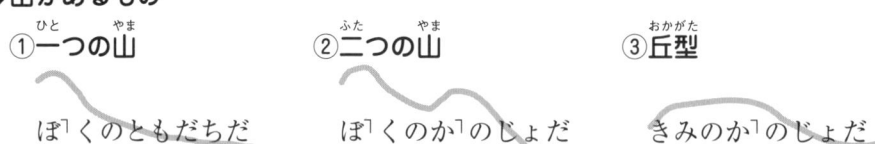

◆山があるもの
①一つの山　　　　②二つの山　　　　③丘型

ぼ⌝くのともだちだ　ぼ⌝くのか⌝のじょだ　きみのか⌝のじょだ

◆山がないもの
④山なし

きみのともだちだ

平叙文 declarative sentence

練習 ❶ CDを聞いて、山があるかないか聞きましょう。　　79

1．（ある　ない）　2．（ある　ない）　3．（ある　ない）　4．（ある　ない）

練習 ❷ リピート・オーバーラッピングしましょう。　　80

① ぼ﹁くの友だちだ　　ド﹁イツの車 だ　　ロ﹁シアの新聞だ

② ぼ﹁くのか﹁のじょだ　あな﹁たはい﹁い人だ　は﹁はがりょ﹁うりをする

③ きみのか﹁のじょだ　お先にど﹁うぞ　バスケットボールせ﹁んしゅだ

④ きみの友だちだ　お疲れさま　カラオケに行く

練習 ❸ オーバーラッピング・シャドウイングしましょう。　　81

> 私の町は神戸です。チョコレートやケーキで有名です。
> 神戸は国際的な町なので、町の中で外国文化に触れることができます。
> ぜひ、みなさんも神戸を訪ねてみてください。

わたしのまち﹁はこ﹁うべです。　チョコレ﹁ートやケ﹁ーキでゆうめいで﹁す。

こ﹁うべはこくさいてきなまち﹁なので、

まちのな﹁かでがいこくぶ﹁んかにふれること﹁ができま﹁す。

ぜ﹁ひみな﹁さんもこ﹁うべをたず﹁ねてみ﹁てくださ﹁い。

第13課　日本語のイントネーション

【2回目】疑問文のイントネーション

あの人学生ジャナイ？

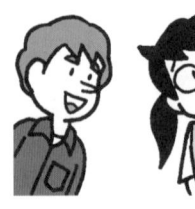

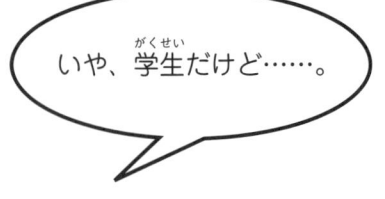

いや、学生だけど……。

ポイント

・日本語の疑問文のイントネーションは一般的に文の終わりが上がります。

例）だれに会うんですか。　あしたは休みじゃない？　行く？

・「でしょうか」は疑問の形ですが、文の終わりが下がります。

例）もうかえってもよろしいでしょうか。

練習 ❹ 文の終わりが上がっているか、下がっているか聞きましょう。　82

1.（ ↑　　↓ ）2.（ ↑　　↓ ）3.（ ↑　　↓ ）4.（ ↑　　↓ ）

練習 ❺ リピート・オーバーラッピングしましょう。　83

1. ① あしたいらっしゃるんですか。　② もう見ましたか。

　③ もうごはん食べた？

2. ① どこに行くんですか。　② どなたからですか。　③ いつ会う？

3. ① ケビンはカナダ人じゃない。　② ケビンはカナダ人じゃない？

4. ① そこは、まちがってない。　② そこは、まちがってない？

練習 6 文末に気をつけて、オーバーラッピング・シャドウイングしましょう。

依頼　　　：お忙しいところ申し訳ありませんが、ちょっとよろしいでしょうか。

許可を得る：このコンピューター、使わせてもらってもいいでしょうか。

尋ねる　　：としょかんに行くにはどう行ったらいいんでしょうか。

意見　　　：もう一度話し合ったほうがいいのではないでしょうか。

練習 7 ①－③の場面の会話を考えて、会話しましょう。

A：あの、すみません。　　　　　　　　B：はい、何ですか。

A：駅に行くにはどう行ったらいいんでしょうか。　B：駅ですか。

A：はい、道に迷ってしまったんです。　B：あの、私も迷ってるんです。

A：ええ、そうなんですか！

例）駅への行き方を聞く。
① 書類の書き方を聞く。
② 日本の会社に就職する。
③ 自由に作りましょう。

チェック！

・イントネーションの規則がわかりましたか。
　　　　　　　　　□はい　　□だいたい　　□いいえ

・への字型イントネーションや疑問文のイントネーションができるようになりましたか。
　　　　　　　　　□はい　　□だいたい　　□いいえ

【3回目】気持ちを伝えるイントネーション

あした一緒に映画に行きませんか。

そうですね……。

じゃ、行きましょう。

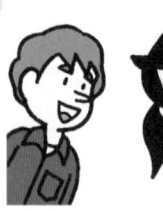

え？

ポイント
・音の高低や速さなどで、同意、疑いなどの気持ちを表すことができます。

練習 ❽ CDを聞いて、意味や機能を考えましょう。次にリピートしましょう。 86

そ｜うで｜すか　そ｜うで｜すか　そ｜うで｜すか　そ｜うで｜すか　そ｜うで｜すか
①疑問　　　②相槌　　　③疑い　　　④喜び　　　⑤落胆

そ｜うじゃな｜い　そ｜うじゃな｜い　そ｜うで｜すね　そ｜うで｜すね
⑥否定　　　⑦同意求め　　　⑧同意　　　⑨考え中

同意 agreement　相槌 chime in　疑い doubt　落胆 disappointment　否定 denial
同意求め requesting agreement

練習 ❾ CDを聞いて、女の人の気持ちを選びましょう。 🎧87

1. (　　　)　2. (　　　)　3. (　　　)　4. (　　　)

① 同意求め　② 疑い　③ 相槌　④ 考え中

練習 ❿ 気持ちが表れるようにイントネーションを考えて会話しましょう。
Bの人は①−④から自分の気持ちを選んで答えましょう。 🎧88

A：<u>日本語の勉強っておもしろくない？</u>（同意求め）

B：① そーうだね（同意）　　② そーうだね（考え中）

　③ そーう？（疑問）　　　④ そーう（疑い）

A：<u>だって、いろんな国の人と勉強できるでしょ？</u>

B：① そーうだね（同意）　　② そーうだね（考え中）

　③ そーう？（疑問）　　　④ そーう（疑い）

チェック！

・気持ちを伝えるイントネーションについてわかりましたか。
　　　　　　　　　□はい　□だいたい　□いいえ

・イントネーションを使って気持ちが表現できるようになりましたか。
　　　　　　　　　□はい　□だいたい　□いいえ

第13課　日本語のイントネーション

第14課　区切り・ポーズ

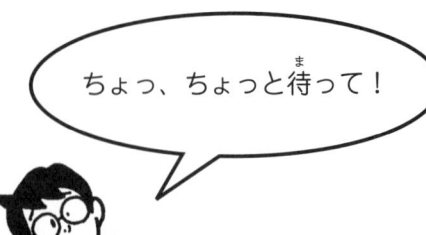

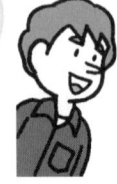

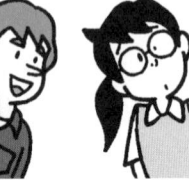

【1回目】

昨日先週知り合った人と
また偶然に渋谷で会って
2時間近く……

ちょっ、ちょっと待って！

ポイント

・意味のまとまりで区切りを入れると伝わりやすくなります。一つ一つの区切りは、イントネーションの大きな山になります。

例）①うちの猫と犬がいる。
　　②うちの猫と／犬がいる。

・わかりやすく話すために、区切りやポーズはとても重要です。
区切りは意味のまとまりで一度に発話される部分で、／で表します。
ポーズは文の終わりや、文と文の間の休みの部分で、／／で表します。

例）①私は困ったときに相談する日本人の親友がいますが、彼は英語を専攻している学生で英語がとても上手です。
　　②私は困ったときに相談する／日本人の親友がいますが、／／彼は英語を専攻している学生で／英語がとても上手です。

練習 ❶ CDを聞いて、ミスコミュニケーションの理由はどちらか考えましょう。
　　　　　　　　　　　　　　　　　　　　　　　　　　　　89

1.（　　　）　2.（　　　）　3.（　　　）

① 区切りが不適切　　② ポーズがない

練習 ❷ CDを聞いて、次の文章を意味のまとまりに区切って／を書きましょう。ポーズは／／を書きましょう。　　　　　　　　　　　　　　　　90

日本語の勉強で難しいのは敬語だと言われていますが私は習った敬語をどう使うかが一番難しいです。使い方によって失礼になったり友だちとの距離を作ってしまったり失敗ばかりしています。

練習 ❸ 区切りやポーズに気をつけて、リピート・オーバーラッピングしましょう。意味の違いを確認しましょう。　　　　　　　　　　　　　　　　91

1. ① うちの猫と犬が／けんかした。

   ② うちの猫と／犬がけんかした。

2. ① 昨日貸してもらったビデオを見た。

   ② 昨日／貸してもらったビデオを見た。

3. ① 彼が彼女に言ったことを聞いた。

   ② 彼が／彼女に言ったことを聞いた。

4. ① パブロは／エレナとロシーオが作ったケーキを食べた。

   ② パブロはエレナと／ロシーオが作ったケーキを食べた。

【2回目】

練習 ❹ 聞き手にわかりやすくするため、文に区切りを入れ、文のリズムの練習をしましょう。1→2→3の順番でリピートし、3の文になるようにしましょう。

·· 92

1. 日本語の勉強で／難しいのは／敬語だと／言われていますが／／
   習ったことを／どう使うかが／一番／難しいです。

   ↓

2. 日本語の勉強で難しいのは／敬語だと言われていますが／／
   習ったことをどう使うかが／一番難しいです。

   ↓

3. 日本語の勉強で難しいのは敬語だと言われていますが／／
   習ったことをどう使うかが一番難しいです。

タスク 次のように区切りやポーズに気をつけて、練習しましょう。

93

1．自分で区切りやポーズを入れましょう。
2．読んでみましょう。
3．CDのモデルを聞きましょう。
4．同じでしたか。どこに区切りやポーズがあったか比べながら、もう一度聞きましょう。
5．どこが違うかわかったら、シャドウイングしましょう。

　日本に来て今年で3年になります。私は旅行が好きなので、これまでいろいろなところを旅行しました。旅先ではたくさんの人と知り合いました。私が日本語で話しかけると、「日本語ができるの？」と聞き返されたり、日本のアニメについて話すと、「どうしてそんなによく知ってるの？」と驚かれたりしました。旅行のおもしろい点はその場所を知ることだけでなく、その土地の人と知り合えることです。これからも、もっともっといろんなところへ行ってみたいと思っています。

チェック！

・区切りやポーズについてわかりましたか。
　　　　　　　　　　　□はい　　□だいたい　　□いいえ
・聞き手にわかりやすい区切り方、ポーズができるようになりましたか。
　　　　　　　　　　　□はい　　□だいたい　　□いいえ

第14課　区切り・ポーズ

第15課　プロミネンス

【1回目】

> 昨日、チョウさんが**カイモノ**に行ったんだって。

> 買い物？
> 何か問題なの？

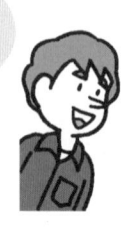

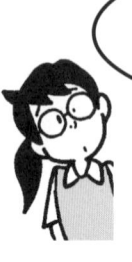

ポイント

・一番言いたいところ、強調したいところを、他の部分より高く、強く、大きく、ゆっくり発音したり、言葉の前に短いポーズを置いたりして区別します。それをプロミネンスと言い、このテキストでは、例のように太い字で表します。
例）昨日、ダジョンさんがアインさんと**猫**にえさをやっていた。

練習 ❶ CDを聞いて、強調されているところに＿＿を書きましょう。 94

例）昨日、ダジョンさんがアインさんと**猫**にえさをやっていた。

1. 私は友だちとの約束は絶対にやぶらない。

2. 今朝、彼がカラスに追いかけられているのを見たよ。

3. その猫って、びっくりするぐらい耳が大きくない？

4. あのレストラン、味はいいけど、サービスがねえ……。

5. 悲しくてつらいときでも、彼女のことを考えると、不思議とがんばることができたんです。

強調する emphasize

練習 ❷ リピート・オーバーラッピングしましょう。　　　　　　　　　　　　　　95

1. 昨日**ドミィさん**はレティさんと一緒に渋谷へ行った。
2. 昨日ドミィさんは**レティさん**と一緒に渋谷へ行った。
3. 昨日ドミィさんはレティさんと一緒に**渋谷**へ行った。
4. **昨日**ドミィさんはレティさんと一緒に渋谷へ行った。

練習 ❸ ①−④のような状況で、一番言いたい部分にプロミネンスを置いて、会話を作りましょう。　　　　　　　　　　　　　　96

A：昨日、<u>六本木のクラブ</u>で、<u>アダムさん</u>が、**スーパーモデル**と<u>踊ってた</u>よ！

B：ほんとう⁉　<u>六本木のクラブでアダムさんが**スーパーモデル**と</u>⁉

　　ええ！　信じられない！

A：でしょ？

例）昨日六本木のクラブでアダムさんがスーパーモデルと踊っていた。
① ケーティーさんがあしたからバイクで北海道を一周する。
② エズラさんがサンバ・コンテストで優勝した。
③ クリスチャンさんがハリウッドスターになる。
④ 自由に作りましょう。

【2回目】

練習 ❹ 次のセリフをオーバーラッピング・シャドウイングしましょう。

97

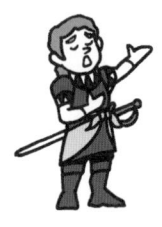

1. 生き￣る＼べ￣きか　死ぬ＼べ￣きか
   それが問題だ！

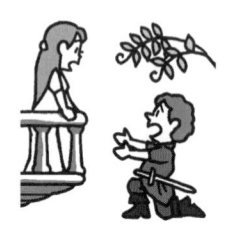

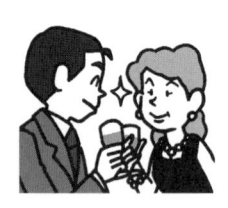

2. ロ￣ミオ！　ロ￣ミオ！　ど￣うして、
   あな￣たはロ￣ミオなの？

3. 君のひとみに乾杯！

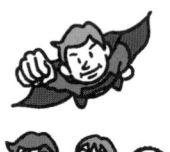

4. あ！　とりだ！　ひこ￣うきだ！
   いや、スーパ￣ーマンだ！

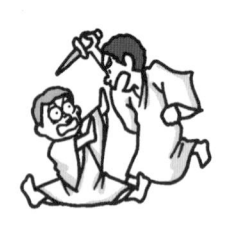

5. ブル￣ータス、おまえも￣か！

タスク 次の例を参考にして、会話を作り、プロミネンスを置いて読んでみましょう。

A：話って何？
B：実は宝くじで、**百万円**当たったんだ！
A：ええ、嘘でしょ！
B：しかも、**もらった**宝くじで!!
A：すごい！　何かおごってね。

A：話って何？

B：実は＿＿＿＿＿＿＿＿＿＿＿＿＿＿＿＿＿＿＿＿＿＿＿＿＿＿

A：ええ、嘘でしょ！

B：＿＿＿＿＿＿＿＿＿＿＿＿＿＿＿＿＿＿＿＿＿＿＿＿＿＿＿＿

A：＿＿＿＿＿＿＿＿＿＿＿＿＿＿＿＿＿＿＿＿＿＿＿＿＿＿＿＿

チェック！

・プロミネンスについてわかりましたか。
　　　　　　　　　　　□はい　　□だいたい　　□いいえ
・プロミネンスを置いて発音ができるようになりましたか。
　　　　　　　　　　　□はい　　□だいたい　　□いいえ

第16課　発音練習を終えて

> **ポイント**
> ・発音練習を振り返ってみましょう。
> ・さらに発音を良くするために何が必要か考えましょう。
> ・練習したことを日常会話や発表などに生かせるようにしましょう。

タスク❶ 次のことを考えてみましょう。

- ☐ 日本語のリズム、アクセント、イントネーションの規則がわかるようになりましたか。
- ☐ 発音を意識するようになりましたか。
- ☐ まだ難しい発音がありますか。
- ☐ 発音の練習は必要だと思いますか。それはどうしてですか。

タスク❷ ペアで「日本での経験」について話しましょう。
それを録音して聞きましょう。あなたや相手の発音はどうでしたか。
先生にもコメントをもらいましょう。

・発音が原因で意味が理解できない言葉がありましたか。
・聞きやすかったですか、聞きにくかったですか。

> **チェック！**
> ・発音練習を始めたときと比べて、わかりやすい発音になったと思いますか。
> 　　　　☐はい　　☐だいたい　　☐いいえ

振り返る look back　意識する be conscious

【コーヒーブレイク　2】

発音の練習の方法

> 発音を練習する方法やチャンスは授業や教科書以外にもたくさんあります。例えば、好きな映画やテレビ番組のセリフのリピート・オーバーラッピング・シャドウイングなどです。何度も繰り返し見られるソフトがあれば、アフレコ練習もできます。

アフレコ練習のやり方

1. 映画やドラマの好きなセリフを書き出す。
2. リピート・オーバーラッピング・シャドウイングをして、モデルと同じように発音する。
3. 上手にできたら、音声を消して、セリフを言ってみる。

> 簡単でしょう？
> 主人公になりきってやると楽しいですよ。

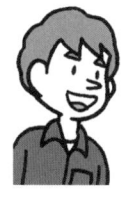

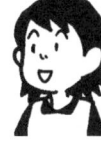

著者
赤木浩文　東京藝術大学　特任講師、東京外国語大学　非常勤講師
古市由美子　東京大学大学院工学系研究科国際教育部門　教授
内田紀子　愛知大学地域政策学部特任准教授

イラスト
内山大助

装丁・本文デザイン
畑中猛

CD 吹込
北大輔
河井春香

毎日練習！　リズムで身につく日本語の発音

2010年11月11日　初版第1刷発行
2025年 2 月14日　第 11 刷 発 行

著　者　　赤木浩文　古市由美子　内田紀子
発行者　　藤嵜政子
発　行　　株式会社　スリーエーネットワーク
　　　　　〒102-0083　東京都千代田区麹町3丁目4番
　　　　　　　　　　　トラスティ麹町ビル2F
電話　　営業　03(5275)2722
　　　　編集　03(5275)2725
https://www.3anet.co.jp/
印　刷　　倉敷印刷株式会社

ISBN978-4-88319-552-7 C0081
落丁・乱丁本はお取替えいたします。
本書の全部または一部を無断で複写複製（コピー）することは著作権法上での例外を除き、禁じられています。

毎日練習！
リズムで身につく
日本語の発音

別冊解答

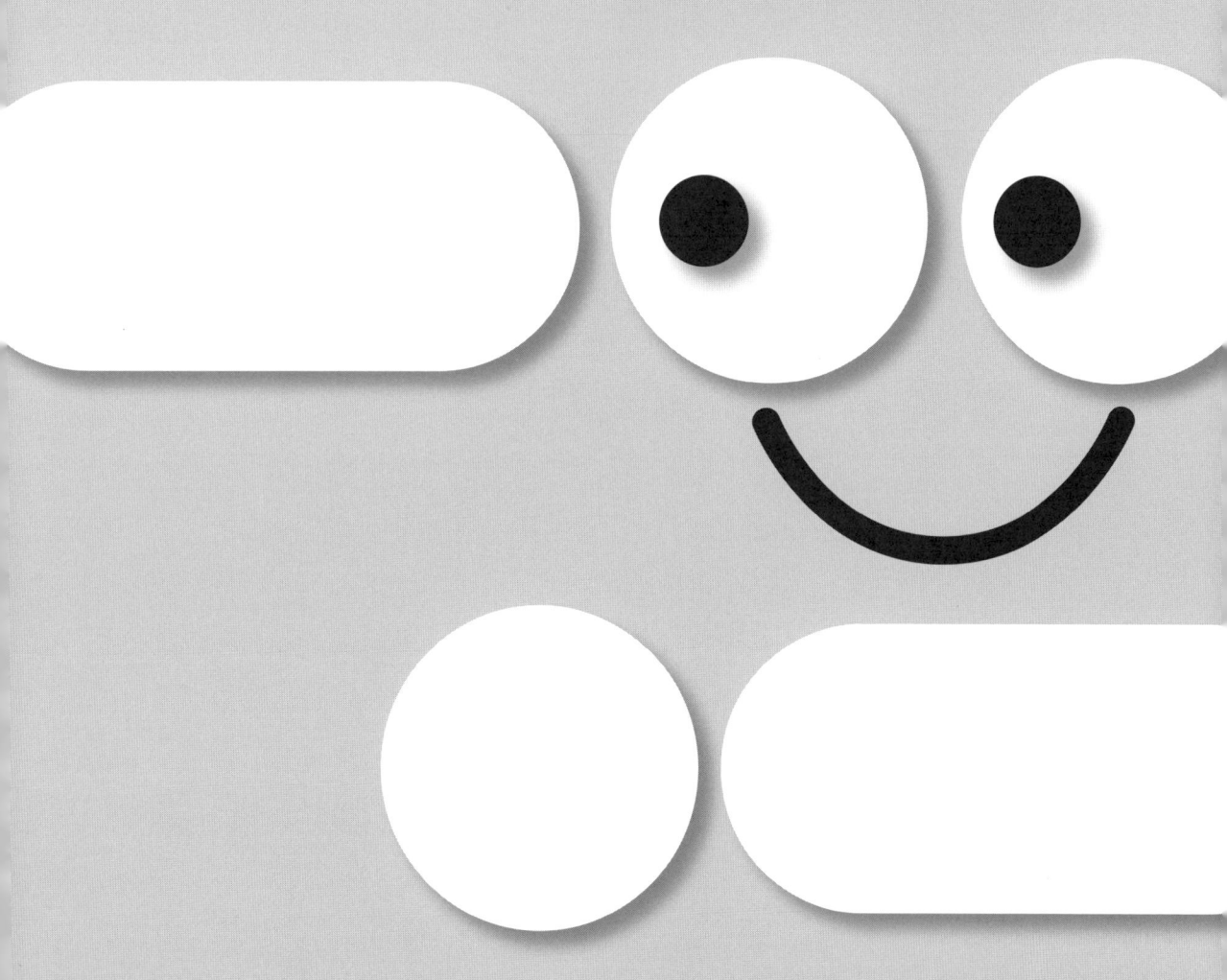

スリーエーネットワーク

第1課

【1回目】

タスク ❷

カードの主語は留学生。
カード1 「地図」が「チーズ」と聞こえた。
カード2 「着て」が「切って」と聞こえ、「着」る」と「切」る」が区別できなかった。
カード3 「でしょうか」を上げて発音してしまったので、失礼に聞こえた。
カード4 「情勢、良好」が「女性、旅行」と聞こえた。

【2回目】

タスク ❸

	問題がある発音	正しい発音の言葉
1	ビル	ビール
2	あない	あんない
3	きねん	きんえん

スクリプト

1. 男：昨日テレビで日本のビルの特集をやってました。
   女：新宿とか東京の？ 最近高いビルが増えたから……。
   男：いえ、ビルです。飲み物です。
   女：あ、ビール??
2. 男：すみません。駅のあないはどこですか。
   女：あない？
   男：インフォメーションです。
   女：ああ、あんない。あそこに見えますよ。

3. 男：このビルはきねんですか。
   女：きねん？ いえ、違うと思いますよ。特に何かの記念ではないと思います。
   男：じゃあ、失礼します。
   女：あ、ここでたばこはだめですよ。禁煙ですよ。
   男：ええ！ たばこ、だめなんですか。

第2課

【1回目】

練習 ①

てんぷら(4)　おさしみ(4)　　しゃぶしゃぶ(4)　かつどん(4)
なっとう(4)　ちゃわんむし(5)　おこのみやき(6)　ラーメン(4)
アイスクリーム(7)　サンドイッチ(6)

練習 ②

ニューヨーク = New York　　サンパウロ = Sao Paulo　　ヨーロッパ = Europe
ディズニーランド = Disneyland　　サンキュー = Thank you
アディオス = Adiós（スペイン語で「さようなら」）
メルシーボクー = Merci beaucoup（フランス語で「ありがとう」）
アンニョンハセヨ = 안녕하세요（韓国語で「こんにちは」）
オーマイガット = Oh my God!（英語で「なんてことだ！」）

【2回目】

練習 ⑤

1. ファミコン　2. 携帯　3. コンビニ　4. 国連
5. ポケモン　6. 入管　7. しんちゃん　8. 就活

タスク

プリクラ(プリント倶楽部)	キムタク(木村拓哉)
はやべん(早い弁当)	連ドラ(連続ドラマ)
メルとも(メール友だち)	リモコン(リモートコントローラー)
エアコン(エアーコンディショナー)	ファミレス(ファミリーレストラン)
メルアド(メールアドレス)	デジカメ(デジタルカメラ)
終電(最終電車)	合コン(合同コンパ)
セクハラ(セクシャルハラスメント)	メリクリ(メリークリスマス)

第5課

【2回目】

練習 ❹

1. 高校　2. 情勢　3. 八日　4. 古城　5. 旅行　6. 需要

スクリプト

1. A：そのイベント、高校であるの？
   B：そうだよ。
2. A：旅行する国の情勢はチェックしておいたほうがいいよ。
   B：そうだね。
3. A：八日は何か予定ある？
   B：ハイキングに行く予定。
4. A：ドイツではどこへ行ったの？
   B：有名な古城を訪ねたんだ。
5. A：体の調子どう？

B：旅行で元気になったみたい。空気がよかったからかな。

6．A：新しい商品、需要はあるの？

B：あると思います。

第6課

【2回目】

練習 ❹

1．切手　　2．マッチ　　3．外　　4．いったい　　5．あっさり　　6．学科

スクリプト

1．A：すみません、切手ください。

B：はい。

2．A：これ何の絵？

B：マッチの絵が描いてあるんだよ。

3．A：外、出ていい？

B：うん、いいよ。

4．A：もしもし、どなたですか？……もしもし、いったいだれですか。

5．A：リリさんはどんな料理が好き？

B：あっさりした料理かなあ。

6．A：この漢字の読み方、教えてください。

B：ああ、「がっか」ですよ。

第7課

【2回目】

練習 ❹

1. 担任　2. 禁煙　3. 4課　4. 単に　5. 汚染　6. では

スクリプト

1. A：今の人、だれ？
   B：ああ、担任の先生。
2. A：すみません、ここ禁煙なんですが……。
   B：あ。すみません。
3. A：4課は何するの？
   B：アクセントの勉強だよ。
4. A：あれ、この写真、心霊写真じゃない？
   B：単に後ろに人がいるだけだよ。
5. A：最近、海の汚染が話題になってるね。
   B：そうだね。
6. A：では、おかけください。
   B：はあ、どうもありがとうございます。

第10課

【3回目】

練習 ⓫

1. 開国　2. 退学　3. 天気　4. 格好　5. 写メ　6. 座間
7. 社説　8. レジャー　9. 二本　10. 穴　11. 他に　12. 握手

スクリプト

1. A：今日は開国の歴史についてお話しします。
2. A：そのとき、私には退学という選択もありました。
   B：そうですか。たいへんだったんですね。
3. A：ちょっと空が暗いですね。天気が気になりますね。
   B：ええ、そうですね。
4. A：そんな格好で行っちゃだめだよ。
   B：えーどうして？
5. A：あ、すごい写メが来た。ほら。
   B：ほんとだ。
6. A：ここ座間ですか。
   B：いいえ。
7. A：あの社説はわかりにくいね。
   B：そう？
8. A：彼の会社はレジャー・ビジネスで成功したそうですよ。
   B：そうなんですか。
9. A：それ、2本あるね。
   B：うん。
10. A：あれ、穴がある。
    B：それにしても大きいね。
11. A：他に何かありませんか。
    B：特にありません。
12. A：あの、握手していただけますか。
    B：え？　ああ、はい。

第11課

【1回目】

練習 ❸

1. ②　ひる
2. ②　のりもの
3. ①　さくらが
4. ②　まゆ
5. ③　スペイン

第12課

【1回目】

練習 ❶

1. ②　　2. ②　　3. ②

練習 ❸

1. a. 箸　　2. b. 砂糖と塩　　3. a. 読んでみて

スクリプト

1. 女：父は箸を作っているんです。
   男：へえ、どこの橋ですか？
   女：いえ、食べるときに使う箸です。
2. 女：この箱、ここに「砂糖と塩」って書いてあるよ。
   男：え？　佐藤さんってだれ？

女：え？
3．女：ちょっと読んでみてください。
　　　男：だれを呼ぶんですか。
　　　女：いえ、この文を。

【2回目】

練習 ❼ 解答例

ナイジェリア料理　ナイジェリア事務所　ハリウッド映画　マスコミ関係
ミシシッピ川　ハーバード大学　ドキュメンタリー映画　江戸時代
江戸文化　長崎大学　インド料理

第13課

【1回目】

練習 ❶

1．ない　　2．ある　　3．ある　　4．ある

スクリプト

1．それもお好み焼きだよ。
2．い｢つど｢こであな｢たと会いま｢したっけ。
3．私はスペインえ｢いがが好き｢なんです。
4．あした｢も仕事に行く。

【2回目】

練習 ❹

1. ↑   2. ↑   3. ↓   4. ↓

スクリプト　82

1. あした、ロビーさんに会う？
2. ミンさん、最近元気じゃない？
3. これ使ってもよろしいでしょうか。
4. じゃあ、何を食べたらいいんですか。

【3回目】

練習 ❾

1. ③   2. ②   3. ①   4. ④

スクリプト　87

1. 男：納豆って体にいいらしいよ。
   女：そう。
2. 男：ケーキって体にいいらしいよ
   女：本当？
3. 女：ワインって体にいいんじゃない？
   男：らしいね。
4. 男：あしたの飲み会一緒に出ない？
   女：そうね……。

第14課

【1回目】

練習 ①

1. ①　　2. ②　　3. ①

スクリプト ……………………………… 89

1. A：きのううちの猫と犬が／けんかしてたいへんだった。
   B：へえ、犬と猫、飼ってるんだ〜。
   A：え、猫だけだよ。
   B：ええ？
2. A：あした日本大学で今来日しているスペインの有名な作家がセルバンテスのドンキホーテについての講演を行うんだけど一緒に行かない？
   B：え、え、何？　何？
3. A：昨日リンさんはチョウさんと／ベンさんが作ってくれたケーキを食べたんだって。
   B：へえ、ベンさん一人で作ったの？
   A：ううん、作ったのはチョウさんとベンさんだよ。
   B：え？

練習 ② 90

日本語の勉強で難しいのは／敬語だと言われていますが／／私は習った敬語をどう使うかが／一番難しいです。／／使い方によって失礼になったり／／友だちとの距離を作ってしまったり／／失敗ばかりしています。

【2回目】

タスク　解答例 93

日本に来て／今年で3年になります。／／私は旅行が好きなので、／／これまで／いろい

ろなところを旅行しました。// 旅先では／たくさんの人と知り合いました。// 私が日本語で話しかけると、// 「日本語ができるの?」// と聞き返されたり、// 日本のアニメについて話すと、//「どうしてそんなによく知ってるの?」// と驚かれたりしました。// 旅行のおもしろい点は／その場所を知ることだけでなく、// その土地の人と知り合えることです。// これからも、// もっともっといろんなところへ／行ってみたいと思っています。

第15課

【1回目】

練習 ①

1. 私は友だちとの約束は絶対にやぶらない。
2. 今朝、彼がカラスに追いかけられてるのを見たよ。
3. その猫って、びっくりするぐらい耳が大きくない?
4. あのレストラン、味はいいけど、サービスがねえ……。
5. 悲しくてつらいときでも、彼女のことを考えると、不思議とがんばることができたんです。

staff

料理・アドバイス／村上祥子
撮影／南雲保夫
スタイリング／中村和子
イラスト／マツモトヨーコ
栄養価計算／ムラカミアソシエーツ
デザイン／ohmae-d
校閲／編集工房DAL
編集協力／小泉紀久子

・本書は、月刊誌『栄養と料理』(女子栄養大学出版部)に2009〜2011年までに掲載した料理を編集したものです。

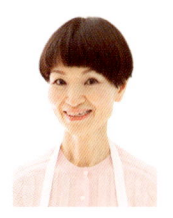

村上祥子

料理研究家。管理栄養士。母校の福岡女子大学で、臨床栄養と栄養指導実習講座を担当。福岡と東京にキッチンスタジオを主宰し、日々、福岡と東京を行き来する、文字通り"空飛ぶ料理研究家"として活躍中。著書は、電子レンジを使った料理本から食育、生活習慣病まで多域にわたる。中でも"介護食"は、自身の実体験を基にしており、体験者側からの視点で、アドバイスや料理を提案している。また、企業との介護食品の開発にも携わる。
『1800kcalの健康献立』『村上祥子のおひとりさまごはん』『味つけひとつでなんでも料理』(すべて女子栄養大学出版部)、『糖尿病のための絶対おいしい献立』(ブックマン社)など著書多数。
村上祥子ホームページ
http://www.murakami-s.com/index.htm

ふだんの料理がやわらかく食べやすい

ふたりの おいしい介護食

発　行　2011年9月25日　初版第1刷発行
　　　　2019年7月5日　初版第3刷発行
著　者　村上祥子
発行者　香川明夫
発行所　女子栄養大学出版部
　　　　〒170-8481　東京都豊島区駒込3−24−3
　　　　電話　03-3918-5411(営業)
　　　　　　　03-3918-5301(編集)
ホームページ　http://www.eiyo21.com
振替　00160-3-84647
印刷・製本　凸版印刷株式会社

乱丁本・落丁本はお取り替えいたします。
本書の内容の無断転載・複写を禁じます。
また、本書を代行業者等の第三者に依頼して電子複製を行うことは一切認められておりません。
ISBN978-4-7895-4740-6
©Sachiko Murakami 2011,Printed in Japan

ページ	料理	成分値 エネルギー	たんぱく質	脂質	炭水化物	ミネラル(無機質) ナトリウム	カリウム	カルシウム	鉄	ビタミン A (レチノール当量)	D	E	B₁	B₂	葉酸	C	飽和脂肪酸	コレステロール	食物繊維総量	食塩相当量
		kcal	g	g	g	mg	mg	mg	mg	μg	μg	mg	mg	mg	μg	mg	g	mg	g	g
68	手作りがんもどき	137	12.7	3.2	12.5	415	296	78	0.7	1	0	0.6	0.24	0.07	21	4	0.76	40	1.2	1.1
70	ほうれん草とカニのお浸し	37	3.4	1.3	3.6	223	577	48	1.7	0	0	1.9	0.10	0.22	161	26	0.14	4	2.3	0.6
70	親子雑炊	242	12.6	3.6	36.3	630	217	22	1.0	37	0	0.3	0.08	0.18	29	3	0.97	134	0.4	1.6
74	かぶのひき肉詰め煮	87	5.4	2.0	11.2	221	352	31	0.7	8	0	0.4	0.05	0.07	51	19	0.50	15	1.9	0.6
76	カレイの煮つけ	97	15.2	1.1	6.1	591	380	33	0.9	4	10.0	1.1	0.07	0.32	14	3	0.20	50	0	1.5
76	ほうれん草のかきたま汁	63	4.5	2.8	4.2	502	401	39	1.6	213	0	1.4	0.08	0.22	118	18	0.73	105	1.4	1.3
76	全がゆ	89	1.5	0.2	19.3	0	22	1	0.2	0	0	0	0	0	3	0	0.07	0	0.1	0
78	きゅうりとわかめの酢の物	27	1.7	0.2	4.6	201	120	30	0.2	21	2.0	0.2	0.03	0.02	15	7	0.02	10	1.3	0.5
80	サンマのから揚あんかけ	292	13.7	21.5	6.6	388	164	24	1.1	9	13.0	1.4	0.02	0.19	14	0	3.43	46	0.1	1.0
80	くずしかぼちゃとあずきのみそ汁	160	3.6	0.7	34.6	406	417	22	1.1	248	0	3.7	0.06	0.09	39	32	0.12	0	4.5	1.0
80	全がゆ	89	1.5	0.2	19.3	0	22	1	0.2	0	0	0	0	0	3	0	0.07	0	0.1	0
82	トマトの白あえ	91	3.0	5.6	7.5	84	233	27	0.6	19	0	1.3	0.09	0.06	23	11	0.73	0	2.5	0.2
84	メンチカツ	231	15.2	11.0	17.4	488	480	29	2.3	13	0	1.5	0.13	0.17	45	29	1.93	68	2.2	1.2
84	野菜チャウダー	205	4.7	13.7	15.5	352	416	135	0.3	100	0	0.4	0.08	0.18	23	14	8.52	38	2.2	0.9
84	全がゆ	89	1.5	0.2	19.3	0	22	1	0.2	0	0	0	0	0	3	0	0.07	0	0.1	0
86	切り干し大根のいり煮	47	1.1	1.8	6.1	206	199	39	0.6	0	0	0.1	0.02	0.01	8	0	0.30	0	1.5	0.5
88	サバのみそ煮	143	11.5	6.6	7.2	512	196	14	1.2	12	6.0	0.6	0.08	0.15	12	0	1.74	32	0.4	1.3
88	さつま芋とほうれん草のすまし汁	87	2.0	0.2	19.1	436	523	38	1.0	0	0	1.3	0.11	0.10	82	24	0.03	0	1.9	1.1
88	全がゆ	89	1.5	0.2	19.3	0	22	1	0.2	0	0	0	0	0	3	0	0.07	0	0.1	0
90	なめこのけんちん煮	75	4.8	3.8	5.2	255	164	76	0.8	0	0	0.1	0.05	0.05	12	0	0.64	0	1.0	0.6
92	ブリのみぞれあん	259	16.7	17.0	7.1	153	386	13	1.1	38	6.0	1.8	0.18	0.27	17	6	3.74	54	0.4	0.4
92	ウニ入り茶わん蒸し	69	6.6	3.1	3.0	486	196	24	0.8	61	0	0.7	0.05	0.19	59	4	0.77	134	0.2	1.2
92	軟飯	160	2.7	0.4	34.7	0	40	2	0.4	0	0	0	0	0	5	0	0.13	0	0.2	0
96	かぼちゃ団子のごまスープ	97	7.8	3.2	9.0	355	468	53	0.9	215	0	2.4	0.30	0.15	62	20	0.60	17	2.4	0.9
98	アマダイの西京焼き	162	14.6	6.5	9.7	456	340	61	0.6	46	1.0	1.2	0.04	0.20	17	3	2.14	42	1.1	1.2
98	和風ロールキャベツ	66	5.9	1.9	9.2	260	296	34	0.4	7	0	0.3	0.23	0.07	61	35	0.24	13	1.6	0.7
98	全がゆ	89	1.5	0.2	19.3	0	22	1	0.2	0	0	0	0	0	3	0	0.07	0	0.1	0
100	ほうとう風みそ汁	132	3.8	0.8	26.5	621	306	31	0.8	0	0	1.5	0.06	0.04	36	16	0.15	0	2.8	1.6
102	チキン南蛮	225	14.1	12.6	12.7	624	326	31	1.7	33	0	1.3	0.09	0.26	25	17	1.91	102	0.6	1.6
102	ひじきのいり煮	39	1.5	0.1	9.6	427	299	75	2.9	0	0	0.2	0.03	0.09	12	1	0.01	0	3.3	1.1
102	全がゆ	89	1.5	0.2	19.3	0	22	1	0.2	0	0	0	0	0	3	0	0.07	0	0.1	0
108	ちらしずし	406	21.6	10.5	54.0	999	390	106	1.8	98	10.0	2.8	0.21	0.37	70	24	2.15	229	1.6	2.5
110	大根と豚肉団子の煮物	64	6.2	1.0	5.6	197	301	20	0.5	0	0	0.1	0.27	0.08	27	8	0.29	17	1.1	0.5
110	春菊のおぼろ汁	28	1.7	0.2	4.5	416	319	67	1.1	190	0	0.9	0.06	0.12	109	15	0.01	0	2.5	1.1
112	太巻きずし	314	12.1	5.5	52.1	1134	253	99	1.4	46	0	1.1	0.11	0.24	90	16	1.19	123	3.3	2.9
114	里芋のうま煮風	84	2.3	2.1	13.3	433	517	10	0.5	0	0	0.5	0.07	0.04	26	7	0.75	1	1.7	1.1
114	豆腐とわかめのすまし汁	28	2.7	1.1	1.5	505	80	41	0.4	0	0	0.1	0.04	0.03	11	0	0.17	0	0.4	1.3
116	エビのそぼろごはん	300	16.0	3.4	46.8	489	294	50	1.6	0	0	1.3	0.08	0.18	67	8	0.94	201	0.5	1.2
118	菜の花のなたねあえ	60	4.9	3.1	4.9	206	323	133	2.9	173	0	2.4	0.14	0.26	266	98	0.76	105	3.2	0.5
118	春キャベツとベーコンの汁	69	2.7	4.0	5.3	526	233	32	0.3	10	0	0.1	0.08	0.06	43	24	1.49	5	1.1	1.3
120	五目あんかけチャーハン	381	14.8	15.0	42.8	872	397	55	2.0	79	1.0	1.8	0.19	0.36	57	5	3.37	246	1.5	2.2
122	とうがんとはるさめのスープ	67	4.1	0.2	11.5	574	176	32	0.4	0	0	0.5	0.03	0.03	22	29	0.01	14	1.1	1.5
122	水ようかん	57	2.2	0.3	11.2	0	115	8	0.7	0	0	0	0.04	0.02	6	0	0.03	0	3.5	0
124	パエリヤ	356	17.0	10.9	44.7	392	458	49	2.2	10	0	1.8	0.14	0.15	43	26	2.18	75	1.4	1.0
126	にんじんポタージュ	205	3.4	12.1	20.1	100	313	91	0.1	439	0	0.5	0.05	0.11	22	5	7.41	32	1.7	0.3
126	白桃入りコーヒーゼリー	73	1.6	2.2	11.7	6	42	5	0	20	0	0.3	0	0	1	0	1.38	6	0.4	0
128	天ぷらそば	400	13.6	13.9	52.7	617	414	43	1.3	81	0	1.7	0.22	0.09	31	0	1.66	73	3.0	1.6
130	あんパン	116	3.7	3.3	18.1	150	38	4	0.4	0	0	0.1	0.04	0.01	10	0	0.63	0	1.0	0.4
132	スパゲティ ミートソース	323	18.4	7.7	42.3	736	528	31	2.0	1	0	1.1	0.25	0.17	37	6	1.58	25	2.9	1.9
134	オニオンスープ	74	1.3	4.1	8.4	343	141	17	0.3	0	0	0.4	0.05	0.03	15	6	0.56	1	1.7	0.9
134	バナナアイスクリーム	118	1.2	6.6	14.6	11	182	28	0.1	5	0	0.3	0.05	0.05	12	6	0.27	18	0.4	0
136	紅白雑煮	252	7.0	3.1	47.1	812	305	26	0.7	35	0	0.9	0.14	0.09	21	4	0.83	105	0.9	2.1
138	筑前煮	171	13.4	5.0	16.8	640	598	40	1.2	26	0	0.5	0.12	0.19	35	5	1.58	40	2.7	1.6
138	あずきミルクゼリー	114	4.6	1.3	21.1	53	109	38	0.5	11	0	0	0.02	0.07	7	0	0.73	4	1.4	0.1

栄養価一覧（1人分）

献立ごとに色分けをしています。

ページ	料理	エネルギー (kcal)	たんぱく質 (g)	脂質 (g)	炭水化物 (g)	ナトリウム (mg)	カリウム (mg)	カルシウム (mg)	鉄 (mg)	A レチノール当量 (μg)	D (μg)	E (mg)	B₁ (mg)	B₂ (mg)	葉酸 (μg)	C (mg)	飽和脂肪酸 (g)	コレステロール (mg)	食物繊維総量 (g)	食塩相当量 (g)
12	すき焼き煮	257	12.7	15.1	16.3	815	417	61	1.6	80	0.1	0.7	0.12	0.17	62	8	5.46	36	1.1	2.1
14	全がゆ	89	1.5	0.2	19.3	0	22	1	0.2	0	0	0	0	0	3	0	0.07	0	0.1	0
14	プリン	124	4.8	4.5	15.9	56	110	70	0.5	57	0.6	0.3	0.04	0.18	13	1	1.91	111	0	0.1
16	ヒレカツ	274	19.9	14.0	15.1	381	500	22	1.2	16	0	1.9	0.78	0.24	17	14	2.06	71	0.9	1.0
18	ほうれん草のお浸し	22	1.9	0.7	3.1	183	530	38	1.6	263	0	1.6	0.08	0.16	159	26	0.07	0	2.1	0.5
18	具だくさんみそ汁	90	8.2	0.9	12.1	524	353	29	0.9	255	0	1.3	0.06	0.07	32	15	0.16	13	2.6	1.3
18	全がゆ	89	1.5	0.2	19.3	0	22	1	0.2	0	0	0	0	0	3	0	0.07	0	0.1	0
20	ローストビーフ	159	12.0	9.0	6.0	481	331	34	1.5	2	0	0.7	0.09	0.18	49	20	2.46	33	1.1	1.2
22	さつま芋サラダ	149	1.2	4.5	25.9	214	384	34	0.6	3	0	1.8	0.08	0.03	40	23	0.43	9	2.0	0.5
22	ヨーグルトスープ	96	4.2	2.9	14.9	248	113	40	0.4	0	0	0.1	0.03	0.05	4	2	0.71	4	0.7	0.6
22	バタートースト	149	4.2	5.2	21.0	255	45	14	0.3	20	0	0.3	0.05	0.02	14	0	2.62	8	1.0	0.6
24	ゆで豚 グリーンソース	179	15.1	10.3	4.4	169	361	13	0.5	62	0	0.54	0.14		38	9	5.42	46	0.5	0.4
26	カリフラワーのチーズ焼き	46	2.7	2.8	3.1	55	249	40	0.4	10	0	0.1	0.04	0.06	56	49	1.70	8	1.7	0.1
26	竹の子入り揚げつくねのみそ汁	132	8.8	3.7	13.7	653	245	29	1.0	10	0	0.4	0.08	0.09	30	0	0.80	19	1.8	1.7
26	軟飯	160	2.7	0.4	34.7	0	40	2	0.4	0	0	0	0	0	5	0	0.13	0	0.2	0
28	煮込みつくね	159	12.8	4.6	14.9	761	451	28	1.6	20	0	0.7	0.11	0.19	73	12	1.28	38	1.2	1.9
30	温野菜のみそあえ	65	1.8	2.4	9.0	409	317	21	0.4	10	0	0.6	0.04	0.02	24	11	0.28	0	1.9	1.0
30	カリフラワーの豆乳ポタージュ	93	6.4	2.1	13.0	334	504	33	1.7	0	0	0.3	0.09	0.07	99	61	0.39	0	2.4	0.8
30	全がゆ	89	1.5	0.2	19.3	0	22	1	0.2	0	0	0	0	0	3	0	0.07	0	0.1	0
32	マグロとイカの刺し身	106	16.9	3.4	0.4	297	250	20	1.0	74	2.0	1.3	0.08	0.08	18	1	0.84	218	0	0.8
34	レンジ肉じゃが	121	5.6	2.9	17.2	355	331	10	0.9	1	0	0.1	0.07	0.07	19	20	1.04	13	1.4	0.9
34	オクラともずくのすり流し汁	23	0.9	0.2	4.3	580	85	35	0.6	22	0	0.2	0.04	0.04	31	3	0	0	1.4	1.5
34	全がゆ	89	1.5	0.2	19.3	0	22	1	0.2	0	0	0	0	0	3	0	0.07	0	0.1	0
36	マグロのカルパッチョ	113	13.6	5.2	1.8	196	232	9	0.8	42	3.0	0.7	0.05	0.04	10	3	0.73	25	0.4	0.5
38	つぶしポテトのバター焼き	96	1.0	4.9	11.9	86	222	4	0.2	30	0	0.1	0.05	0.02	12	18	3.05	12	0.8	0.2
38	ズッキーニとカニのスープ	59	3.1	0.1	10.9	636	264	27	0.6	0	0	0.5	0.04	0.04	29	15	0	7	1.2	1.6
38	全がゆ	89	1.5	0.2	19.3	0	22	1	0.2	0	0	0	0	0	3	0	0.07	0	0.1	0
40	ギンダラのムニエル	216	9.6	15.9	6.7	415	304	13	0.3	788	3.0	2.7	0.05	0.08	2	1	3.46	36	0.3	1.1
42	ウナギのかば焼きサラダ	51	3.0	2.8	3.2	228	185	30	0.3	166	2.0	1.1	0.11	0.11	20	21	0.61	23	1.2	0.6
42	コーンスープ	283	4.5	17.6	25.7	425	239	83	0.2	249	0	0.6	0.07	0.14	18	4	11.56	46	2.4	1.1
42	全がゆ	89	1.5	0.2	19.3	0	22	1	0.2	0	0	0	0	0	3	0	0.07	0	0.1	0
44	タラの照り焼き	166	18.8	5.6	7.6	798	465	65	0.7	10	1.0	1.7	0.11	0.14	28	7	0.62	61	0.4	2.0
46	かぶのみぞれあえ	26	0.8	0.1	5.7	178	253	24	0.3	1	0	0	0.04	0.04	17	10	0	0	1.8	0.5
46	ベーコンと小松菜のとろろ汁	71	2.7	2.1	9.5	806	338	38	0.7	0	0	0.2	0.07	0.07	24	10	0.75	3	1.9	2.0
46	全がゆ	89	1.5	0.2	19.3	0	22	1	0.2	0	0	0	0	0	3	0	0.07	0	0.1	0
48	エビフライ トマトソース	204	11.7	11.8	11.4	245	297	44	0.5	31	0	2.5	0.09	0.08	26	11	1.55	117	0.8	0.6
50	きゅうりとセロリのサラダ	52	0.8	4.0	3.1	87	205	23	0.2	15	0	0.7	0.03	0.03	19	9	0.44	0	1.0	0.2
50	長芋のクリームスープ	178	5.9	13.1	9.3	255	288	173	0.1	120	0	0.2	0.06	0.20	12	3	7.89	38	0.2	0.6
50	軟飯	160	2.7	0.4	34.7	0	40	2	0.4	0	0	0	0	0	5	0	0.13	0	0.2	0
52	卵豆腐のエビあんかけ	174	14.7	10.3	2.8	524	218	63	1.9	140	2.0	1.1	0.08	0.46	5	1	2.84	435	0.5	1.3
54	青梗菜のごまあえ	123	2.9	8.3	10.4	281	213	76	0.9	0	0	0.5	0.02	0.06	51	18	0.30	0	0.9	0.7
54	りんごのコンポート	77	0.2	0.1	20.3	0	88	2	0	0	0	0.2	0.02	0.01	5	6	0.01	0	1.2	0
54	全がゆ	89	1.5	0.2	19.3	0	22	1	0.2	0	0	0	0	0	3	0	0.07	0	0.1	0
56	だし巻き卵	200	9.5	13.7	7.9	453	154	44	1.4	113	1.0	1.6	0.08	0.32	40	2	2.79	315	0.3	1.2
58	長芋の明太子あえ	42	2.7	0.4	7.2	167	232	12	0.3	7	0	0.6	0.08	0.03	8	9	0.06	21	0.5	0.4
58	豚汁	105	7.4	3.0	11.7	532	445	39	1.0	137	0	0.4	0.21	0.09	28	11	0.86	14	2.5	1.4
58	全がゆ	89	1.5	0.2	19.3	0	22	1	0.2	0	0	0	0	0	3	0	0.07	0	0.1	0
60	具だくさんスペイン風オムレツ	180	9.3	12.4	14.5	211	468	40	1.3	102	1.0	1.3	0.16	0.26	51	44	2.22	214	1.8	0.5
62	マカロニ野菜スープ	250	4.4	16.7	19.1	224	271	90	0.3	260	0	0.6	0.06	0.14	24	10	10.19	44	1.5	0.6
62	ロールパン	168	5.2	3.0	29.6	294	58	0	17.0	0	0	0.04	0.07	0	19	0	0.80	21	0.6	0.7
62	黒糖アイスクリーム	123	1.7	8.6	9.7	34	142	44	0	79	0	0	0.02	0.08	5	0	4.96	56	0	0.1
64	豆腐のひき肉みそかけ	115	10.0	3.6	7.2	271	237	40	1.6	7	0	0.3	0.32	0.10	12	0	0.74	17	0.6	0.7
66	鶏団子と野菜のうま煮	147	12.4	4.7	12.5	273	408	27	0.9	92	0	0.4	0.08	0.17	24	4	1.47	39	2.0	0.7
66	タラの具だくさんみそ汁	86	5.3	0.6	14.8	537	357	40	0.8	174	0	0.7	0.07	0.06	32	11	0.11	12	2.4	1.4
66	全がゆ	89	1.5	0.2	19.3	0	22	1	0.2	0	0	0	0	0	3	0	0.07	0	0.1	0

料理索引

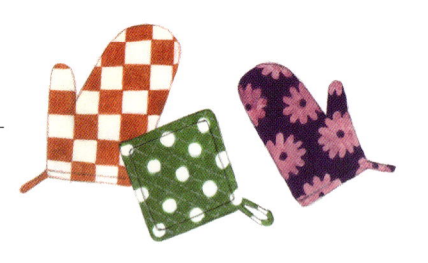

主菜

肉の主菜
すき焼き煮 …………………… 12
ヒレカツ ……………………… 16
ローストビーフ ……………… 20
ゆで豚 グリーンソース ……… 24
チキン南蛮 …………………… 102

ひき肉の主菜
煮込みつくね ………………… 28
メンチカツ …………………… 84

魚介の主菜
マグロとイカの刺し身 ……… 32
マグロのカルパッチョ ……… 36
ギンダラのムニエル ………… 40
タラの照り焼き ……………… 44
エビフライ トマトソース …… 48
カレイの煮つけ ……………… 76
サンマのから揚げあんかけ … 80
サバのみそ煮 ………………… 88
ブリのみぞれあん …………… 92
アマダイの西京焼き ………… 98

卵の主菜
卵豆腐のエビあんかけ ……… 52
だし巻き卵 …………………… 56
具だくさんスペイン風オムレツ … 60

豆腐・豆腐製品の主菜
豆腐のひき肉みそかけ ……… 64
手作りがんもどき …………… 68

副菜

根菜の副菜
温野菜のみそあえ …………… 30
かぶのみぞれあえ …………… 46
鶏団子と野菜のうま煮 ……… 66
かぶのひき肉詰め煮 ………… 74
大根と豚肉団子の煮物 ……… 110
筑前煮 ………………………… 138

葉野菜の副菜
ほうれん草のお浸し ………… 18
青梗菜のごまあえ …………… 54
ほうれん草とカニのお浸し … 70
和風ロールキャベツ ………… 98
菜の花のなたねあえ ………… 118

野菜の副菜
カリフラワーのチーズ焼き … 26
ウナギのかば焼きサラダ …… 42
きゅうりとセロリのサラダ … 50
きゅうりとわかめの酢の物 … 78
トマトの白あえ ……………… 82

芋の副菜
さつま芋サラダ ……………… 22
レンジ肉じゃが ……………… 34
つぶしポテトのバター焼き … 38
長芋の明太子あえ …………… 58
里芋のうま煮風 ……………… 114

乾物の副菜
切り干し大根のいり煮 ……… 86

きのこの副菜
なめこのけんちん煮 ………… 90

海藻の副菜
ひじきのいり煮 ……………… 102

汁物

和風の汁物
具だくさんみそ汁 ……………………… 18
竹の子入り揚げつくねのみそ汁 ……… 26
オクラともずくのすり流し汁 ………… 34
ベーコンと小松菜のとろろ汁 ………… 46
豚汁 ……………………………………… 58
タラの具だくさんみそ汁 ……………… 66
ほうれん草のかきたま汁 ……………… 76
くずしかぼちゃとあずきのみそ汁 …… 80
さつま芋とほうれん草のすまし汁 …… 88
ウニ入り茶わん蒸し …………………… 92
ほうとう風みそ汁 ……………………… 100
春菊のおぼろ汁 ………………………… 110
豆腐とわかめのすまし汁 ……………… 114
春キャベツとベーコンの汁 …………… 118

洋風の汁物
ヨーグルトスープ ……………………… 22
ズッキーニとカニのスープ …………… 38
コーンスープ …………………………… 42
長芋のクリームスープ ………………… 50
マカロニ野菜スープ …………………… 62
野菜チャウダー ………………………… 84
にんじんポタージュ …………………… 126
オニオンスープ ………………………… 134

中国風の汁物
カリフラワーの豆乳ポタージュ ……… 30
かぼちゃ団子のごまスープ …………… 96
とうがんとはるさめのスープ ………… 122

主食

ごはんの主食&主菜
ちらしずし ……………………………… 108
太巻きずし ……………………………… 112
エビのそぼろごはん …………………… 116
五目あんかけチャーハン ……………… 120
パエリヤ ………………………………… 124

めんの主食&主菜
天ぷらそば ……………………………… 128
スパゲティ ミートソース …………… 132

もちの主食&主菜
紅白雑煮 ………………………………… 136

主食
軟飯 ……………………………………… 106
全がゆ …………………………………… 107
バタートースト ………………………… 22
ロールパン ……………………………… 62
親子雑炊 ………………………………… 70

デザート

プリン …………………………………… 14
りんごのコンポート …………………… 54
黒糖アイスクリーム …………………… 62
水ようかん ……………………………… 122
白桃入りコーヒーゼリー ……………… 126
あんパン ………………………………… 130
バナナアイスクリーム ………………… 134
あずきミルクゼリー …………………… 138

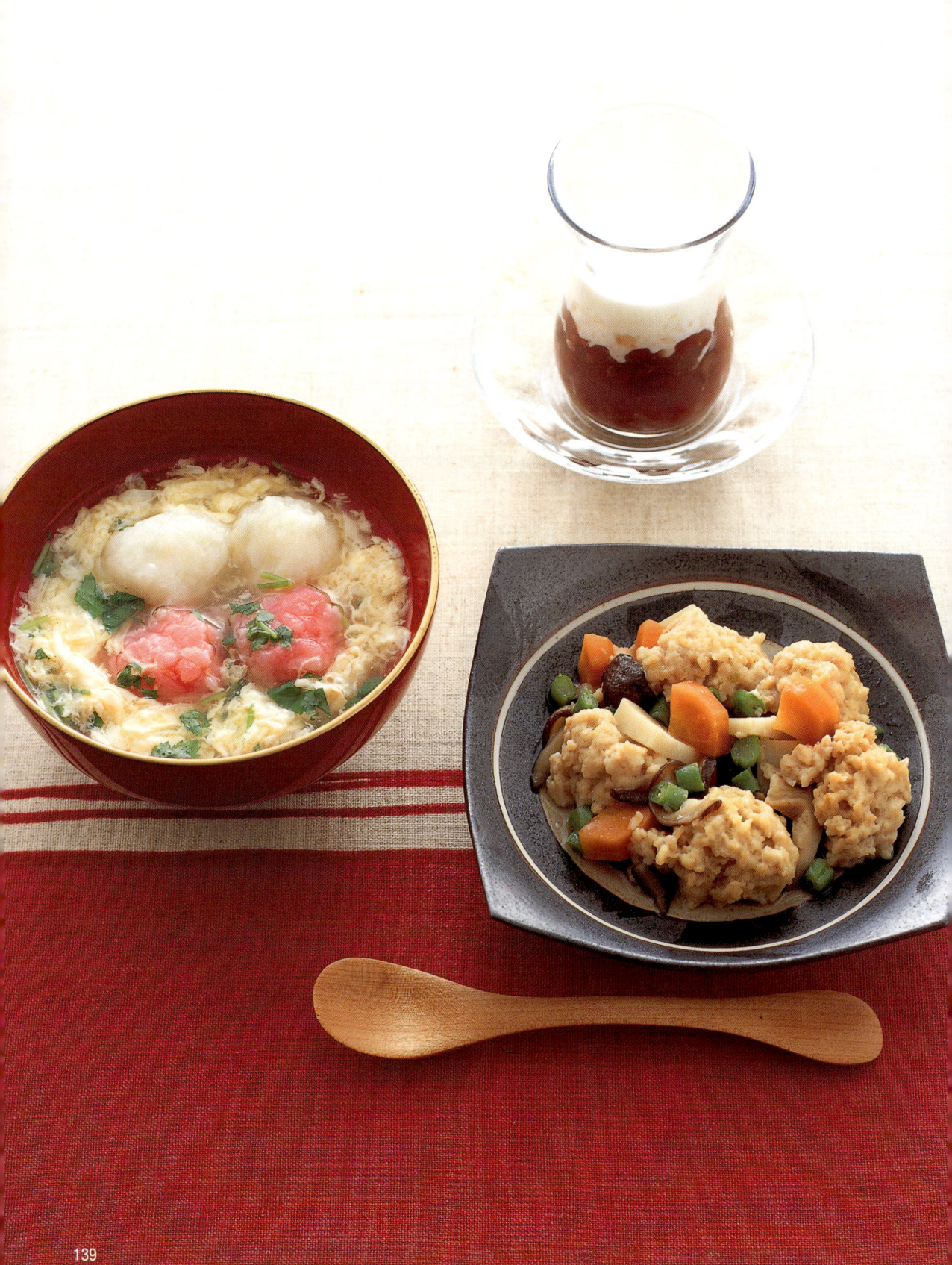

紅白雑煮が主食＆主菜の献立

MENU
- 紅白雑煮 作り方は136ページ
- 筑前煮
- あずきミルクゼリー

献立のポイント
- お正月料理の一つであるお煮しめを、食べやすく、たんぱく質もとれる筑前煮にアレンジします。
- 筑前煮は電子レンジを使えば、充分やわらかくなるまで加熱しても形を残すことができます。
- あずきミルクゼリーは、牛乳を混ぜながら食べると、適度なとろみになってむせずに食べられます。

1食分 537kcal 塩分3.8g

筑前煮

材料／2人分

- 里芋……100g
- 生しいたけ・にんじん・さやいんげん……各20g
- a
  - 鶏ひき肉……100g
  - 牛乳…大さじ2　パン粉…大さじ1
  - とろみ調整食品※またはかたくり粉……小さじ1
  - 塩……2つまみ
- b
  - 砂糖・しょうゆ・酒…各大さじ1
  - とろみ調整食品※……小さじ1/3

1人分171kcal　塩分1.6g
※7ページ参照。

作り方

1 里芋は皮をむいて1cm厚さのいちょう切りにする。生しいたけは軸を除き、厚みを半分に切って細切りにする。にんじんは1cm厚さのいちょう切りにする。さやいんげんは小口切りにする。

2 耐熱ボールに①を入れ、水大さじ2を加えてふんわりとラップをかけ、電子レンジ（600W）で7分、里芋がごくやわらかくなるまで加熱する。

3 フードプロセッサーにaを入れて攪拌し、ペースト状になったら、スプーンを使って直径1.5～2cmの団子状に丸める。

4 別の耐熱ボールにbを入れて砂糖がとけるまで混ぜ、③を加え、上に②をかぶせるようにのせてふんわりとラップをかける。電子レンジ（600W）で3分加熱し、全体を混ぜる。

あずきミルクゼリー

材料／2人分

- a
  - 水……大さじ2
  - 粉ゼラチン……3g
  - 氷……1個
- ゆであずき（市販品）……80g
- 水……大さじ2
- 牛乳……大さじ4

1人分114kcal　塩分0.1g

作り方

1 小さいボールにaの水を入れて粉ゼラチンをふり入れ、氷を加えて2分ほどおく。氷をとり除き、電子レンジ（600W）で20秒加熱する。

2 別のボールにゆであずき、水、①を入れて混ぜ、グラス2個に流し入れ、冷蔵庫で冷やしてかためる。

3 食べるときに、牛乳を注ぐ。

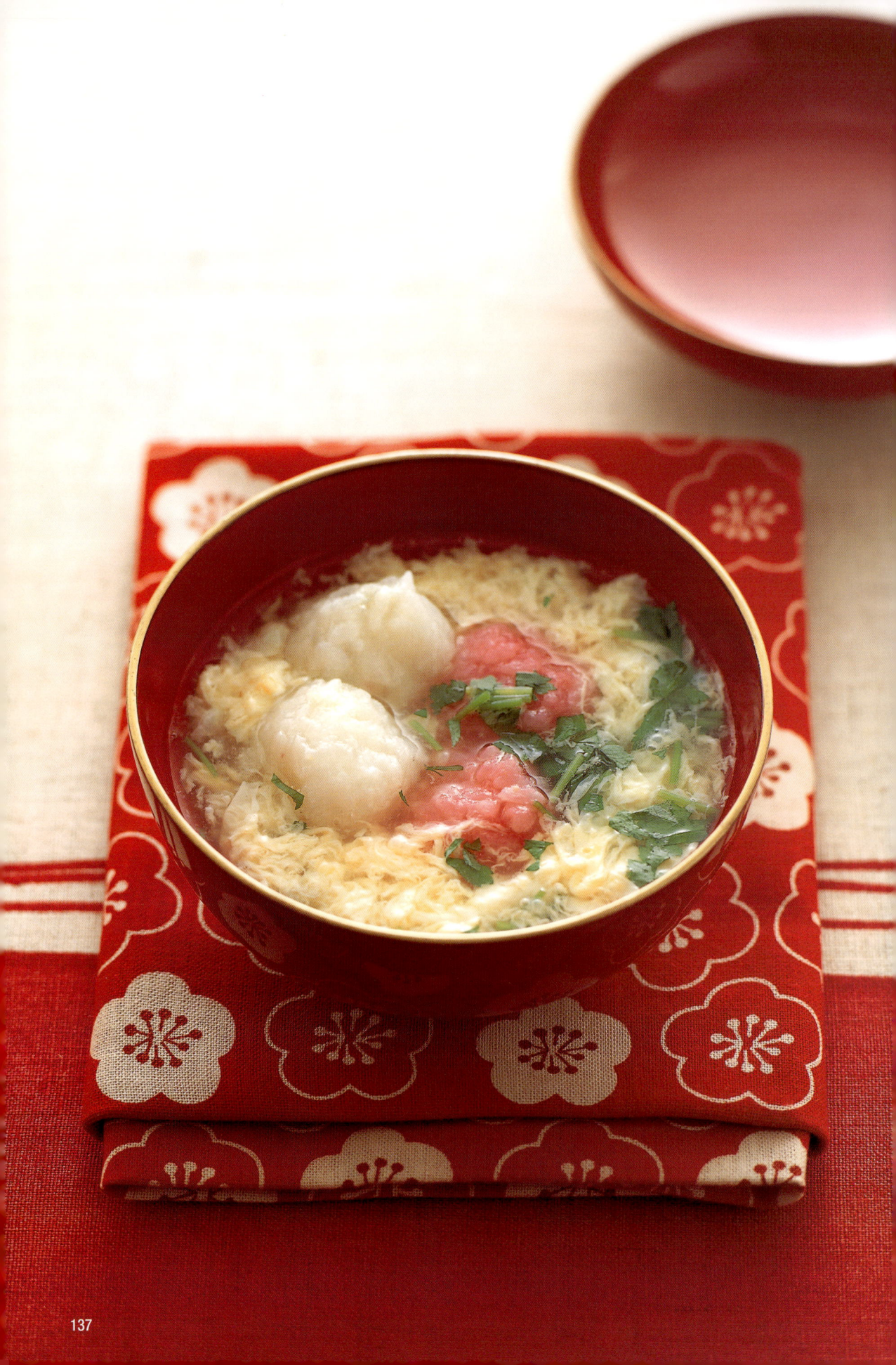

もちの主食＆主菜

紅白雑煮

もちは、高齢者には、のどに詰まる心配がある食品です。しかし、正月の祝い膳の雑煮にもちは欠かせません。そこで、もちを安全に食べることができるように、「サックリと嚙み切れるもち」を考えました。長芋をすりおろしてごはんに混ぜて電子レンジで加熱し、もちと同様に丸めて作ると、食べやすい雑煮のでき上がり。紅白にするとさらにおめでたさが増します。

食べやすくするポイント

- もちはのどに詰まる心配があるため、高齢の人には敬遠されがちです。長芋をすりおろしてごはんに混ぜたもちにすると、嚙み切りやすく、飲み込みやすくなります。
- もちは紅白に染め分けて、お正月の晴れやかな食卓を演出し、食べる楽しみを味わってもらえるようにします。
- 汁はかきたま汁にして、たんぱく質がとれるようにします。

紅白雑煮

材料／2人分

長芋	100g
ごはん	200g
水	大さじ2
食紅	少量
だし	1½カップ
塩・しょうゆ	各小さじ½
a [かたくり粉	小さじ2
水	大さじ1
三つ葉	2本
とき卵	1個分

1人分252kcal　塩分2.1g

作り方

1 長芋は皮をむいてすりおろす。
2 耐熱ボールにごはん、水、①を入れて、ふんわりとラップをかけ、電子レンジ(600W)で4分加熱する。すりこ木かスプーンでごはんをつぶしながら全体を混ぜる。2等分し、半量は水でといた食紅を加えて混ぜる。
3 なべにだしを入れて煮立て、塩としょうゆで調味し、混ぜ合わせた**a**でとろみをつける。1cmに切った三つ葉を加え、とき卵を細く流し入れ、卵が半熟状にかたまったら火を消す。
4 器に③を注ぎ、水でぬらしたスプーンで②をすくいとって一口大に丸め、加える。

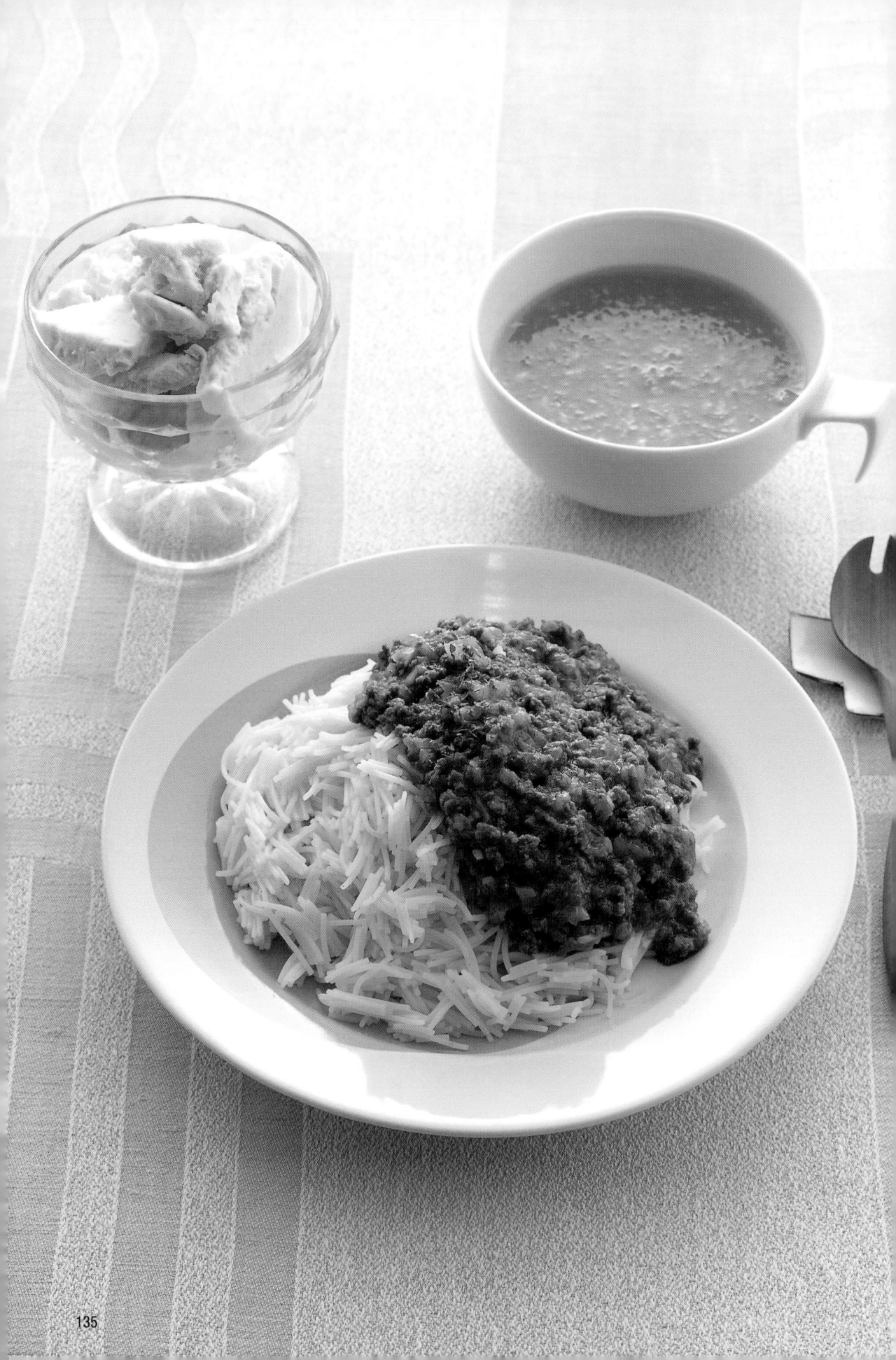

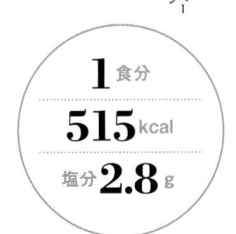

スパゲティ ミートソースが主食＆主菜の献立

MENU
スパゲティ ミートソース
オニオンスープ
バナナアイスクリーム

作り方は132ページ

1食分 515kcal 塩分2.8g

主食

献立のポイント

- オニオンスープは、フードプロセッサー、電子レンジ、とろみ調整食品を使えば、手間をかけずに本格的な味わいに仕上がります。
- オニオンスープは、にんにくとオリーブ油の風味をきかせて食欲アップを促します。隠し味にしょうゆを使うと、高齢の人にも好評です。
- バナナアイスクリームは、とても喜ばれるデザートの一つです。食物繊維とエネルギーの確保にも役立ちます。

オニオンスープ

材料／2人分

玉ねぎ	8個(150g)
にんにく	1かけ
オリーブ油	小さじ2
水	1カップ
顆粒鶏がらだし	小さじ½
しょうゆ	小さじ1
とろみ調整食品（7ページ参照）	小さじ1

1人分74kcal　塩分0.9g

作り方

1 玉ねぎ、にんにくはフードプロセッサーでみじん切りにする。

2 耐熱ボールに①を入れてふんわりとラップをかけ、電子レンジ（600W）で4分加熱する。

3 なべにオリーブ油と②を入れて中火にかけていため、玉ねぎの香りが立ってきたら、水を注ぎ、鶏がらだしを加える。

4 煮立ってきたらしょうゆで味をととのえ、とろみ調整食品をふり入れて混ぜ、とろみがついたら火を消す。

バナナアイスクリーム

材料／2人分

生クリーム	大さじ2
砂糖	大さじ1
バナナ	1本(80g)
プレーンヨーグルト	大さじ2

1人分118kcal　塩分0g

作り方

1 生クリームに砂糖を加えて、かたく泡立てる。

2 バナナはフォークなどでなめらかになるまでつぶす。

3 ①にヨーグルト、②を加えて混ぜる。密閉容器に流し入れ、ふたをしてかたまるまで冷凍庫で冷やす。

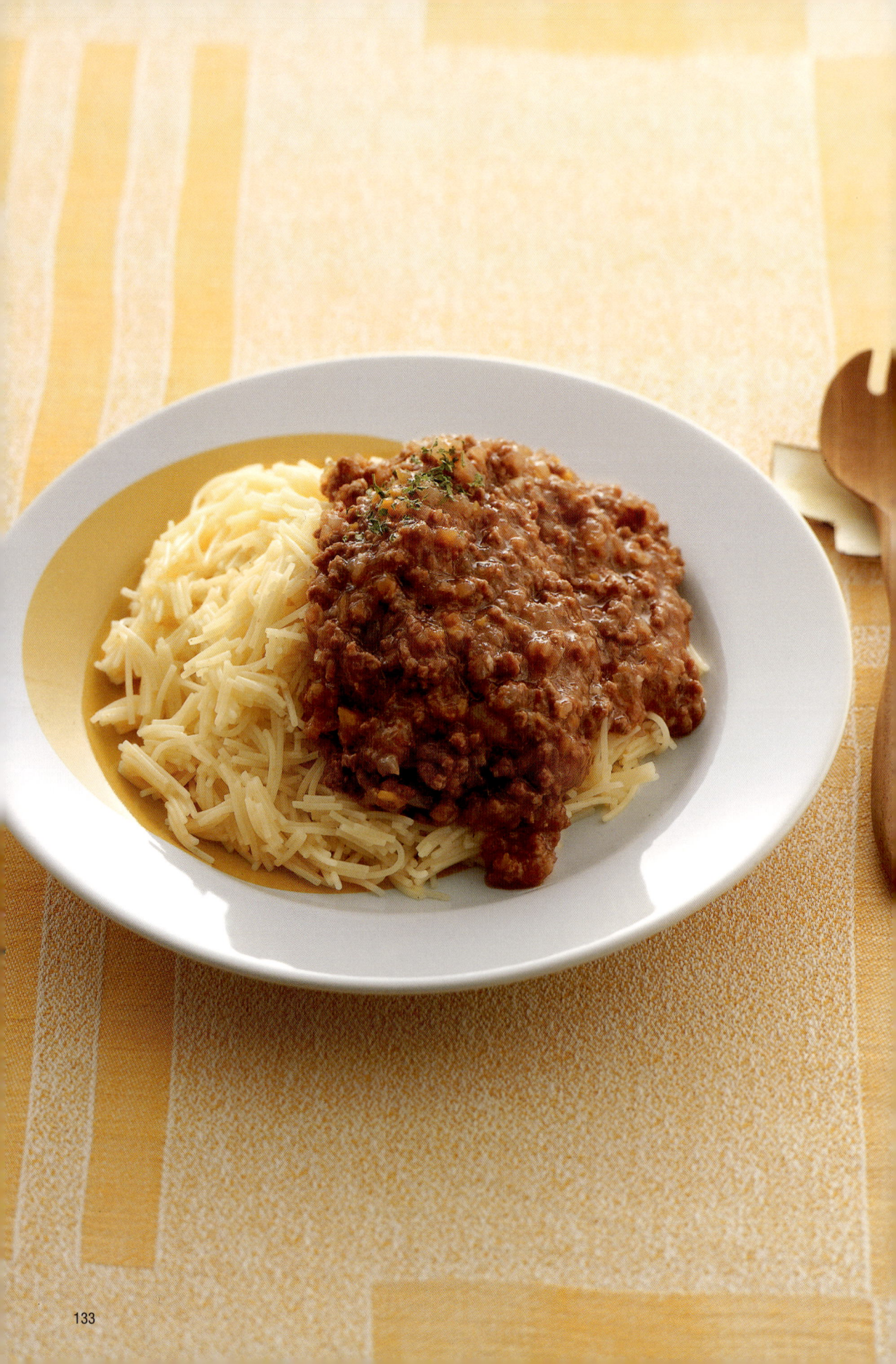

めんの主食&主菜

スパゲティ ミートソース

私が主宰しているシニア向けの料理教室でもパスタは人気のメニューです。
といっても、臼歯の数が減ってきたり義歯になったりした人には、アルデンテ(少しかため)のゆで方では、おいしさがイマイチとか。
スパゲティは、ゆで時間を追加してやわらかめにゆでましょう。
ゆで上がっためんを水洗いすると、口の中でべたつきません。
スプーンですくえる長さに短く切ると食べやすくなります。

食べやすくするポイント

- ミートソースは、嚙む力、飲み込む力が弱い人でも食べやすいものです。とろみ調整食品を使って、スパゲティにからみやすいように仕上げます。
- 個人差はありますが、スパゲティは細いもののほうが食べやすいようです。
- スパゲティは食べる人の嚙む力に合わせて、やわらかくゆでます。めんが長いとむせることがあるので、食べやすい長さに切りましょう。

主食

スパゲティ ミートソース

材料/2人分

牛ひき肉	100g
a 玉ねぎ	50g
セロリ	20g
にんじん	10g
b にんにく	1/4かけ
トマトジュース	1/2カップ
オリーブ油	小さじ2
塩	小さじ1/2
とろみ調整食品(7ページ参照)	小さじ1
スパゲティ(細めのもの。乾)	100g
乾燥パセリ(市販品)	少量

1人分323kcal 塩分1.9g

作り方

1 a はフードプロセッサーでみじん切りにする。

2 耐熱ボールに b を入れ、牛ひき肉を加えてほぐす。①を加えてふんわりとラップをかけ、電子レンジ(600W)で5分加熱する。とり出して、とろみ調整食品を加えてとろみがつくまで混ぜる。

3 湯を沸かし、スパゲティを充分やわらかくなるまでゆでてざるにあげ(湯は捨てない)、水で洗って水けをきる。2cm長さに切り、再度沸騰させたゆで湯にくぐらせて温め、湯をきる。

4 パセリは手でもんで細かくする。

5 器に③を盛って②をかけ、④を散らす。

131

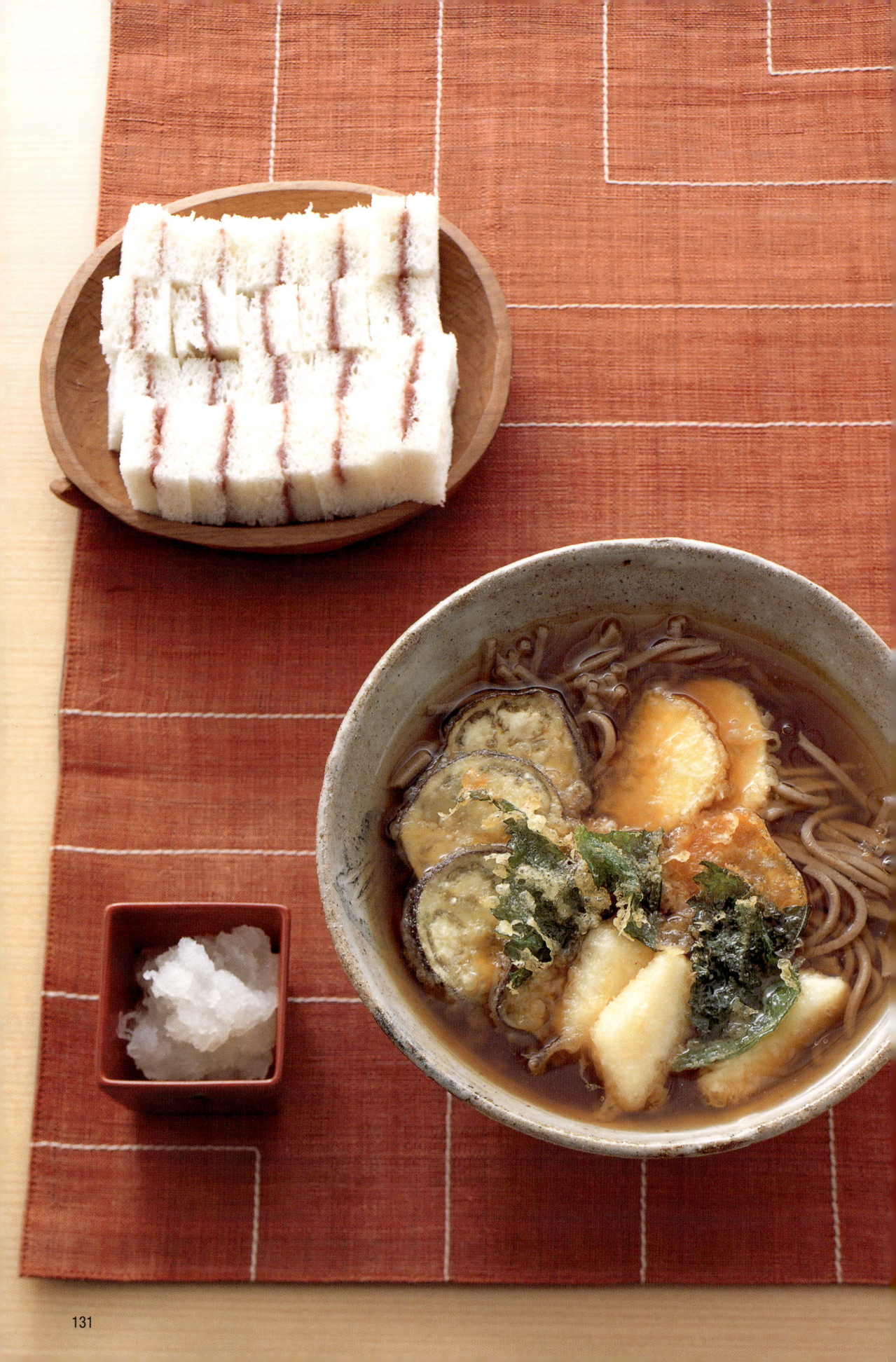

天ぷらそばが主食&主菜の献立

MENU
天ぷらそば 作り方は128ページ
あんパン

献立のポイント

- 高齢の人が好物の天ぷらそばとあんパンを組み合わせた、お楽しみ献立です。食欲が湧かないときなどにお出しすると、喜ばれることが多いようです。
- あんパンは、あんにサラダ油を加えて混ぜると、飲み込みやすくなります。
- 食パンの耳は、かたくて食べにくいので、耳なしタイプを使います。

1食分 **516** kcal 塩分 **2.0** g

主食

あんパン

材料／2人分

- a
  - こしあん（市販品）……… 30g
  - 水 ……………………… 小さじ2
  - サラダ油 ……………… 小さじ1
- サンドイッチ用食パン（耳なし）
  ……………………………… 4枚(60g)

1人分116kcal　塩分0.4g

作り方

1 aを合わせ、なめらかになるまで混ぜる。
2 食パン2枚に①をゴムべらで薄く塗り広げ、残りの食パンを重ねる。1〜1.3cm角に切る。

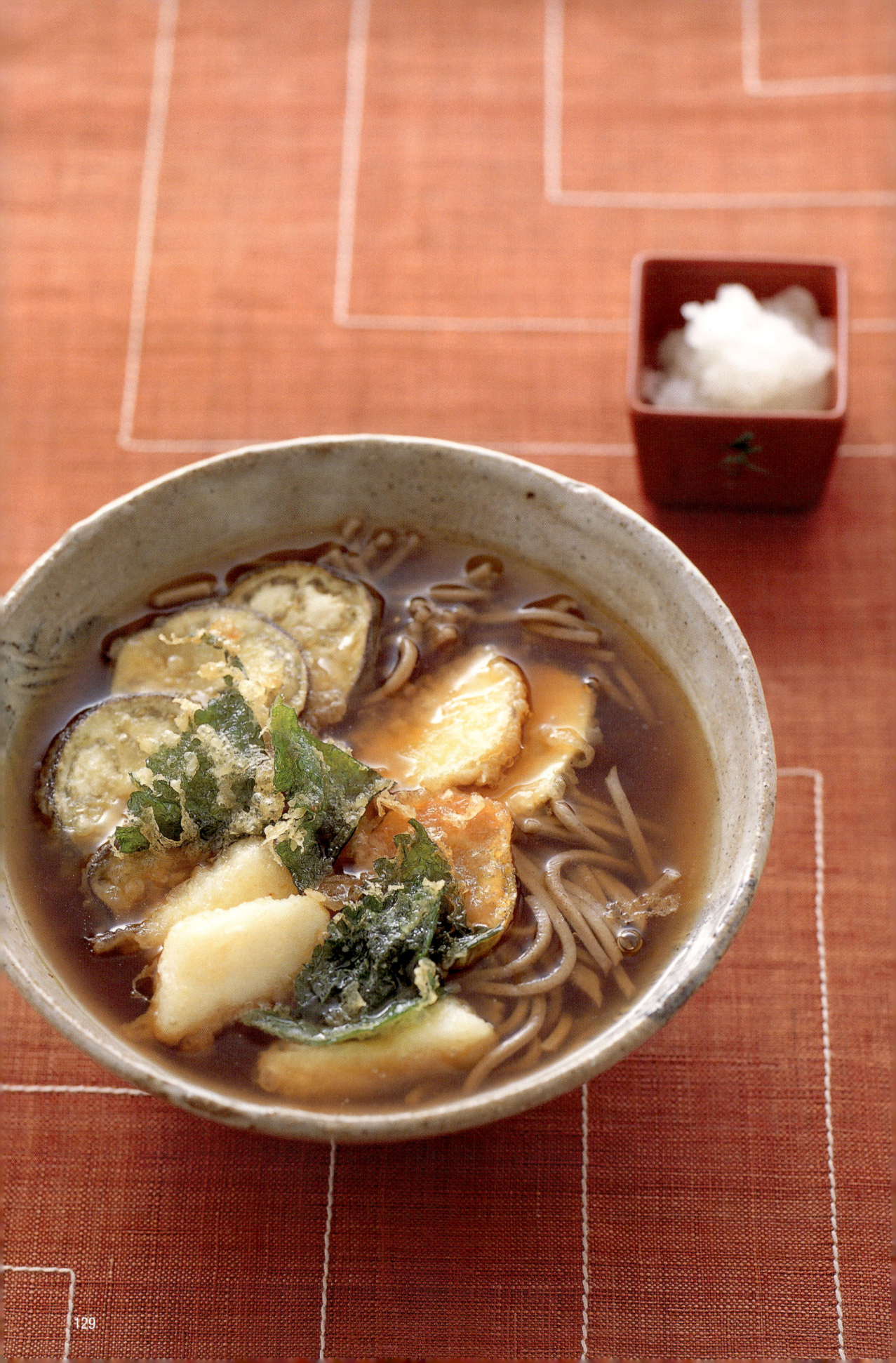

めんの主食&主菜

天ぷらそば

いくつになっても日本人の郷愁を誘うそば。長いそばは食べにくく、すするとむせやすいので、スプーンですくって口に運べるように、そばは短く切ります。汁には飲み込みやすいようにとろみをつけます。とろみをつけた汁を吸った天ぷらの衣はしっとりとして食べやすく、天ぷらの油けが汁をさらにおいしくする、高齢者に食べやすい一品です。

食べやすくするポイント

- そばやうどんなど、すすって食べるめん類は吸い込む力が弱い人にとってはむせやすい食品です。やわらかくゆでて、食べやすい長さに切ることが大原則です。
- 天ぷらにするにんじん、さつま芋は、重曹水で下ゆでしてから揚げると、噛む力が弱くても食べやすくなります。
- 汁は少しとろみをつけると、むせにくくすることができます。

主食

天ぷらそば

材料／2人分

タラ	60g
にんじん・さつま芋・なす	各20g
青じそ	2枚
天ぷら粉	小さじ2
a 冷水	大さじ5
天ぷら粉	大さじ4
揚げ油	
b だし	1½カップ
しょうゆ・みりん	各小さじ4
c 水	小さじ4
かたくり粉	小さじ2
そば	乾80g
おろし大根	40g

1人分400kcal　塩分1.6g

作り方

1 タラは骨と皮を除き、8等分のそぎ切りにする。

2 にんじんは皮をむき、さつま芋、なすとともに5mm幅の輪切りにする。青じそは十文字に4等分ずつに切る。

3 なべに重曹水（水1カップに対して重曹小さじ⅓）を沸騰させ、にんじんとさつま芋を入れてやわらかくゆでる。ざるにあげて水でさっと洗い、水けをきる。

4 ①、なす、青じそ、③に天ぷら粉をまぶし、混ぜ合わせたaにくぐらせ、170℃に熱した揚げ油でカラリと揚げる。

5 なべにbを入れて中火にかけ、煮立ったら混ぜ合わせたcを加えてとろみをつける。

6 そばは沸騰湯で表示時間より3分長くゆでてざるにあげ、水で洗い、水けをきる。4cm長さに切って熱湯にさっと通して温め、ざるにあげる。

7 どんぶりに⑥を盛って⑤をかけ、④をのせ、おろし大根を添える。

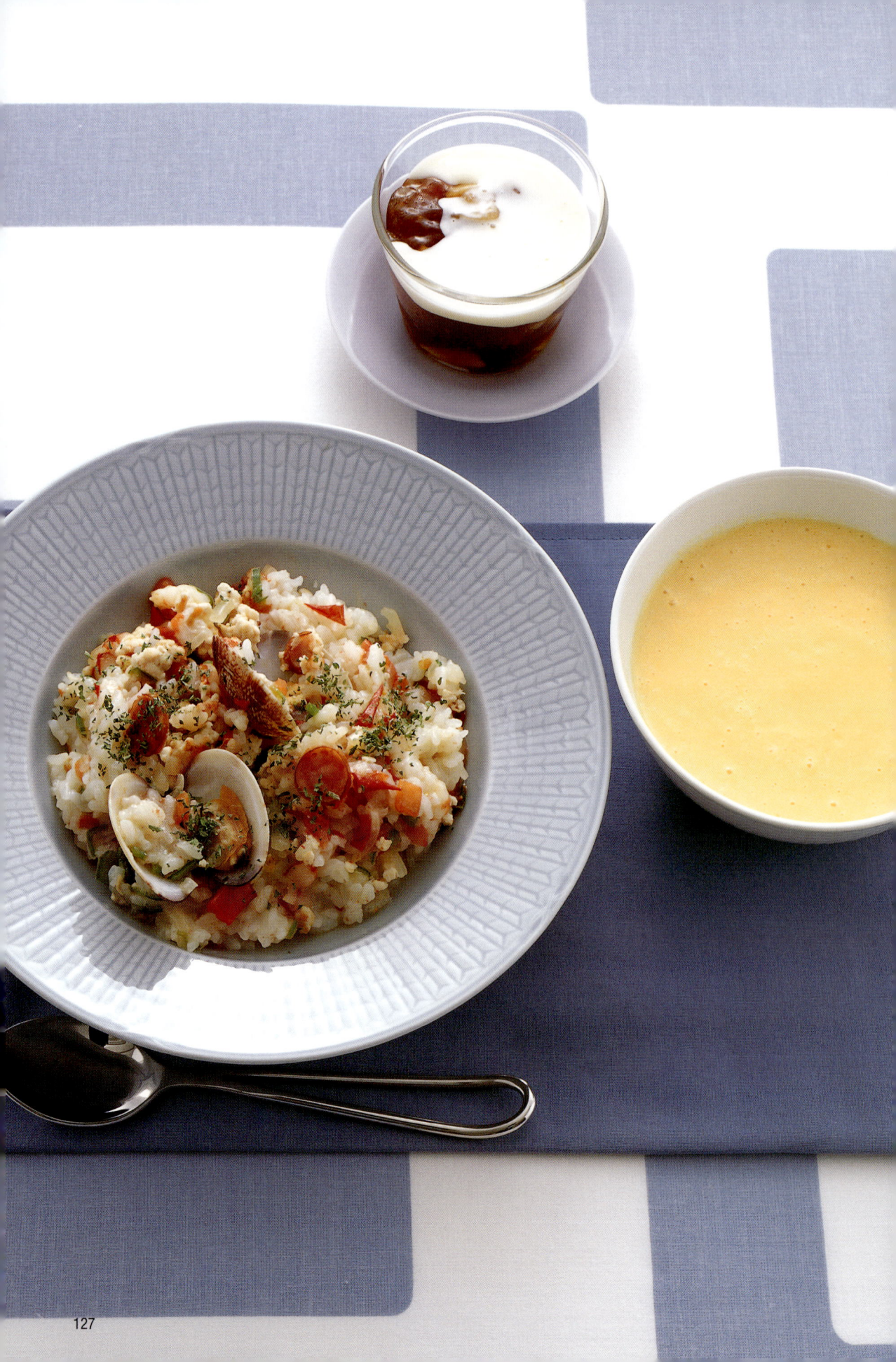

パエリヤが主食&主菜の献立

MENU
パエリヤ　作り方は124ページ
にんじんポタージュ
白桃入りコーヒーゼリー

献立のポイント
- にんじんポタージュはごはんを加えて、とろみづけとエネルギー確保がしやすいようにします。
- ゼリーにはやわらかい缶詰めの白桃を使い、1cm角に切って、噛む力の低下した人でも食べやすいようにします。

1食分 634kcal 塩分1.3g

主食

にんじんポタージュ

材料／2人分
にんじん……100g　セロリ……30g
玉ねぎ…20g　バター…小さじ2（8g）
ごはん………60g　水………140mℓ
顆粒ブイヨン(減塩タイプ)‥ミニスプーン1/2※
牛乳……1/2カップ　生クリーム…大さじ2

1人分205kcal　塩分0.3g

作り方

1　にんじん、セロリ、玉ねぎは、薄切りにする。

2　なべに①とバターを入れて中火でいため、玉ねぎが透き通ってきたら、ごはんを加えて分量の水を注ぎ、ブイヨンを加える。煮立ってきたらアクを除いて弱火にし、ふたをしてにんじんがやわらかくなるまで煮る。

3　②をミキサーに移し入れ、牛乳と生クリームを加えてなめらかになるまで攪拌する。なべに戻し入れて中火にかけ、温める。

白桃入りコーヒーゼリー

材料／2人分
白桃缶詰め … シロップをきって50g
粉ゼラチン………小1袋(2.5g)
水………………………大さじ1
a ［インスタントコーヒー(粉末)………………ミニスプーン1※
　　砂糖……………………小さじ2］
水………………………………70mℓ
b ［砂糖・生クリーム・水各大さじ1］

1人分73kcal　塩分0g

作り方

1　白桃は1cm角に切る。

2　小ぶりの耐熱ボールに水大さじ1を入れ、粉ゼラチンをふり入れてよく混ぜ、氷を1個入れて2分おく。氷をとり除き、ラップはしないで電子レンジ(600W)で20秒加熱してゼラチンをとかす。

3　別のボールに**a**を入れて混ぜ、分量の水を加えてとかす。②を加えて底に氷水を当ててとろみがつくまで静かに混ぜながら冷やす。

4　①を加えて混ぜ、器2個に流し入れ、冷蔵庫で冷やしかためる。混ぜ合わせた**b**をかける。

※ミニスプーン1は1mℓ。

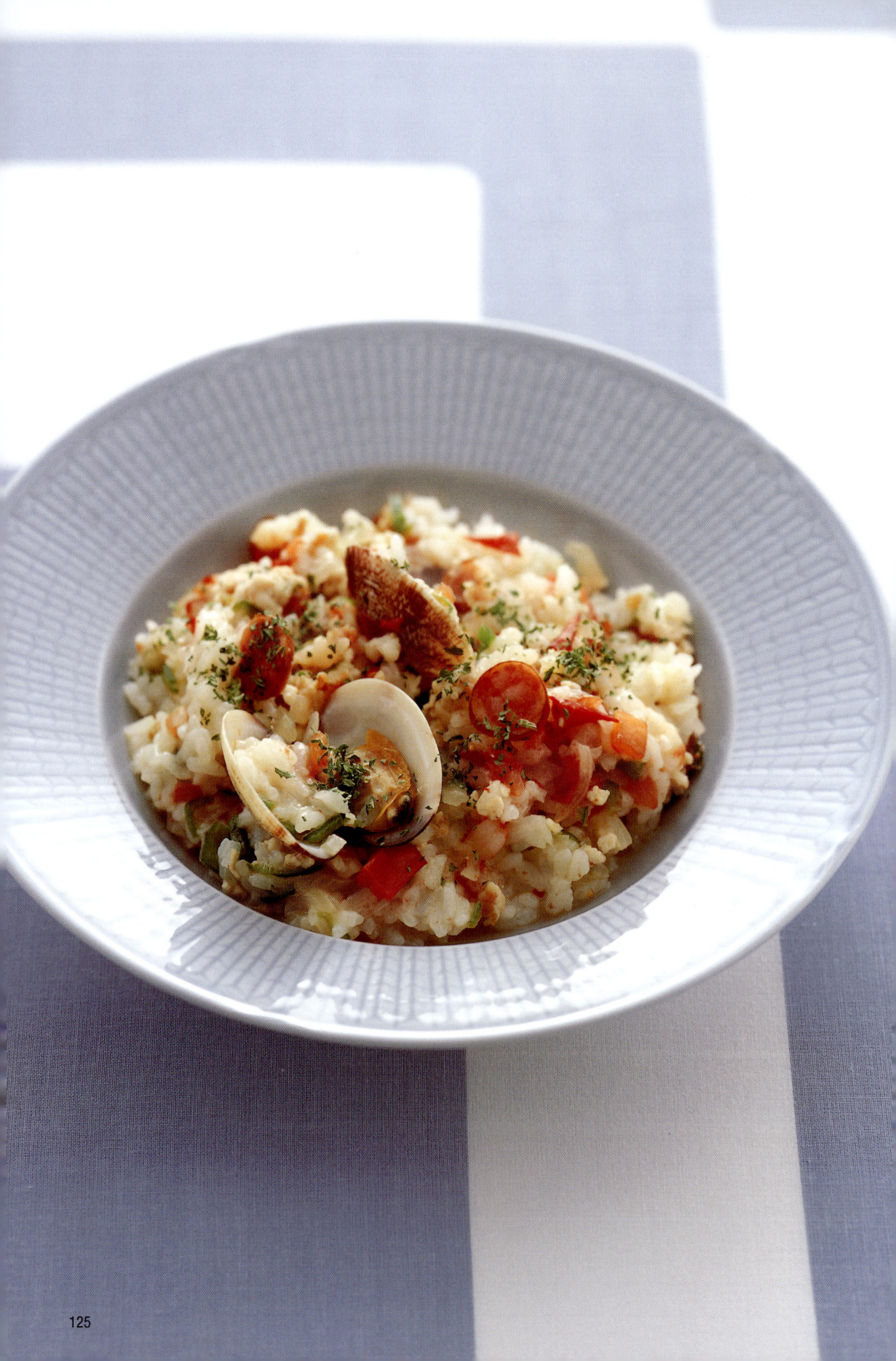

ごはんの主食＆主菜

パエリヤ

ごちそう洋風ごはん、パエリヤ！さまざまな具材から出るうま味や酸味が一つになって豊かな味わいになります。いつもよりやわらかめに炊き上げて食べやすくします。具材のサイズに変化を持たせて切ることで、スープを吸ってやわらかくなったごはん粒がまとわりつくようにからみ、スプーンですくいやすくなります。

食べやすくするポイント

- たんぱく質と野菜がたっぷりとれる主食兼主菜の一品です。
- 具だくさんのごはんは、食が細い人でもバランスよく栄養をとることができ、色とりどりの具が、食べる意欲を刺激してくれます。
- 電子レンジを利用すると、少なめの米でもうまく炊くことができます。

パエリヤ

材料／2人分

無頭エビ	50g
鶏ひき肉	50g
アサリ（殻つき、よく洗う）	50g
ウインナソーセージ	1本
トマト（角切り）	小1個(100g)
a [玉ねぎ	¼個(50g)
ピーマン	1個(30g)
サラダ油……大さじ1　米	100g
水	1カップ
顆粒ブイヨン（減塩タイプ）	ミニスプーン1※
ドライパセリ	少量

1人分356kcal　塩分1.0g

作り方

1 エビは背わたと殻と尾を除き、7mm角に刻む。ソーセージは小口切りに、aはみじん切りにする。

2 フライパンにサラダ油を熱し、玉ねぎ、ピーマンを入れてさっといためる。続けてエビ、鶏ひき肉、ソーセージを加えていため、火を消す。

3 米は洗ってざるにあげて水けをきり、耐熱ボールに移し入れ、分量の水を注ぎ、顆粒ブイヨンを加える。

4 ③のボールに両端を5mmずつあけてラップをかけ、電子レンジ（600W）で5分加熱する。煮立ってきたら加熱時間が残っていてもとり出して、②、アサリ、トマトをのせる。

5 ④に両端を5mmずつあけてラップをかけ、再び電子レンジ（600W）で2分加熱し、弱（150〜200W）にしてさらに12分加熱する。

6 とり出して、ラップをしたまま5分蒸らす。

7 ラップをはずし、アサリの身をとり出してあらく刻み（少量は殻つきのままとりおく）、戻し入れる。

8 器に盛り、とりおいたアサリをのせてパセリを散らす。

※ミニスプーン1は1mℓ。

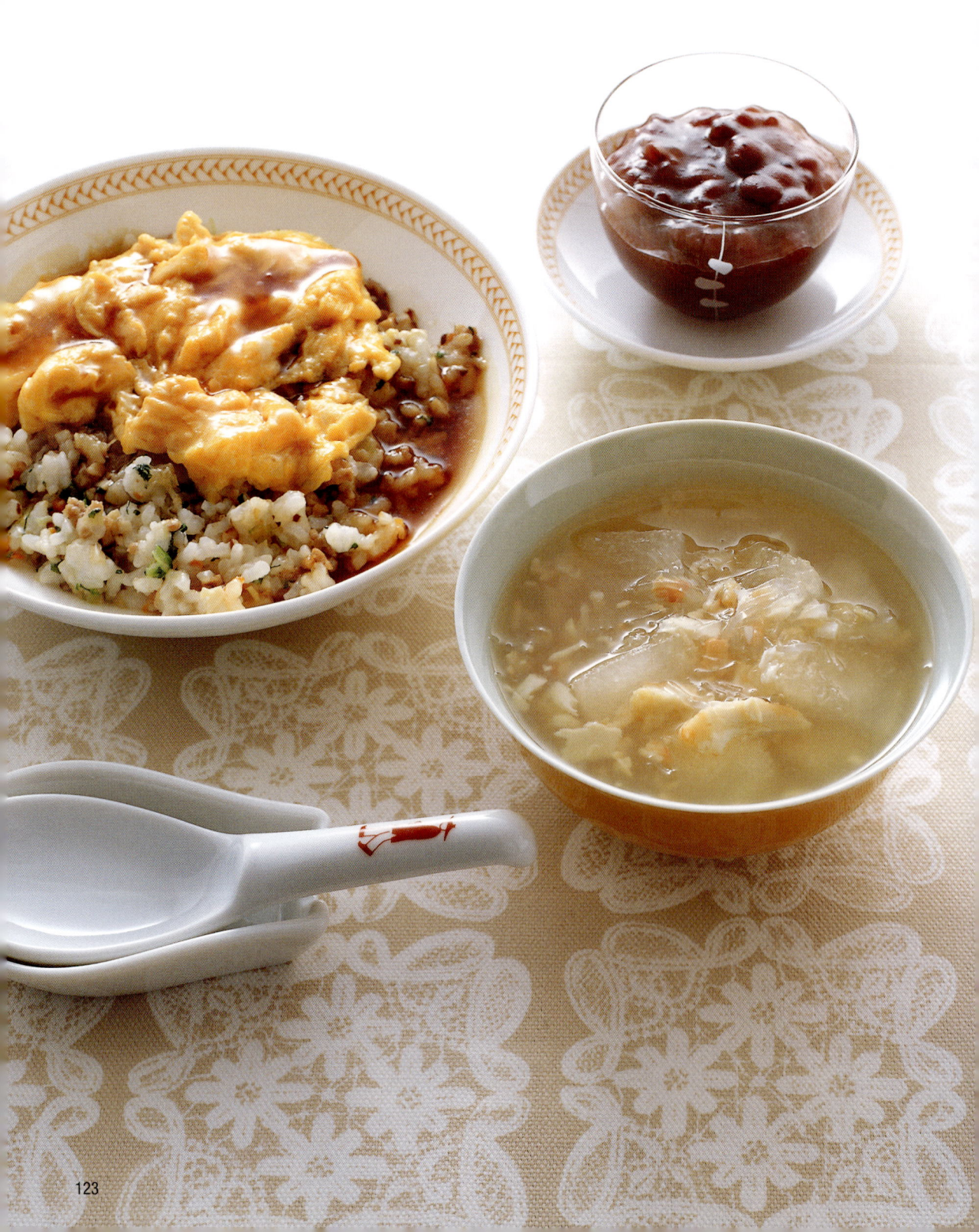

五目あんかけチャーハンが主食＆主菜の献立

MENU
五目あんかけチャーハン 作り方は120ページ
とうがんとはるさめのスープ
水ようかん

1食分 505kcal 塩分3.7g

主食

献立のポイント
- とうがんは食欲が湧く（わ）ように形を残して2cm角に切ります。食べるときには、噛む、飲み込む力に合わせて箸やスプーンでくずしてください。
- とうがんは、大根やかぶで代用してもかまいません。
- 水ようかんは市販のゆであずきととろみ調整食品を使うと手軽に作れます。

とうがんとはるさめのスープ

材料／2人分
- とうがん……150g
- カニ（缶詰め）……40g
- はるさめ……乾10g
- a［水……1½カップ／顆粒中国風だし……小さじ¼］
- b［うす口しょうゆ・みりん……各小さじ2］
- c［かたくり粉……小さじ1　水小さじ2］

1人分67kcal　塩分1.5g

作り方
1 とうがんは皮を厚めにむいて種を除き、2cm角に切る。なべに重曹水（水1カップに対して重曹小さじ⅓）を沸騰させ、とうがんをやわらかくゆでる。カニは汁けをきり、軟骨をとり除いてほぐす。
2 はるさめは熱湯につけてもどし、1cm長さに切る。
3 なべに①②、aを入れて中火にかける。煮立ったら弱火にし、はるさめが充分やわらかくなるまで煮る。
4 bを加えてひと煮し、合わせたcを加えてとろみをつける。

水ようかん

材料／2人分
- a［ゆであずき（市販品、加糖）……50g／砂糖……大さじ1／水……大さじ2］
- とろみ調整食品（7ページ参照）……小さじ1

1人分57kcal　塩分0g

作り方
1 耐熱ボールにaを入れて混ぜる。ボールの両端を5mmずつあけてラップをかける。
2 電子レンジ（600W）で1分30秒加熱し、とり出してとろみ調整食品を加え混ぜ、あら熱をとる。
3 内側を水でぬらした器2個に流し入れ、冷蔵庫で冷やす。

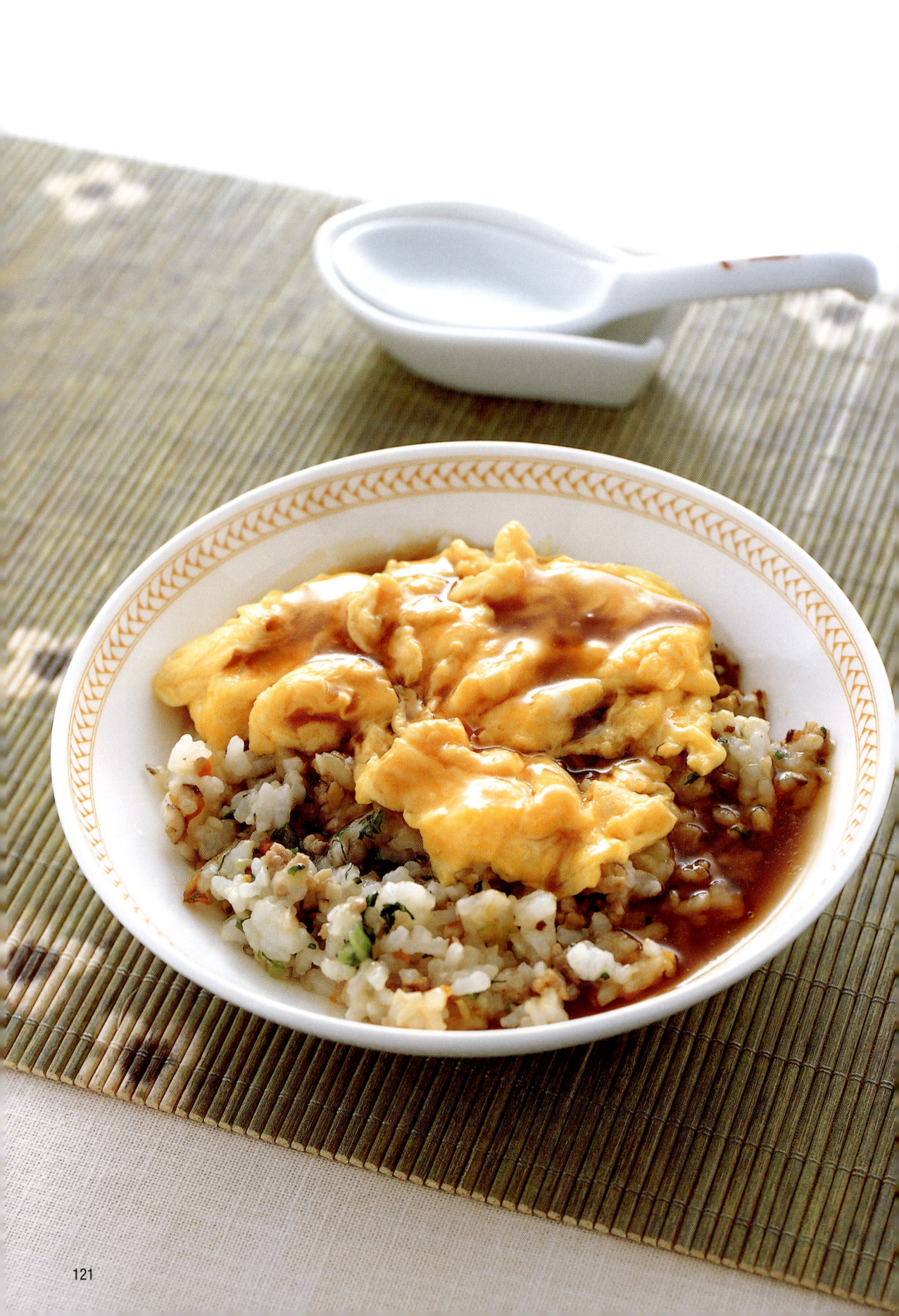

ごはん の 主食&主菜

五目あんかけチャーハン

主食

パラパラにいためた普通のチャーハンは、噛む力が低下したり、飲み込むことがむずかしくなったりした人には、口の中でまとまりにくく、食べづらい料理です。そこで、いためた具材を軟飯に加えてチャーハンに仕上げ、半熟状にいためた卵をのせ、あんをかけます。卵とあんをからめるので食べやすくなり、チャーハンらしさも味わえる一品です。

食べやすくするポイント

- あんかけチャーハンは、ごはんにあんをからめるので、飲み込みやすいかたまり（食塊）が作りやすくなります。
- チャーハン特有のパラパラした食感も楽しめます。
- ごはんは軟飯にすると、噛む力が低下していても食べやすくなります。
- 軟飯は水分が多いのでうまくいためられません。いためた具と混ぜ合わせて油のこくをまとわせます。

五目あんかけチャーハン

材料／2人分

ごはん	190g
水	130mℓ
サラダ菜	2枚(40g)
にんじん・生しいたけ・ねぎ	各20g
豚ひき肉	40g
サラダ油	小さじ1
a しょうゆ	小さじ2
塩	少量
b とき卵	2個分
塩	少量
サラダ油	小さじ2
c だし	1/2カップ
しょうゆ・酒	各小さじ2
砂糖	小さじ1
d かたくり粉	小さじ1/2
水	大さじ1

1人分381kcal　塩分2.2g

作り方

1 耐熱ボールにごはんと水を入れ、ボールの両端を5mmずつあけてラップをかけ、電子レンジ(600W)で4分沸騰するまで加熱する。煮立ったら、弱(100～200W)に切りかえて5分加熱する。とり出してラップをかけたまま10分蒸らす。

2 なべに重曹水(水1カップに対して重曹小さじ1/3)を沸騰させ、サラダ菜とにんじんをやわらかくゆで、水にとり、水けを絞り、みじん切りにする。

3 生しいたけは軸を除き、ねぎとともにあらいみじん切りにする。

4 フライパンにサラダ油小さじ1を入れて中火で熱し、豚ひき肉を入れていため、色が変わったら②③を加えていためる。aを加えてサッといためる。

5 ①に④を加えて混ぜ、器に盛る。

6 あいたフライパンにサラダ油を足して中火で熱し、混ぜ合わせたbを流し入れ、大きくかき混ぜて半熟状に火を通し、⑤の上に盛る。

7 小なべにcを入れて中火にかけ、煮立ってきたら合わせたdを加えてとろみをつけ、⑥にかける。

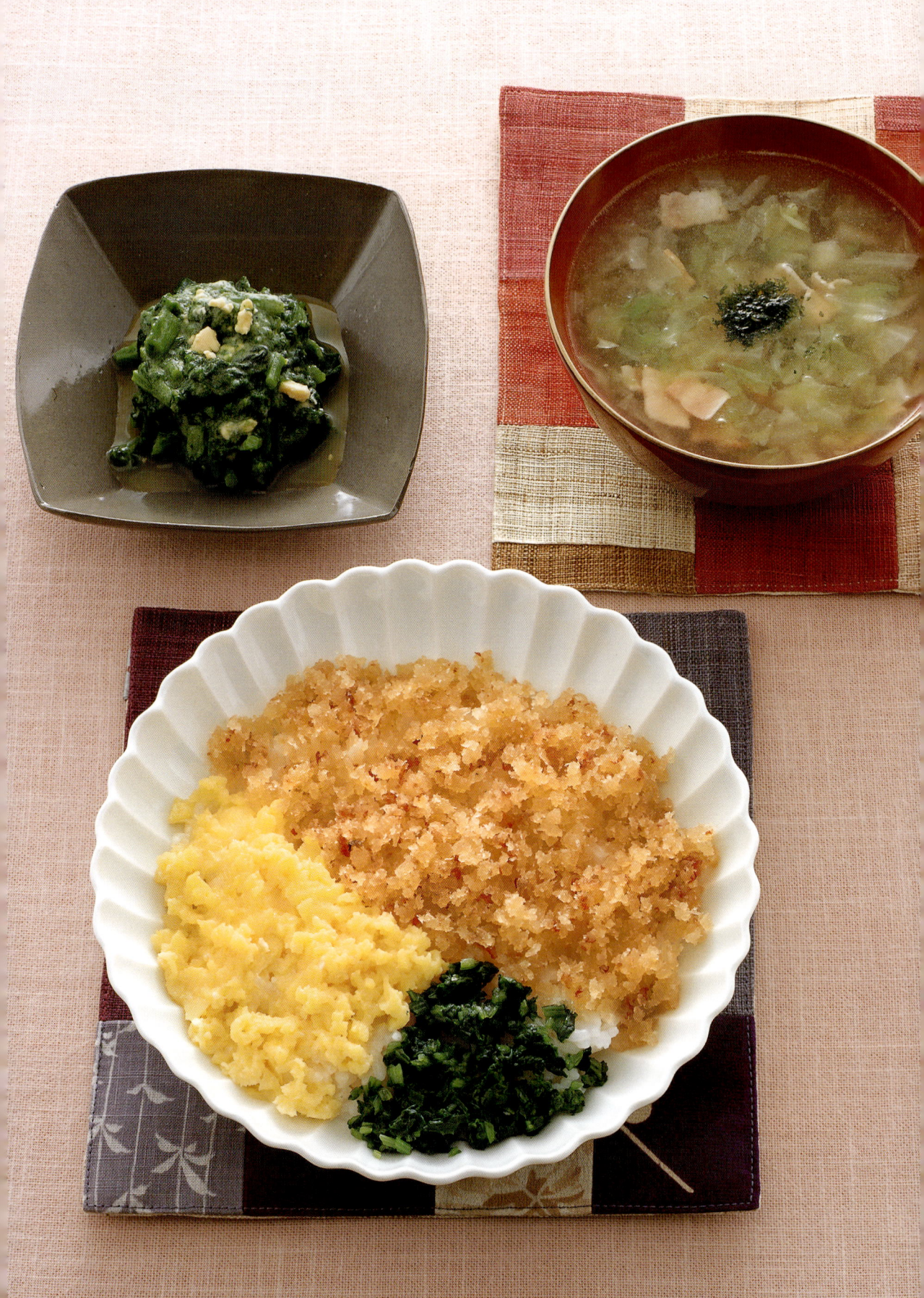

エビのそぼろごはんが主食＆主菜の献立

主食

MENU
- エビのそぼろごはん（作り方は116ページ）
- 菜の花のなたねあえ
- 春キャベツとベーコンの汁

献立のポイント
- 「菜の花のなたねあえ」は、からしじょうゆにゆで卵の黄身を加えて、辛味をおさえて食べやすくします。
- 汁は和風だしにベーコンを加えて、こくをプラスします。吸い口の青のりの香りが食欲をそそります。

1食分 429kcal 塩分 3.0g

菜の花のなたねあえ

材料／2人分

菜の花	150g
a ゆで卵の黄身	½個分
だし	¼カップ
しょうゆ	小さじ1½
酢	小さじ½
練りがらし	小さじ¼
ゆで卵の黄身（飾り用）	½個分

1人分 60kcal　塩分 0.5g

作り方

1 菜の花は下から2cmほどを切り除き、沸騰した重曹水（水1カップに対して重曹小さじ2）でやわらかくゆで、水にとってさまし、ざるにあげて水けを絞る。あらいみじん切りにし、軽く水けを絞る。

2 ボールにaを合わせて黄身をつぶしてよく混ぜ、①を加えてあえる。

3 器に②を盛り、飾り用のゆで卵の黄身をフォークでくずして散らす。

春キャベツとベーコンの汁

材料／2人分

春キャベツ	100g
ベーコン（薄切り）	20g
だし	280mℓ
a うす口しょうゆ・酒	各小さじ2
b かたくり粉	小さじ1
水	小さじ2
青のり粉	少量

1人分 69kcal　塩分 1.3g

作り方

1 キャベツは沸騰した重曹水（水1カップに対して重曹小さじ2）でやわらかくゆでる。水にとってさまし、ざるにあげて水けを絞り、1cm角に切る。ベーコンも1cm角に切る。

2 なべにだしと①を入れて中火にかけ、煮立ったらaで調味する。混ぜ合わせたbを加えてとろみをつける。

3 器に盛り、青のりを散らす。

117

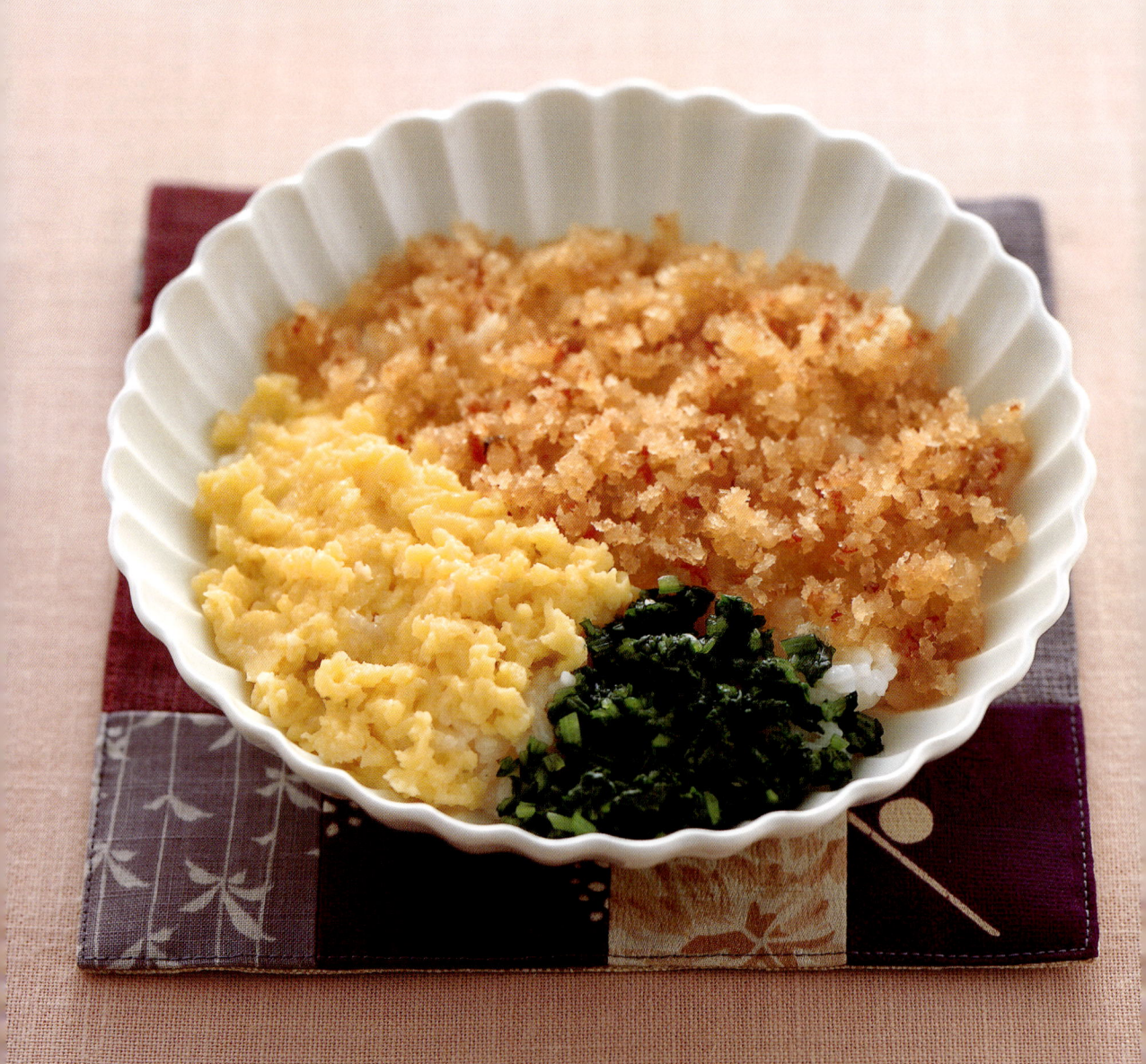

ごはんの主食&主菜

エビのそぼろごはん

いろいろな具をのせたごはんは、人気のメニューです。ごはんと具をからませて食べるので、高齢者にも食べやすい料理。ゆでて細かく粒状に刻み、甘じょっぱく煮上げたエビのそぼろ。もとは、江戸前のちらしずしや太巻きずし用のそぼろです。いり卵とほうれん草のだしじょうゆあえとともに三色を、軟飯にトッピング。懐かしく食べやすいどんぶり物に仕上げました。ほかにもいろいろなバリエーションの具で楽しめます。

食べやすくするポイント

- ひな祭りのころに喜ばれる彩りのよいそぼろごはんです。
- エビのそぼろはあまり汁けをとばしすぎるとポロポロして食べにくいので、汁けがほとんどなくなったくらいで火を消します。
- ほうれん草は春菊など好みの青菜で代用できます。

主食

エビのそぼろごはん

材料／2人分

エビのそぼろ

無頭エビ……………………100g

a ┌ 砂糖・みりん……… 各大さじ1
  └ うす口しょうゆ …… 小さじ½

いり卵

卵…………………………… 1個

b ┌ 砂糖………………… 小さじ2
  └ 塩………………… ひとつまみ

ほうれん草のだしじょうゆあえ

ほうれん草…………………20g

c ┌ だし………………… 小さじ2
  └ うす口しょうゆ……… 小さじ1

軟飯(106ページ参照)……………300g

1人分300kcal　塩分1.2g

作り方

1 エビのそぼろを作る。エビは背わたと殻を除いてさっとゆで、フードプロセッサーに入れて細かくなるまで攪拌する。包丁でみじん切りにしてもよい。

2 ①をなべに移し入れ、aを加えて弱火にかけ、菜箸で混ぜながら汁けがほとんどなくなるくらいまでいりつける。

3 いり卵を作る。耐熱ボールに卵を割りほぐし、bを加えて混ぜる。ふんわりとラップをかけ、電子レンジ(600W)で1分加熱し、とり出して泡立て器でよく混ぜる。

4 ほうれん草のだしじょうゆあえを作る。ほうれん草は沸騰した重曹水(水1カップに対して重曹小さじ2)でやわらかくゆで、水にとってさまし、水けを絞ってみじん切りにする。

5 ボールに④を入れ、cを加えてよく混ぜる。

6 器に軟飯を盛り、②③⑤をのせる。

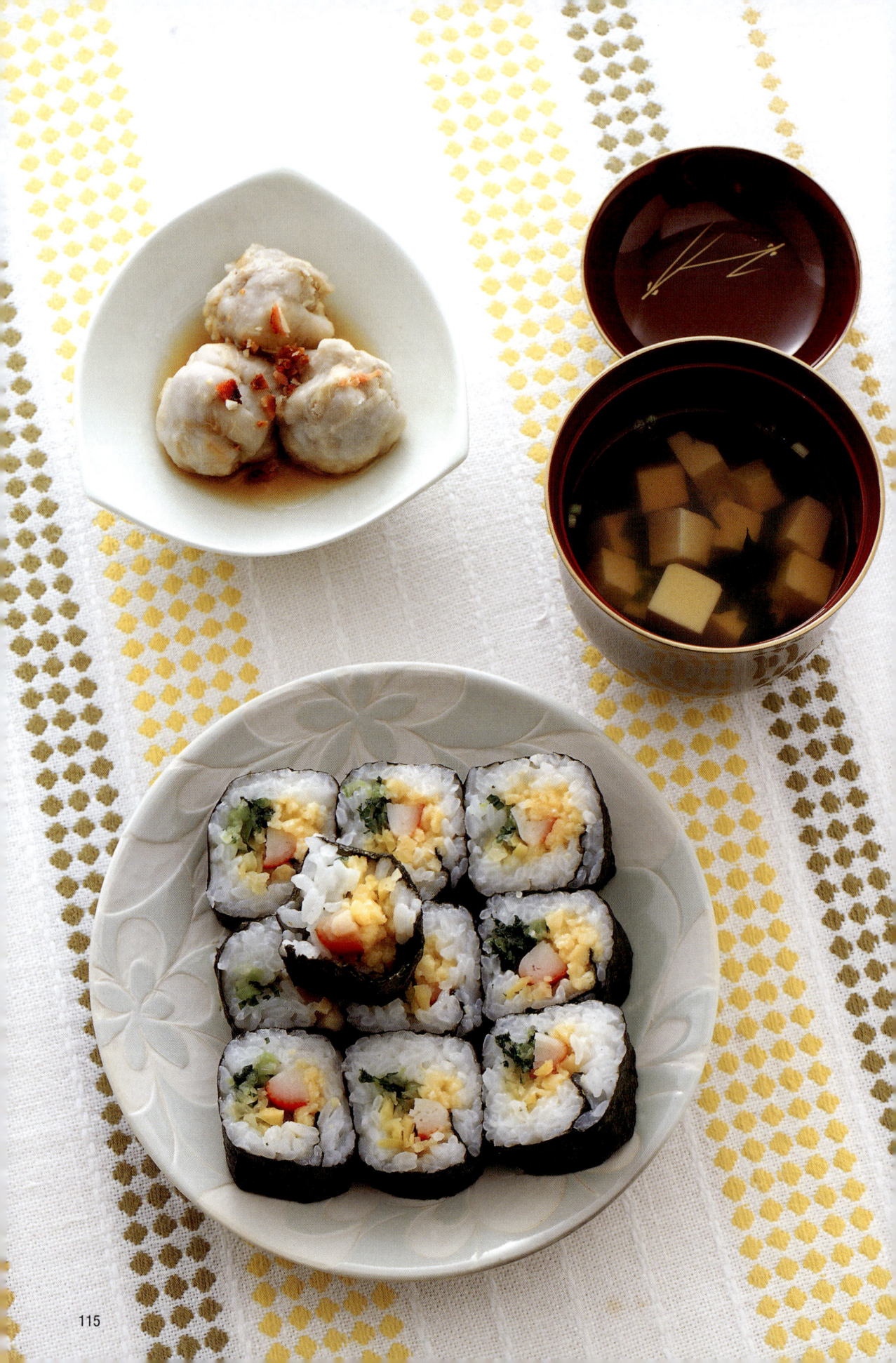

太巻きずしが主食&主菜の献立

MENU
太巻きずし 作り方は112ページ
里芋のうま煮風
豆腐とわかめのすまし汁

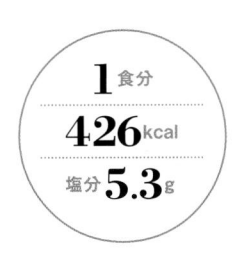

1食分 426kcal 塩分5.3g

献立のポイント

- 里芋は加熱してつぶしたものを団子状に丸めます。一度つぶすことで、里芋の繊維が断ち切られるので、歯のない人でも歯茎や舌で押しつぶして食べられます。
- 献立は、和風と洋風のものをとり合わせると味にメリハリが出て、食が進むようです。
- すまし汁に豆腐を入れて、たんぱく質不足にならないようにします。

里芋のうま煮風

材料／2人分

里芋	皮つきで200g
ベーコンの薄切り	10g
にんにく	1/4かけ
a［だし	1/4カップ
しょうゆ・みりん	各小さじ2

1人分84kcal　塩分1.1g

作り方

1 里芋は皮つきのままポリ袋に入れ、電子レンジ(600W)で4分加熱して、充分やわらかくする。
2 とり出して、さっと水にくぐらせて皮をむき、フォークなどでなめらかにつぶし、6等分して丸める。
3 ベーコン、にんにくはみじん切りにする。
4 耐熱ボールにaを入れ、③を加えて混ぜ、ラップはしないで電子レンジ(600W)で2分加熱する。とり出して混ぜる。
5 器に②を盛り、④をかける。

豆腐とわかめのすまし汁

材料／2人分

絹ごし豆腐	60g
カットわかめ	乾小さじ1 (0.5g)
だし	1½カップ
しょうゆ	小さじ2
塩	少量
小ねぎ	1/6本

1人分28kcal　塩分1.3g

作り方

1 豆腐は1cmのさいの目切りにする。わかめは小さいボールに入れ、水大さじ2を加えてもどし、水けをきって細かく刻む。
2 なべにだしを入れて煮立て、わかめを加えてやわらかくなるまで煮る。豆腐を加え、しょうゆ、塩で調味し、ひと煮する。
3 器に盛り、小口切りにした小ねぎを散らす。

主食

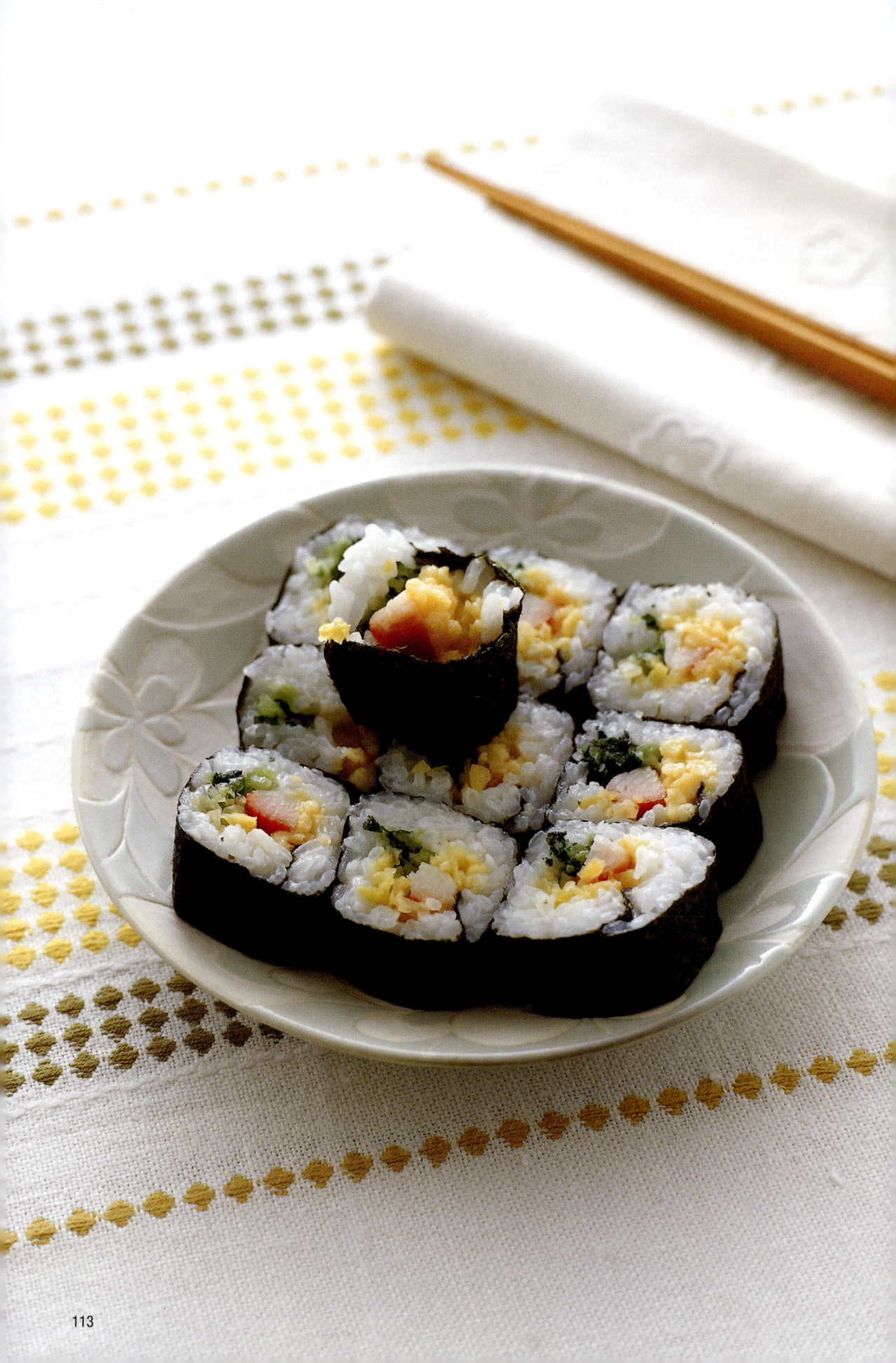

ごはんの主食＆主菜

太巻きずし

「巻きずしを食べたい！」という願いをかなえるために作りました。軟飯にすし酢とサラダ油を加えると、飲み込みやすいすし飯に変身。軟飯で作るすし飯は水分が多く、その水分でのりが破れないよう、すし酢にとろみ調整食品を加えてそれを防ぎます。しっとりとして飲み込みやすくて食べやすい、そのうえ、ちゃんとした味わいの巻きずしの完成です。

食べやすくするポイント

- 軟飯にとろみ調整食品を加えたすし酢を混ぜて、焼きのりが軟飯の水分で破れてしまわないようにします。
- 巻いた直後はのりがパリッとしていて噛み切りにくいので、のりが水分を吸ってしっとりやわらかくなってから食べるようにしてください。
- たくあんや野沢菜漬けはみじん切りにして、噛む力が低下した人でも食べやすいようにします。

主食

太巻きずし

材料／2人分

軟飯（106ページ参照）	300g
サラダ油	小さじ1
すし酢 砂糖・酢	各大さじ1⅓
とろみ調整食品（7ページ参照）	小さじ2
塩	小さじ⅓
野沢菜漬け	40g
たくあん	20g
カニ風味かまぼこ	3本
a とき卵	1個分
砂糖	小さじ2
塩	2つまみ
焼きのり	全型2枚

1人分314kcal　塩分2.9g

作り方

1 軟飯にサラダ油とすし酢を混ぜる。

2 野沢菜漬け、たくあんはみじん切りにし、野沢菜漬けは汁けを絞る。カニ風味かまぼこは縦半分に裂く。

3 耐熱ボールにaを入れて混ぜ、ふんわりとラップをかけて電子レンジ（600W）で30秒加熱する。とり出して泡立て器で混ぜ、ラップはしないで再び電子レンジ（600W）で30秒加熱し、泡立て器で混ぜる。

4 30×30cmのラップを広げて焼きのり1枚をのせ、のりの向こう側4cmを残して①の半量を広げる。中央に帯状に②③各半量をのせて、ラップごと手前からくるくると巻く。同様にしてもう1本作る。そのまま2〜3分なじませ、ラップをはずして10等分ずつに切る。

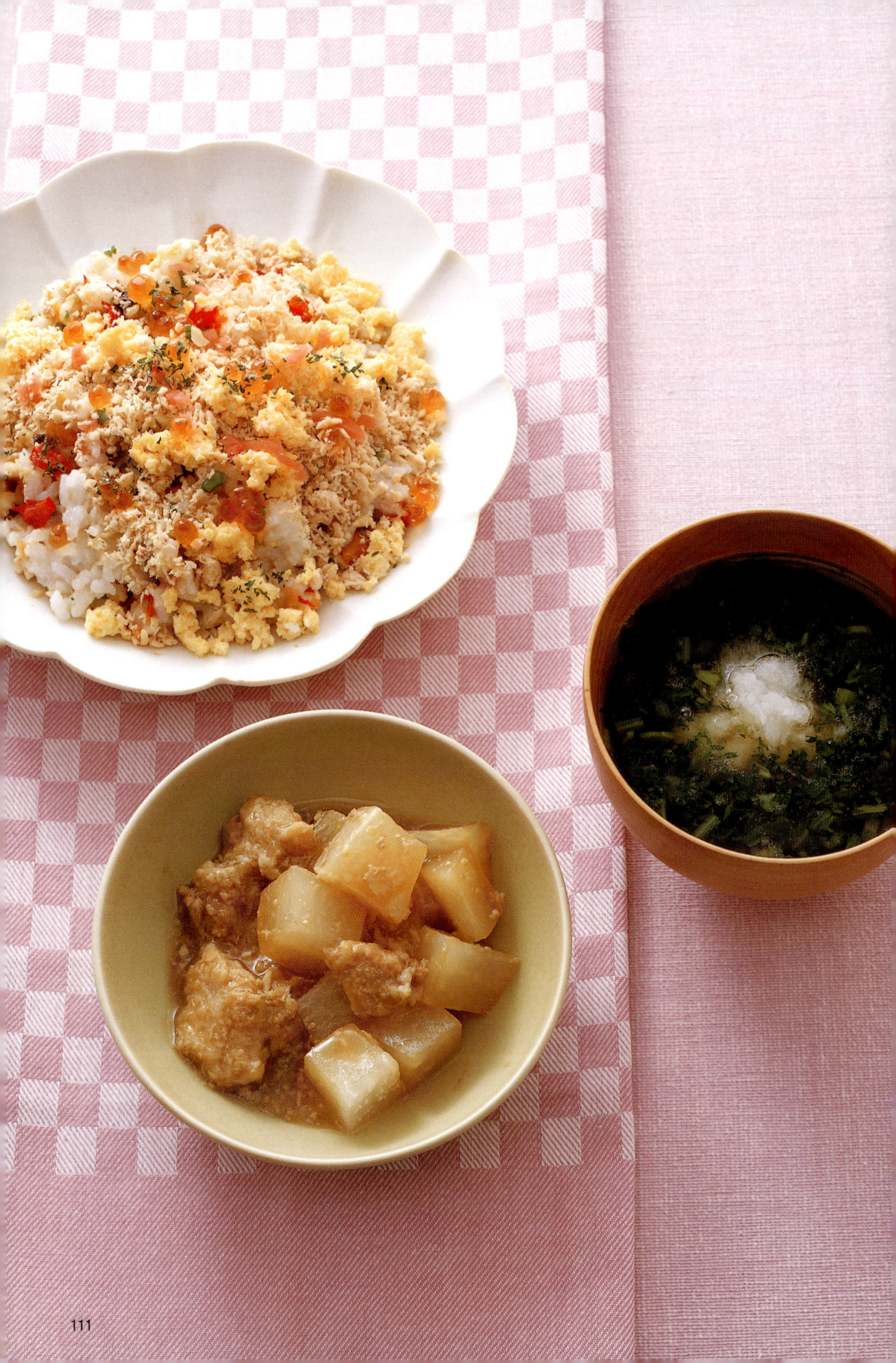

ちらしずしが主食&主菜の献立

MENU
ちらしずし 作り方は108ページ
大根と豚肉団子の煮物
春菊のおぼろ汁

献立のポイント

大根などの根菜は、やわらかく煮ることで義歯や歯がない人でも飲み込みやすくなります。

- 豚肉団子はつなぎに長芋を使って、ふんわりと仕上げます。
- 大根、豚肉団子ともに小ぶりにして食べやすくします。
- おぼろ汁は春菊をほうれん草に、かぶを大根にかえてもかまいません。

1食分 498kcal 塩分4.1g

大根と豚肉団子の煮物

材料／2人分

豚もも薄切り肉	50g
酒	小さじ2
a 長芋(皮をむく)	10g
a 強力小麦粉	小さじ1
大根	150g
こんぶ	3cm角
だし	1カップ
b しょうゆ	小さじ1½
b 酒	小さじ1

1人分64kcal　塩分0.5g

作り方

1 耐熱ボールに豚肉を入れて酒をふり、ふんわりとラップをかけ、蒸気の上がった蒸し器で10分蒸す。フードプロセッサーに移し、aを加えて撹拌し、ペースト状にする。

2 大根は皮をむいて1.5cmのさいの目に切る。耐熱ボールにこんぶと大根を入れ、両端を5mmずつあけてラップをかけ、電子レンジ(600W)で2分30秒加熱する。

3 なべにだしと②を入れて中火にかける。煮立ってきたら①をスプーンで小ぶりの一口大にすくって加え、再び煮立ったらアクを除き、bを加え、ひと煮する。

春菊のおぼろ汁

材料／2人分

春菊の葉	100g
かぶ	50g
だし	1½カップ
a うす口しょうゆ・酒	各小さじ2
とろみ調整食品(7ページ参照)	小さじ1

1人分28kcal　塩分1.1g

作り方

1 かぶは皮をむいてすりおろし、軽く汁をきる。

2 なべに重曹水(水1カップに対して重曹小さじ⅓)を沸騰させ、春菊を入れてやわらかくゆでる。水にとって水けを絞り、みじん切りにする。

3 なべにだし、②を入れて中火にかけ、煮立ってきたらaで調味する。

4 ボールにとろみ調整食品を入れ、③の汁大さじ3を加えてとき、③に加えてよく混ぜてとろみをつける。

5 ①を加えてひと煮する。

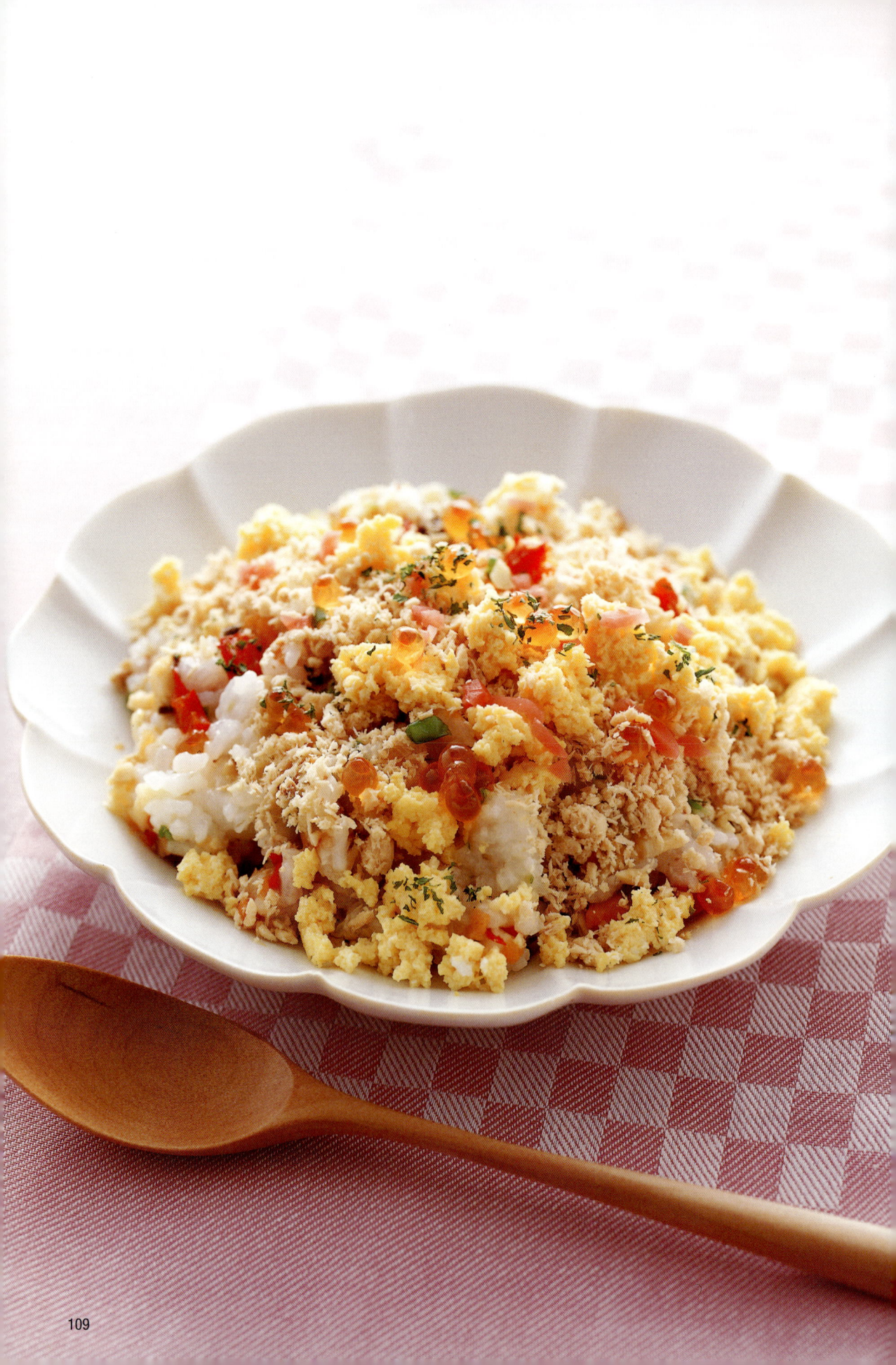

ごはんの主食＆主菜

ちらしずし

人生の酸いも甘いもわかっている高齢者のための料理は、見た目、食感、味わい、香りのすべてがたいせつです。ちらしずしは姿も華やかで美しく、食べておいしいごちそうの一つ。ふつうのちらしずしが食べにくい人には、軟飯で作れば、口の中でごはんと具がまとまりやすくなって食べやすくなります。料理の作り手に負担をかけすぎないよう、フードプロセッサーなどもじょうずに使って作ります。

食べやすくするポイント

- ふだんはおかゆを食べている人でも、おすしは別格。やわらかく炊いた軟飯にすれば食べられる人が多いようです。
- 軟飯にサラダ油とすし酢を加えることで、やわらかくてのど越しのよいすし飯ができます。
- 具はやわらかく煮てからみじん切りにします。
- ドライパセリは水けを含むと口に残らず、香りもよいので味にメリハリを持たせたいときに重宝します。

ちらしずし

材料／2人分

軟飯（106ページ参照）	300g
a 酢・砂糖	各小さじ4
塩	小さじ2
サラダ油	小さじ1
サケ（水煮缶詰め）	60g
b 砂糖	小さじ2
塩	少量
c とき卵	1個分
砂糖	小さじ2
塩	ひとつまみ
サラダ油	少量
d 生しいたけ（軸を除く）	40g
ゆで竹の子・赤ピーマン・にんじん	各20g
鶏もも肉（皮を除く）	20g
さやいんげん	10g
e 砂糖	小さじ2
しょうゆ	小さじ1
塩	少量
f イクラ	大さじ2（35g）
紅しょうが（みじん切り）	小さじ1
ドライパセリ（細かくもむ）	少量

1人分406kcal　塩分2.5g

作り方

1 軟飯に**a**を加えて混ぜる。

2 サケは汁けをきって、2枚重ねにしたキッチンペーパーに包んでさらに汁けを絞る。フードプロセッサーに入れて攪拌し、そぼろ状にする。

3 耐熱ボールに②、**b**を入れて混ぜ、電子レンジ（600W）で1分加熱する。

4 **c**は混ぜ合わせ、万能濾し器を通して濾す。フライパンを中火で熱し、サラダ油を薄く塗り、**c**を流して広げる。表面がかわくまで焼き、まな板にとり出す。みじん切りにする。

5 **d**の野菜類は一口大に切り、鶏肉は1cm角に切る。耐熱ボールに入れ、**e**を加えてふんわりとラップをかけ、電子レンジ（600W）で3分加熱する。汁けをきり、フードプロセッサーで攪拌し、みじん切りにする。

6 ①⑤を混ぜ合わせて器に盛り、③④、**f**を散らす。

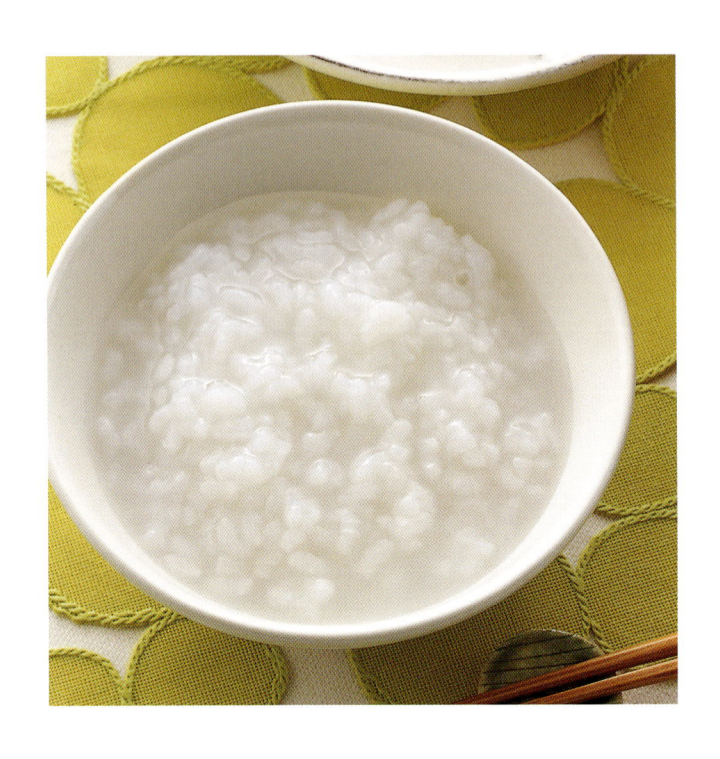

全がゆの作り方

材料／2人分（でき上がり300g）
米 ………………………… 50g
水 ………………………… 1½カップ（300ml）
1人分89kcal　塩分0g

作り方
1 米は洗い、ざるにあげて水けをきる。耐熱ガラスのボールに入れて分量の水を注ぎ、15分おく。
2 ボールの両端を5mmずつあけてラップをかける。
3 電子レンジ（600W）で沸騰するまで4分加熱する。途中で沸騰したらタイマーの時間が残っていても弱（100～200W）に切りかえ、15分加熱する。
4 ラップをかけたまま10分蒸らす。

ごはんから全がゆを作る場合

材料／2人分（でき上がり300g）
ごはん ………………………… 105g
水 ………………………… 1³⁄₁₀カップ（260ml）
1人分89kcal　塩分0g

作り方
1 耐熱ガラスのボールにごはんと水を入れ、ボールの両端を5mmずつあけてラップをかける。
2 電子レンジ（600W）で沸騰するまで3～4分加熱する。途中で沸騰したらタイマーの時間が残っていても弱（100～200W）に切りかえ、5分加熱する。
3 ラップをかけたまま10分蒸らす。

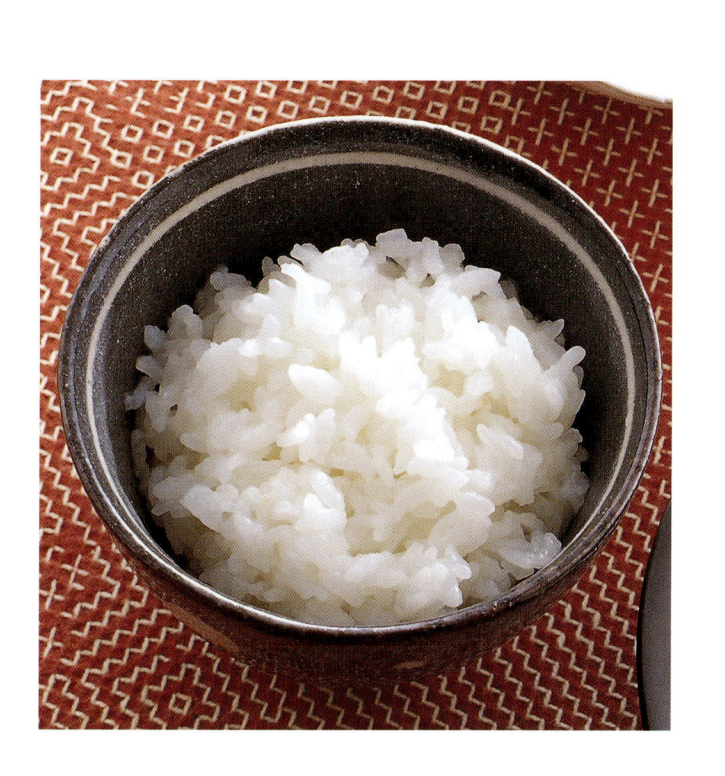

軟飯・全がゆの作り方

主食

噛んだり、飲み込んだりしづらくなっている人には、主食の基本は、軟飯やおかゆです。電子レンジを使った軟飯と全がゆの基本の作り方を紹介します。これを基に、各人の好みや噛んだり飲み込んだりする状態に合わせて、やわらかさなどを調整してください。

軟飯の作り方

材料／2人分（でき上がり300g）
米 ・・・・・・・・・・・・・・・・・・・・・・・・・・・・ 90g
水 ・・・・・・・・・・・・・・・・・・・・ 1$\frac{1}{5}$カップ（240mℓ）

1人分160kcal 塩分0g

作り方
1 米は洗い、ざるにあげて水けをきる。耐熱ガラスのボールに入れて分量の水を注ぎ、15分おく。
2 ボールの両端を5mmずつあけてラップをかける。
3 電子レンジ（600W）で沸騰するまで5分加熱する。途中で沸騰したらタイマーの時間が残っていても弱（100～200W）に切りかえ、15分加熱する。
4 ラップをかけたまま10分蒸らす。

炭水化物食品を食べやすくするポイント

ごはん

ごはんは軟飯やおかゆを中心にします。

すし、チャーハン、パエリアなどは、高齢者にとっても格別のメニューです。ふだんはおかゆの人でも、軟飯ベースで作ればちゃんと飲み込むことができるようです。

おかゆや軟飯は、時間がたつにつれて水分を吸ってのりのようにかたまってしまい、食べにくくなります。おかゆや軟飯（1人分150g）にサラダ油を小さじ1/4（1g）程度加えて混ぜると、時間をおいてもごはんがのり状にかたまらず、食べやすく飲み込みやすくなります。

ポロポロしたチャーハンには、あんをかけると、あんのとろみで口の中で食塊（飲み込みやすいかたまり）を作りやすくなります。

もち

のどに詰まる心配から、敬遠されがちなもち。雑煮のように汁仕立てのときは、すりおろした長芋にごはんを混ぜて電子レンジで加熱。すりこ木で半つきにして丸めると、噛み切りやすく飲み込みやすいもちに変身します。

焼きもちにするときは、もちを1cm角に切り、上新粉とすりおろした長芋と合わせ、フライパンで一口分ずつ油焼きにすると、サクッと噛み切りやすくなります。

パン

パンはやわらかく食べやすいように思えますが、口の中の水分を吸って食塊（飲み込みやすいかたまり）が作りにくいため、意外と食べにくい食品です。だからといってわざわざパンがゆなどにしなくても、バタートーストにしてヨーグルトスープを添えたり、ロールパンにマカロニスープやミルクティーなどを添えたりして、水分といっしょに食べれば、パンも食べやすくなります。

パスタ・めん

スパゲティはやわらかめにゆで、2cm長さに切って少量の油をからめます。ミートソースやクリームソースをからめていっしょにスプーンで食べると、飲み込みやすくなります。

そばは、乾めんならやわらかめにゆでます。市販のゆでそばなら、水洗いしてかけそばにするときは、もう一度沸騰湯に通して温め、薄くとろみをつけたかけ汁といっしょに食べます。

マカロニやうどん、そうめんなども、スパゲティやそばと同じように下ごしらえすると食べやすいでしょう。

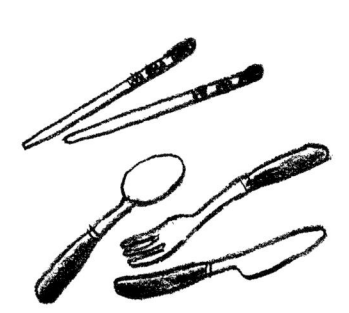

主食

主食は、ごはん、もち、パン、パスタなど炭水化物食品がベースとなりエネルギー源となります。

主食の適量は、軟飯またはおかゆ150g

主食などからとった炭水化物は体内でブドウ糖に変わり、分解されてエネルギーを生み出します。エネルギーは心臓や肺などの筋肉を動かしたり、体温を維持したり、脳のエネルギーとして消費されます。

介護食の主食の基本は、軟飯やおかゆです。一食に、軟飯またはおかゆ150gが目安です。

普通のごはんに含まれる水分量は60％で、軟飯では75％、おかゆでは83％です。同じ量の茶わん1杯を食べても、軟飯やおかゆはごはんに比べて水分が多い分、エネルギーが少なくなります。おかずはおかゆなどといっしょに食べますから、極端に水分を増やしてどろどろにしたり、すりつぶしたりする必要はありません。

軟飯と全がゆの作り方の詳細は、106、107ページを参照してください。

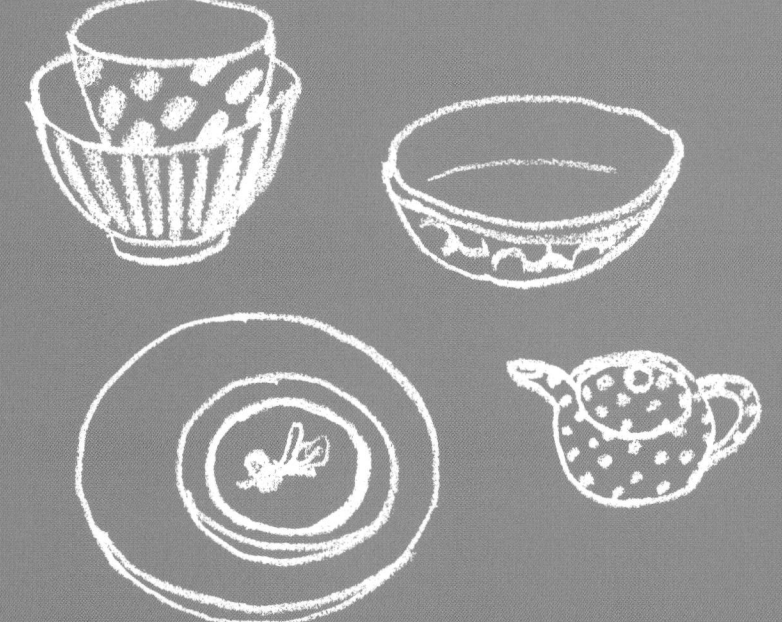

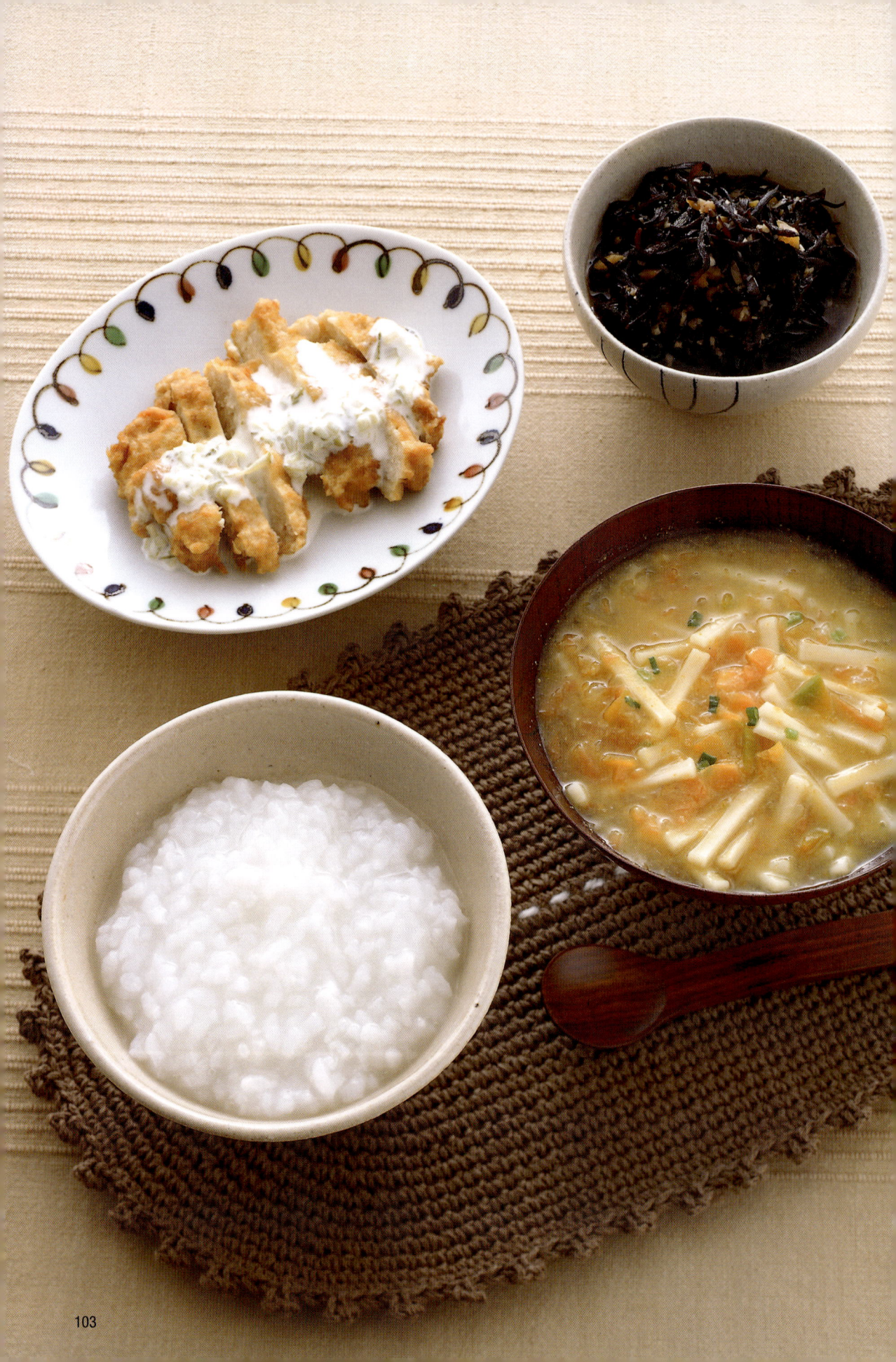

ほうとう風みそ汁が汁物の献立

MENU
- チキン南蛮
- ほうとう風みそ汁
- ひじきのいり煮
- 全がゆ

作り方は100ページ

1食分 485kcal　塩分 4.3g

献立のポイント

- チキン南蛮は、加熱してつぶしたじゃが芋と鶏肉を合わせて使います。箸でさっくり割れるやわらかさです。
- チキン南蛮は揚げてからたれにつけます。カリッとした食感が味わえ、適度にしっとりして食べやすくなります。
- ひじきの煮物はぽろぽろするので、とろみ調整食品を加えて食べやすくします。

チキン南蛮

材料／2人分

- 鶏もも肉（皮は除く）………100g
- じゃが芋……………………70g
- a
  - とき卵………½個分（25g）
  - 塩……………ひとつまみ
  - かたくり粉………小さじ1
- 揚げ油
- b
  - 水………………大さじ2
  - 砂糖・しょうゆ……各小さじ2
  - 酢………………小さじ½
  - 辣油（好みで）………2～3滴
- c
  - マヨネーズ・牛乳……各大さ1
  - ピクルス（みじん切り）…小さじ2
  - 乾燥パセリ……………少量

1人分 225kcal　塩分 1.6g

作り方

1. 鶏肉は4等分に切る。じゃが芋は皮をむいて、4等分に切って耐熱ボールに入れ、水大さじ2（分量外）を加え、ふんわりとラップをかけて電子レンジ（600W）で2分、充分やわらかくなるまで加熱して、湯をきる。
2. フードプロセッサーに鶏肉を入れてみじん切りになるまで撹拌する。じゃが芋、aを加えてなめらかになるまで撹拌する。
3. 2等分し、手にサラダ油少量をつけて1cm厚さの鶏の切り身の形に整える。170℃に熱した揚げ油に入れ、きつね色になるまで揚げ、油をきる。
4. 耐熱ボールにbを合わせて③を加え、電子レンジ（600W）で1分加熱する。
5. 汁けをきって器に盛り、混ぜ合わせたcをかける。

ひじきのいり煮

材料／2人分

- ひじき…………………乾10g
- 生しいたけ・にんじん……各20g
- a
  - だし……………………½カップ
  - 砂糖・しょうゆ……各小さじ2
  - みりん………………小さじ1
- とろみ調整食品（7ページ参照）…小さじ1

1人分 39kcal　塩分 1.1g

作り方

1. 耐熱ボールにひじきを入れ、水½カップを注ぎ、ふんわりとラップをかけ、電子レンジ（600W）で1分加熱する。とり出して2～3分おき、充分にもどったら水洗いし、ざるにあげて水けをきり、細かく刻む。
2. しいたけは軸を除いて、一口大に切る。にんじんは乱切りにして耐熱ボールに入れ、水大さじ1を加え、ふんわりとラップをかけ、電子レンジ（600W）で1分加熱し、湯をきる。以上をフードプロセッサーに入れ、みじん切りになるまで撹拌する。
3. 耐熱ボールに①②とaを入れ、ボールの両端を5mmずつあけてラップをかけ、電子レンジ（600W）で3分加熱する。
4. とり出してとろみ調整食品を加え、とろみがつくまで混ぜる。

全がゆ　作り方は107ページ

2人分 300g

1人分 89kcal　塩分 0g

汁物

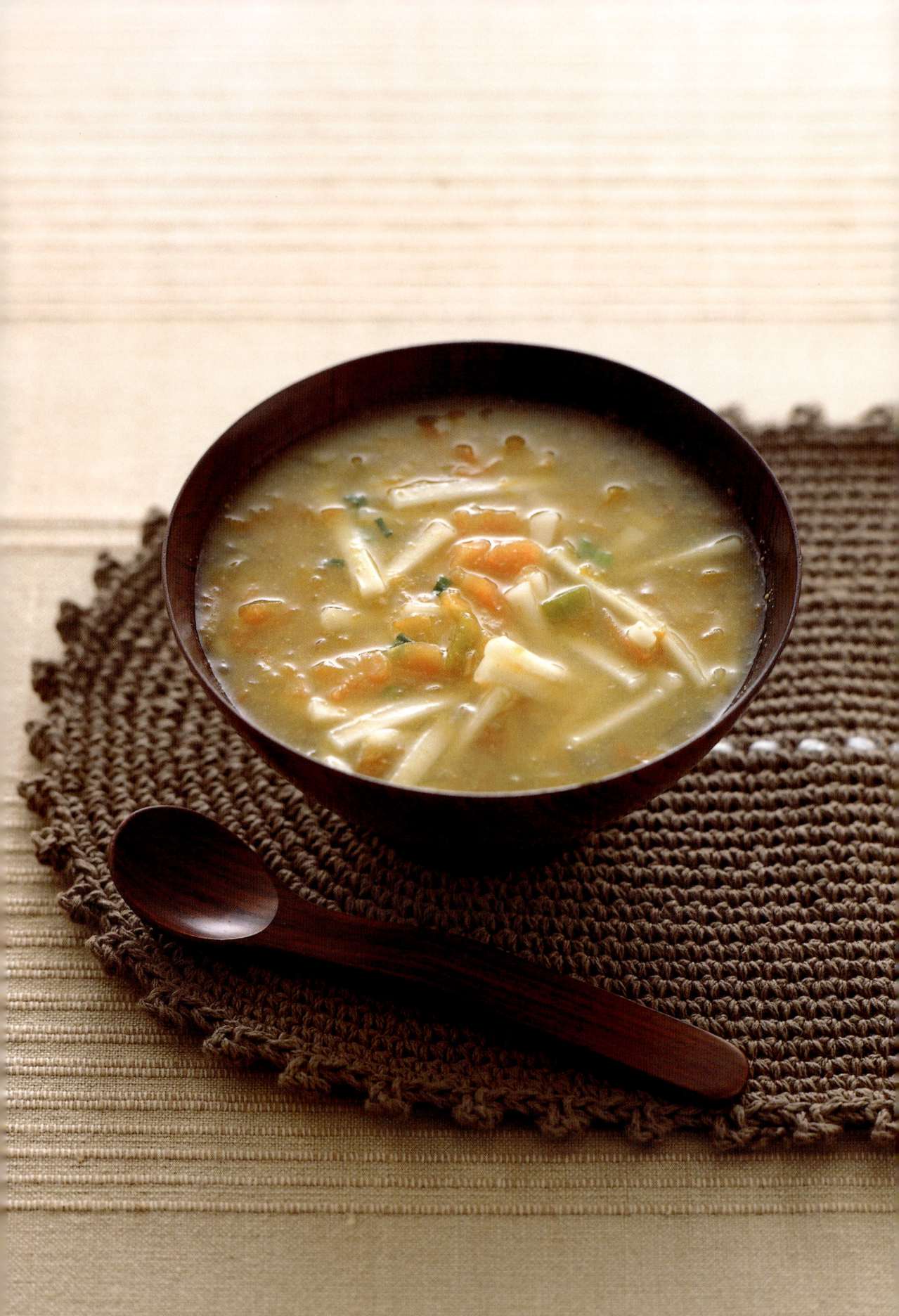

具だくさんの汁物

ほうとう風みそ汁

高齢者には、みそ汁は毎日でも食べたいといわれる人気の高い一品です。

かぼちゃ、にんじん、大根、干しうどんとともに煮込んで、具だくさんにすると、1品で栄養バランスのとれた汁物になります。

干しうどんをやわらかくなるまで煮ると、汁にとろみがつき、食べやすい汁に仕上がります。

ただし、乾めんは塩分を含んでいるので、下ゆでして、塩分を抜いてからお使いください。

食べやすくするポイント

- うどんは乾めんを使ってやわらかくなるまで充分に煮ます。蒸しめんよりも乾めんのほうが、煮ている間に汁に適度なとろみがつき、飲み込みやすい汁になります。
- うどんのとろみだけでは汁が飲み込みにくい場合は、水どきかたくり粉で濃度を調節します。

汁物

ほうとう風みそ汁

材料／2人分

うどん	乾40g
かぼちゃ・にんじん・大根	各50g
だし	1½カップ
みそ	大さじ1
a ┌ かたくり粉	小さじ1
└ 水	小さじ2
小ねぎ（小口切り）	少量

1人分132kcal　塩分1.6g

作り方

1 うどんは2cm長さに折る。沸騰湯でやわらかくゆでて、水で洗い、水けをきる。

2 かぼちゃは皮をむき、種とわたを除いて一口大に切る。にんじんと大根は乱切りにする。以上をフードプロセッサーに入れてみじん切りになるまで攪拌する。

3 なべに重曹水（水1カップに対して重曹小さじ⅓）を沸騰させ、②をやわらかくゆで、ざるにあげる。

4 別のなべにだし、①③を入れて中火にかけ、うどんが充分にやわらかくなるまで煮る。みそをとき入れてひと煮立ちさせ、aを加えて様子を見ながらとろみをつける。

5 器に盛り、小ねぎを散らす。

99

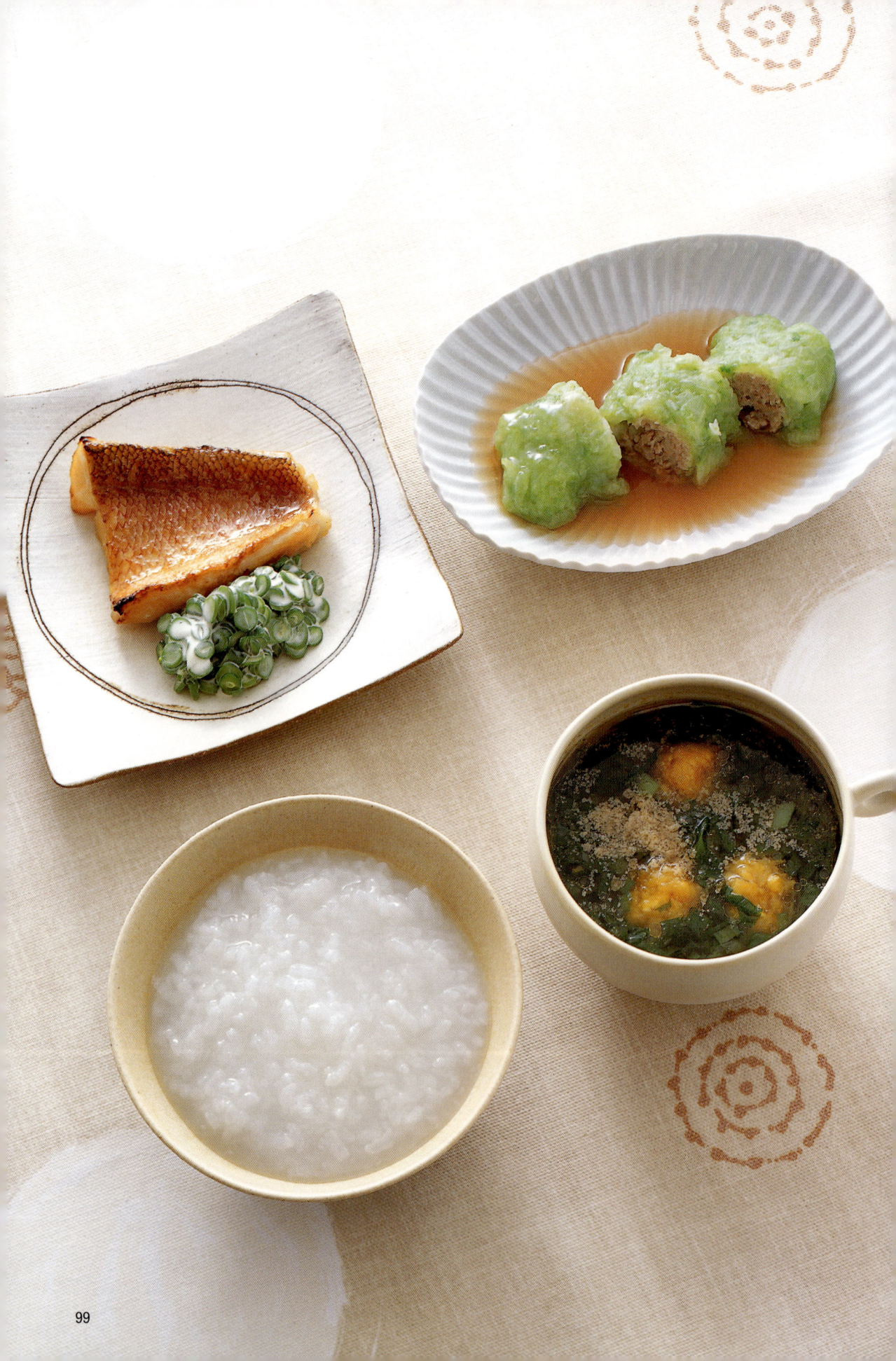

かぼちゃ団子のごまスープが汁物の献立

MENU
アマダイの西京焼き
和風ロールキャベツ
かぼちゃ団子のごまスープ 作り方は96ページ
全がゆ

献立のポイント
- アマダイなど脂ののった白身魚は、焼いても身がやわらかく、飲み込みやすい食材です。
- 魚は合わせみそに1時間以上漬けると、水分が抜けて身がかたくなるので注意しましょう。
- ロールキャベツは、ゆでてみじん切りにしたキャベツで肉だねを包むと、噛む力が低下した人でも食べやすくなります。

1食分 414kcal 塩分2.8g

汁物

アマダイの西京焼き

材料／2人分
アマダイ‥‥‥‥‥‥2切れ(140g)
a ┌ みそ‥‥‥‥‥‥‥‥大さじ1
　└ 砂糖・みりん・水‥‥各小さじ2
さやいんげん‥‥‥‥‥‥‥‥40g
b ┌ 生クリーム‥‥‥‥‥‥小さじ2
　│ マヨネーズ‥‥‥‥‥‥小さじ1
　└ 練りわさび‥‥‥‥‥‥‥少量

1人分162kcal 塩分1.2g

作り方
1 アマダイは骨をとり除く。
2 aを混ぜ合わせ、ラップにアマダイの倍の大きさに塗り広げる。アマダイをのせてラップを2つ折りにして包み、冷蔵庫に入れて30分おく。
3 なべに重曹水(水1カップに対して重曹小さじ⅓)を沸騰させ、さやいんげんをやわらかくゆで、水にとる。水けをきって端から小口切りにする。
4 アマダイのみそをとり除き、グリルに入れて中火で5分ほど焼く。
5 bを混ぜ合わせ、③をあえる。
6 器に④を盛り、⑤を添える。

和風ロールキャベツ

材料／2人分
キャベツ‥‥‥‥‥‥‥‥‥‥150g
とろみ調整食品※‥小さじ1½ 塩少量
じゃが芋‥‥20g 豚ひき肉‥‥40g
a ┌ トマトケチャップ‥‥‥小さじ2
　│ しょうゆ‥‥‥‥‥‥‥小さじ1
　└ 顆粒ブイヨン‥小さじ¼ 水‥½カップ
b [とろみ調整食品※‥‥‥‥小さじ½

1人分66kcal 塩分0.7g
※7ページ参照。

作り方
1 なべに重曹水(水1カップに重曹小さじ⅓)を沸騰させ、キャベツをやわらかくゆで、水にとり、水けを絞る。みじん切りにして汁けを絞り、とろみ調整食品を加えて混ぜる。
2 じゃが芋は一口大に切って耐熱ボールに入れ、水大さじ2(分量外)を加え、ボールの両端を5㎜ずつあけてラップをする。電子レンジ(600W)で40秒加熱する。じゃが芋をつぶし、豚ひき肉、塩を加えて混ぜる。
3 25×25cmのラップを広げ、①の½量を10cm角に広げ、中央に②の½量を横長にのせ、ラップで棒状に包む。同様にしてもう1本作る。
4 耐熱皿に③をのせ、電子レンジ(600W)で2分加熱する。ラップを除き、食べやすい大きさに切る。
5 なべにaを入れて煮立て、汁を少しとり分けてbをときのばして加え、とろみをつける。
6 器に④を盛り、⑤をかける。

全がゆ 作り方は107ページ

2人分 300g

1人分89kcal 塩分0g

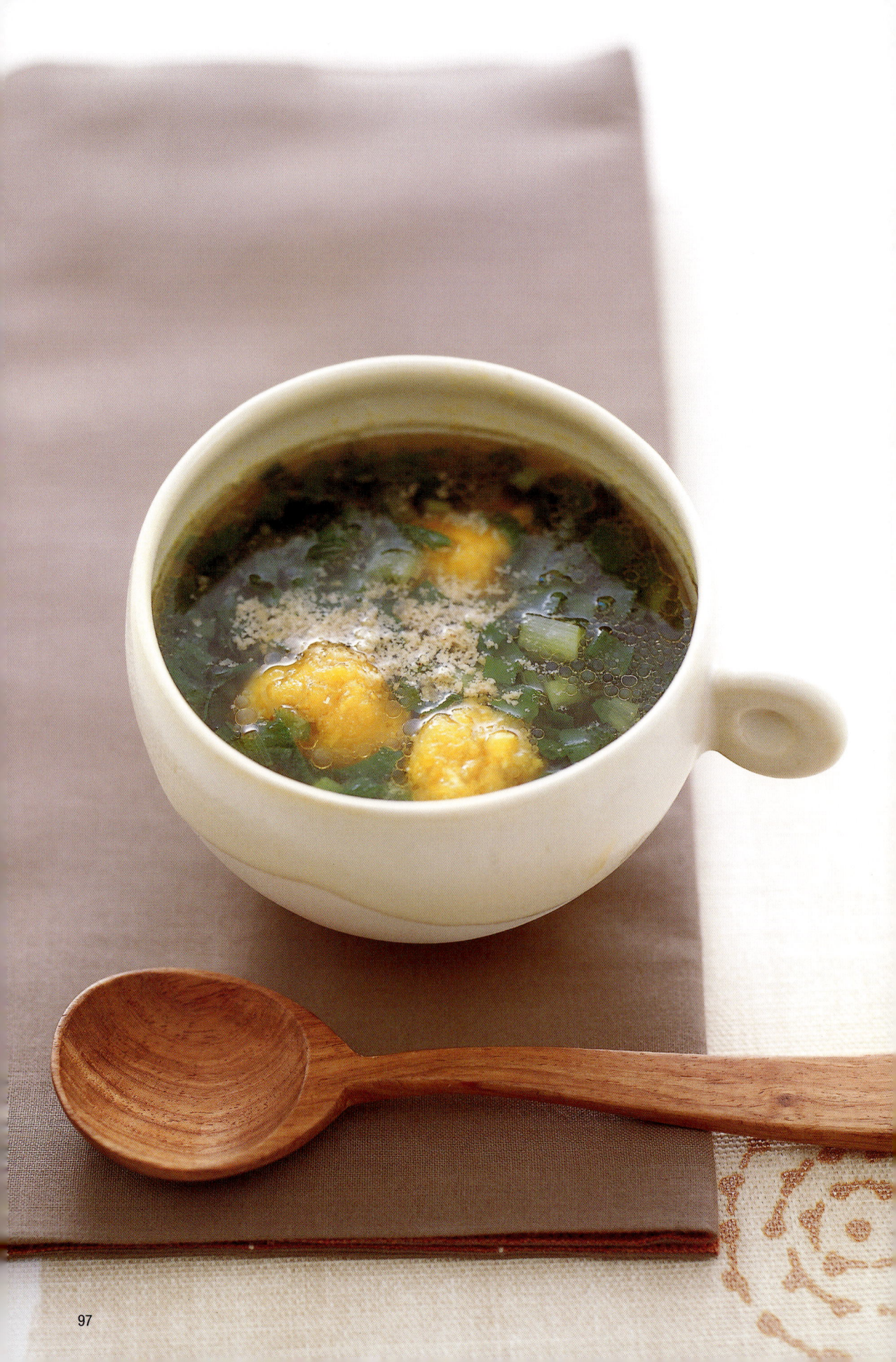

具だくさんの汁物
かぼちゃ団子のごまスープ

食が細くなっている人でも、汁物は食べやすいようです。低栄養を防ぐために、かぼちゃに豚肉のたんぱく質も加えて、栄養価の高い団子にまとめ、汁物に仕立てました。口に運ぶと肉のうま味とかぼちゃの甘味が渾然一体となって広がります。

食べやすくするポイント

- かぼちゃ団子には、かぼちゃと同量の豚肉を加えます。食欲のない人でも、無理なくたんぱく質をとることができます。
- にらは、繊維が強くて嚙み切りにくいので、5～6mm幅に切って飲み込みやすくします。
- 市販のすりごまは粒のごまが混ざっているため、義歯の人はすき間にごまが入り込み、口内の粘膜を傷つけたりします。すり鉢などで充分にすってから使ってください。

汁物

かぼちゃ団子のごまスープ

材料／2人分

かぼちゃ	50g
豚もも薄切り肉	50g
にら	90g
a　水	1½カップ
こんぶ	3cm角
顆粒鶏がらだし	小さじ¼
b　しょうゆ・酒	各小さじ2
ごま油	小さじ½
とろみ調整食品（7㌻参照）	小さじ½
すり白ごま	小さじ2

1人分97kcal　塩分0.9g

作り方

1 かぼちゃは種とわたを除いて耐熱ボールに入れ、水大さじ2（分量外）を加える。ボールの両端を5mmずつあけてラップをし、電子レンジ（600W）で1分加熱する。

2 豚もも肉は3cm幅に切る。

3 フードプロセッサーに①②を入れ、なめらかになるまで攪拌する。

4 なべに重曹水（水1カップに対して重曹小さじ⅓）を沸騰させ、にらを入れてやわらかくゆでる。水にとり、水けを絞り、5～6mm幅に切る。

5 なべにaを入れて中火にかけ、煮立ちかけたらbを加える。③を直径2cmの団子状に丸めて加え、続けて④を加える。

6 煮立ったらアクを除き、弱火にして団子に火が通るまで煮、こんぶをとり除く。

7 ひと煮立ちさせ、汁を少しとり分けてとろみ調整食品をときのばして加え、とろみをつける。

8 すりごまはすり鉢でよくする。

9 器に⑦を盛り、⑧をふる。

汁物・スープを
おいしく、
食べやすくする
ポイント

とろみをつけて飲み込みやすくしましょう

サラサラした汁物やスープは、食道に入るまでのスピードが速いため、飲み込みにくくなっている人は、むせたり、誤嚥（食べ物や飲み物が食道ではなく肺や肺につながる気管に入ってしまうこと）したりしてしまうことがあります。それを防ぐために、適度なとろみをつけます。詳細は6～9ページを参照してください。

乳製品をプラスするとカルシウムを補給できます

汁物は牛乳やチーズ、脱脂粉乳などの乳製品を使って洋風に仕上げると、カルシウムやたんぱく質の補給になります。高齢者でも、洋食のチャウダーやポタージュはお好きなようです。私が給食支援に入っている病院の入院患者さんは、カルシウムが充分足りた食事を食べるようになって、元気な表情になってきました。

中国風スープ

下記の「基本のとろみのつけ方」と同じ要領でとろみをつけます。肉や魚などの具材に薄くかたくり粉をまぶして加えることで、スープにもとろみがつきます。

洋風スープ

ホワイトソースで作るチャウダーのようなスープは、ルウがとろみになります。すりおろした長芋をスープに加えても、軽いとろみがつきます。また、材料（野菜など）をスープでやわらく煮て、ミキサーなどで攪拌すると、材料自体がとろみになるポタージュスープになります。

みそ汁

基本的にはとろみはつけません。かぼちゃ、さつま芋、じゃが芋などのでんぷん質の食材を具にして、だしで煮くずれるまで煮込むととろみがつきます。それからみそをとき入れて仕上げるとよいでしょう。急ぐときは電子レンジを利用すると、一回分のだしを手軽にとることができます（下記参照）。

おいしいだしをとりましょう

削りガツオとこんぶでとっただしは自然なうま味があり、おいし

電子レンジだしのとり方

耐熱ボールや樹脂容器に2人分で水300mℓ、削りガツオ小1パック（5g）、こんぶ3cm角のもの2枚を入れ、ラップをしないで電子レンジ（600W）で3分加熱し、茶濾しなどで濾します。

顆粒和風だしや顆粒鶏がらだしを使うときも、1人分で3cm角のこんぶ1枚を加えて、天然のうま味と香りをプラスしましょう。

基本のとろみのつけ方

とろみ調整食品を使う場合

1人分150mℓの
スープ、だし、水に対して

＋

とろみ調整食品
小さじ1（1.5g）～2（3g）

スープ、だし、水にとろみ調整食品を直接加えて、すぐミニ泡立て器で混ぜ、3分間おく。

かたくり粉を使う場合

1人分150mℓの
スープ、だし、水に対して

＋

かたくり粉小さじ1/2（1.5g）＋水小さじ1

スープ、だし、水を火にかけ、沸騰したら倍量の水でといたかたくり粉を加え、ひと混ぜし、とろみがついたら火を消す。

汁物

汁物・スープは、たんぱく質食品や野菜などを具にするので、おかず兼用と考えます。

汁物の適量は、具材は **60g** 程度、汁は **140㎖**

高齢者や食の細い人でも、汁物は食べやすいようです。低栄養を防ぐために、具材はたんぱく質食品や野菜、きのこ、海藻を充実させて、おかず兼用の一品にします。具材の量は60gくらいが適量です。

一般のみそ汁やスープなどの汁物の水分量は150〜170㎖ですが、介護食の献立の場合、主食が水分の多い軟飯やおかゆなので、汁物の水分量の上限は140㎖とするとぐあいがよいようです。

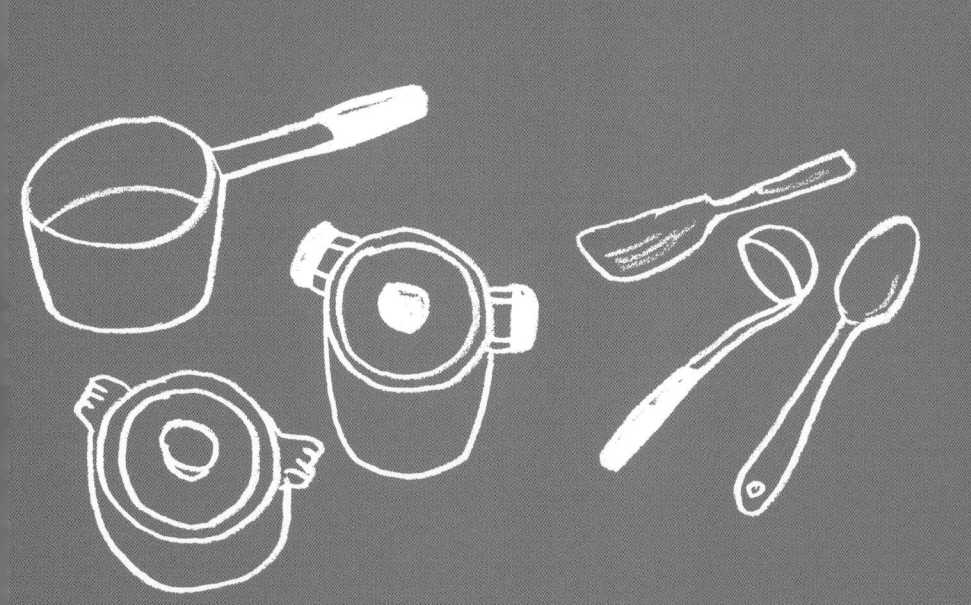

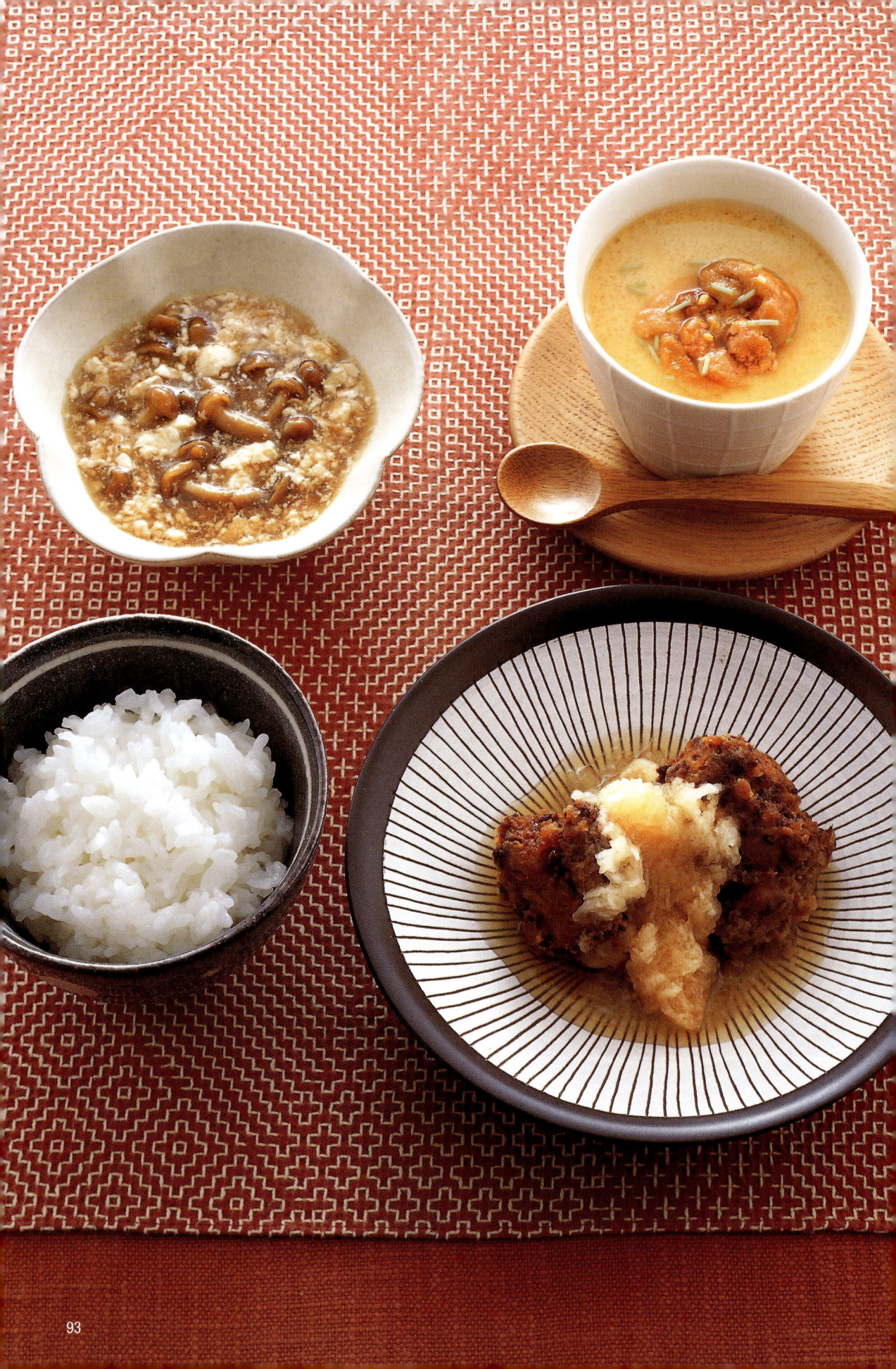

93

なめこのけんちん煮が副菜の献立

MENU
ブリのみぞれあん
なめこのけんちん煮
ウニ入り茶わん蒸し
軟飯

作り方は90ページ

1食分 563kcal 塩分2.2g

副菜

献立のポイント
- ブリはミンチ状にしてから団子にすること、つなぎに粘りが出にくい米粉を使うことで、軽く嚙むだけでほぐれるようになります。
- 茶わん蒸しは、ウニとあんを加えて豪華さを出し、食べる意欲が湧くようにします。

ブリのみぞれあん

材料／2人分

ブリ	2切れ(150g)
米粉（上新粉）	大さじ1
水	小さじ2
揚げ油	
おろし大根（汁けを軽くきる）	60g
a　だし	90ml
しょうゆ・みりん	各小さじ1
b　かたくり粉	小さじ1
水	小さじ2

1人分259kcal　塩分0.4g

作り方

1 ブリは皮と骨を除き、フードプロセッサーでミンチ状になるまで攪拌する。ボールに移し入れ、米粉と水を加えて菜箸で混ぜる。

2 ①を4等分して直径4cmぐらいの団子にし、170℃に熱した揚げ油でカラリと揚げる。

3 小なべにaを入れて煮立たせ、②を加える。再び煮立ってきたらbでとろみをつけ、火を消す。おろし大根を加えてひと混ぜする。

ウニ入り茶わん蒸し

材料／2人分

茶わん蒸し

卵	1個
a　だし	2/3カップ
うす口しょうゆ・みりん	各小さじ1
塩	ごく少量
ウニ	10g

あん

b　だし	1/2カップ
うす口しょうゆ	小さじ1/2
塩　少量　酒	小さじ1
c　かたくり粉	小さじ1
水	小さじ2
三つ葉の軸（5mm長さに切る）	4本分
ゆずの皮（みじん切り）	少量

1人分69kcal　塩分1.2g

作り方

1 茶わん蒸しを作る。ボールに卵を割りほぐしてaを加え、万能濾し器を通して濾し、器2個に注ぎ入れる。

2 なべに①を並べ入れ、水を1cm深さまで注いでふたをする。中火にかけ、ゴトゴトと器が動く音がし始めたら弱火にして3分加熱し、ウニをのせてすぐふたをし、火を消して3分おく。

3 あんを作る。小なべにbを入れて煮立て、cでとろみをつけ、三つ葉とゆずの皮を加え、②に張る。

軟飯　作り方は106ページ

2人分 300g

1人分160kcal　塩分0g

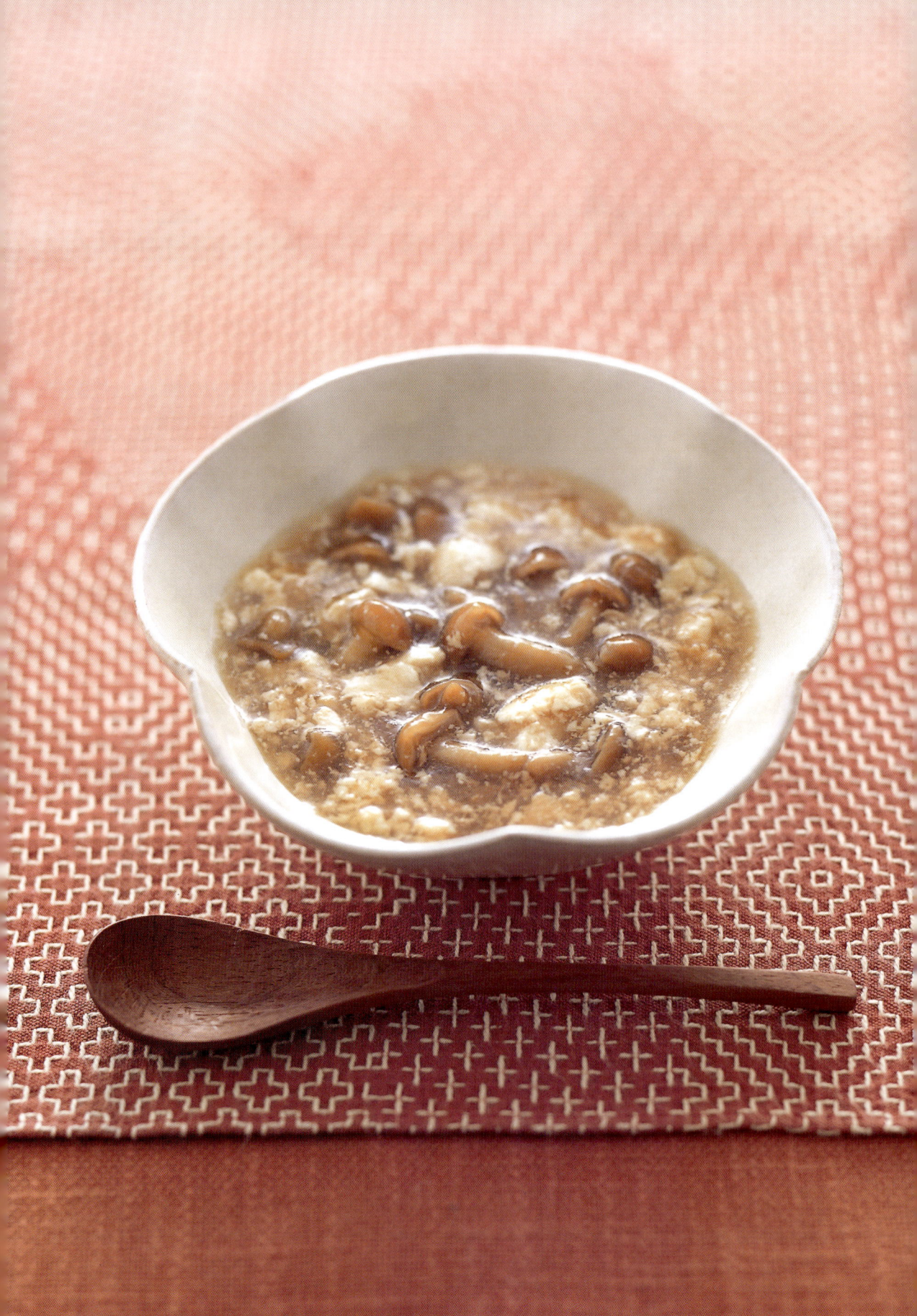

きのこの副菜

なめこのけんちん煮

エリンギ、しめじ、まいたけ、えのきたけ……と、いろいろなきのこが栽培されて、一年じゅう手に入ります。なめこはサイズが小さく、特有のぬめりがあって、食べ物が飲み込みにくくなっている人にも食べやすい食材です。けんちん煮にすると、豆腐が加わり、ボリューム感が出て、口の中でまとまりやすくなります。また、汁にとろみをつけるので、飲み込みやすくなります。

食べやすくするポイント

- なめこは特有のぬめりがあるので食べ物が飲み込みにくくなっている人には、食べやすい食材です。
- ただし、ぬめりが強すぎるとツルッとのどを通ってしまい、誤嚥（ご えん）（食べ物などが、まちがって気管や肺に入る）の危険があるので、水洗いをして、適度にぬめりを除いて使うようにします。

副菜

なめこのけんちん煮

材料／2人分

なめこ	60g
a だし	½カップ
しょうゆ・みりん	各小さじ2
ごま油	小さじ1
しょうがの搾り汁	小さじ½
もめん豆腐	120g
b かたくり粉	小さじ1
水	小さじ2

1人分75kcal　塩分0.6g

作り方

1 なめこはざるに入れてさっと水で洗って軽くぬめりを除き、水けをきる。

2 なべにaを入れ、豆腐を手で細かくつぶして加え、火にかける。豆腐が浮いてきて火が通ったら、①を加えてひと煮立ちさせ、bでとろみをつける。

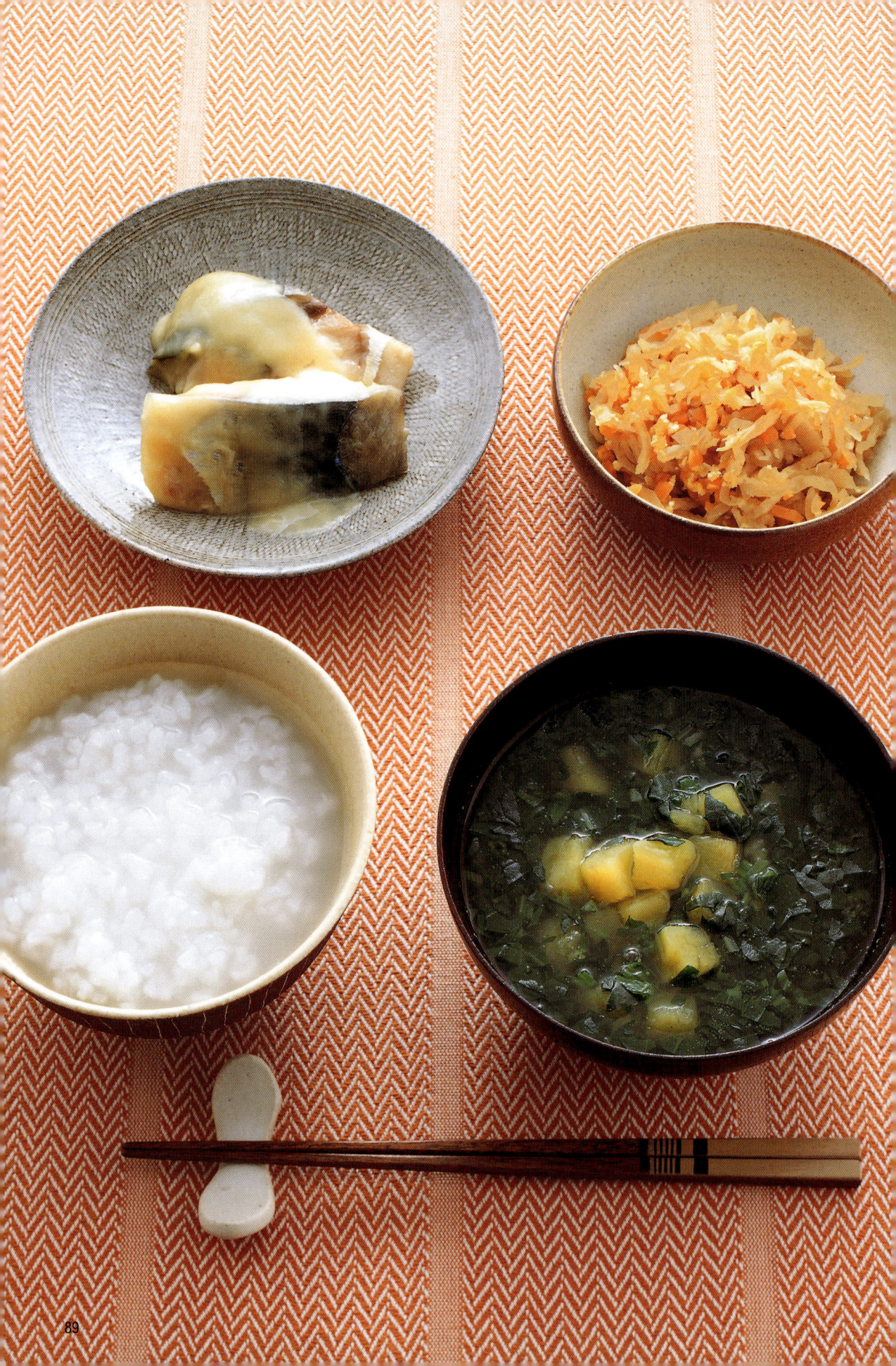

切り干し大根のいり煮が副菜の献立

副菜

MENU
- サバのみそ煮
- 切り干し大根のいり煮 作り方は86ページ
- さつま芋とほうれん草のすまし汁
- 全がゆ

1食分 366kcal 塩分2.9g

献立のポイント

- サバはそぎ切りにすることで、身がほぐれやすく、食べやすくなります。食べにくいようならば、食べるときに皮をとり除くとよいでしょう。
- さつま芋とほうれん草のすまし汁は、ビタミン、食物繊維を豊富にとれる一品です。さつま芋は煮くずれしてしまうと、見た目の美しさがそこなわれるので、グラグラと煮立てないようにします。

サバのみそ煮

材料／2人分
- サバ(三枚におろしたもの) ……100g
- a ┌ 水 …………………… 大さじ2
  └ 砂糖・酒・みそ …… 各大さじ1
- しょうが汁 …………… 小さじ1/3

1人分143kcal　塩分1.3g

作り方
1. サバは骨抜きを使って、細い骨を除き、4〜6等分のそぎ切りにし、皮をところどころそぎ切る。
2. 耐熱ボールにaを入れて混ぜ、①を加え、スプーンで煮汁をすくってかける。両端を5mmずつあけてふんわりとラップをかける。
3. 電子レンジ(600W)で2分30秒加熱する。
4. 器に盛り、煮汁をかける。

さつま芋とほうれん草のすまし汁

材料／2人分
- さつま芋 …………………… 100g
- ほうれん草 ………………… 50g
- だし ………………………… 1 1/2カップ
- a ┌ うす口しょうゆ・酒 ・・各小さじ2
- b ┌ かたくり粉・水 …… 各小さじ1

1人分87kcal　塩分1.1g

作り方
1. さつま芋は皮をむき、1cmのさいの目に切る。ほうれん草は沸騰湯でさっとゆでて水にとり、水けを絞り、みじん切りにする。
2. なべにだしとさつま芋を入れて火にかけ、さつま芋がとろけるようにやわらかくなるまで煮る。ほうれん草を加え、充分やわらかくなるまで煮る。
3. aで調味し、混ぜ合わせたbを加えてとろみをつける。

全がゆ　作り方は107ページ

2人分 300g

1人分89kcal　塩分0g

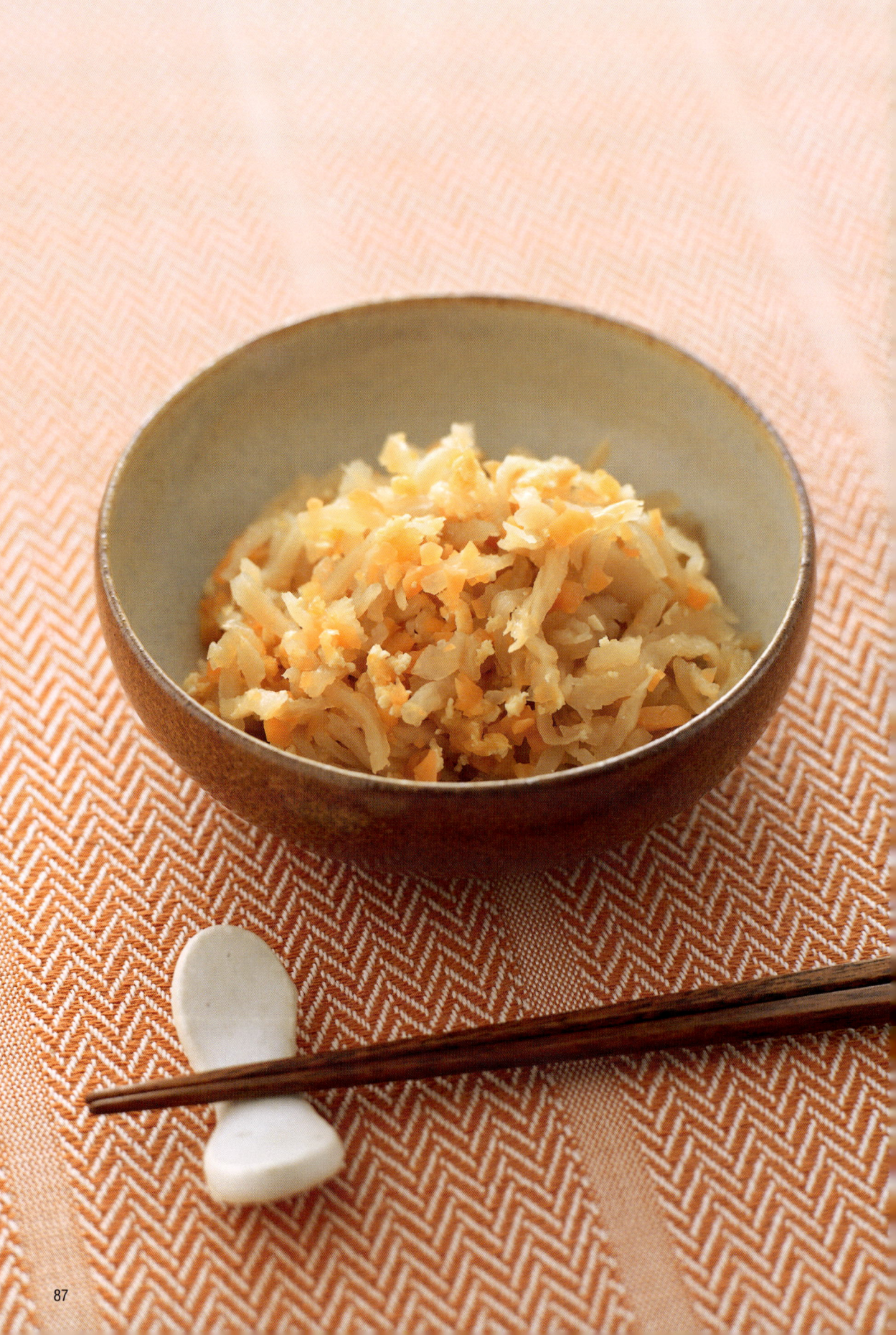

乾物 の 副菜

切り干し大根のいり煮

噛む力や飲み込む力が弱ってくると、野菜の摂取量が目に見えて減り、食物繊維不足から便秘を招きます。乾物は食物繊維が多く、介護食の献立にとり入れてほしい食材です。中でも、ストックしておくと重宝するのが切り干し大根。ぬるま湯を加えてやわらかくもどし、通常より長めに電子レンジ加熱して仕上げます。まとめ作りするなら、圧力なべを使うのもいいでしょう。

食べやすくするポイント

- 乾物は充分やわらかくもどしてから、細かく刻んで煮ると噛む力が弱くても食べやすくなります。
- 切り干し大根はもどし時間が長いので、風味が抜けてしまうのではと心配する人もいますが、もどし汁で煮ることによって風味よく仕上がります。
- 煮汁にとろみをつけると、むせにくくすることができます。

副菜

切り干し大根のいり煮

材料／2人分

切り干し大根	乾10g
にんじん	小1/5本(20g)
油揚げ	1/4枚(5g)
a 切り干し大根のもどし汁	1/2カップ
うす口しょうゆ・みりん	各小さじ1
とろみ調整食品(7ページ参照)	小さじ2/3
ごま油	小さじ1/2

1人分47kcal　塩分0.5g

作り方

1 切り干し大根は水で洗って水けを絞り、ひたひたのぬるま湯につけて1時間ほどおいてやわらかくもどし、汁けをきる。もどし汁はとっておく。

2 にんじんは1cm厚さの輪切りにし、油揚げは4等分に切る。

3 ①②をフードプロセッサーに入れて攪拌し、みじん切りにする。

4 耐熱ボールにaと③を入れ、落としぶたの代わりに耐熱性の小皿をじかに置いてふんわりとラップをかける。電子レンジ(600W)で6分加熱し、とり出して混ぜる。

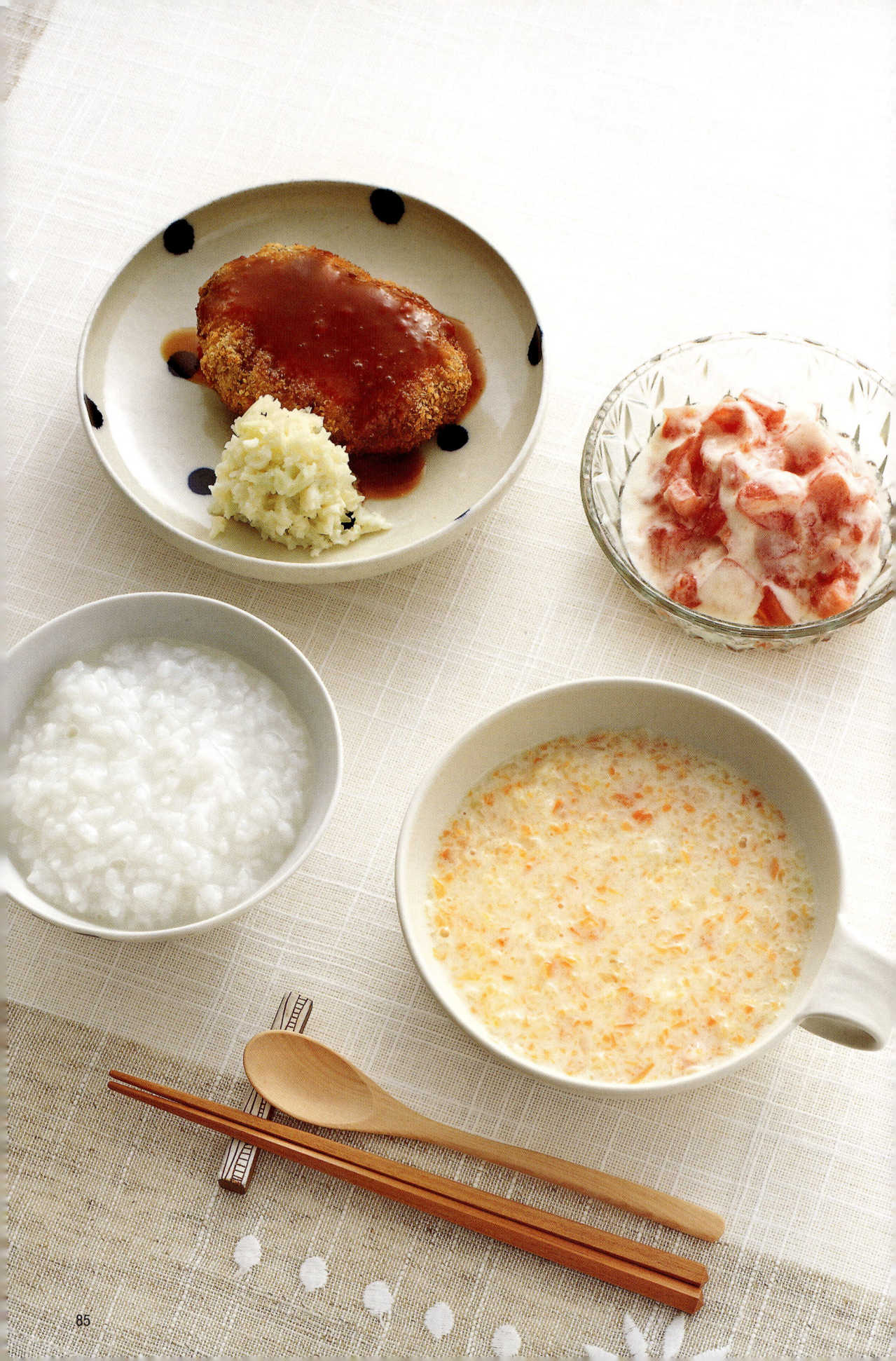

トマトの白あえが副菜の献立

MENU
- メンチカツ
- トマトの白あえ 作り方は82ページ
- 野菜チャウダー
- 全がゆ

献立のポイント

- メンチカツは、長芋をつなぎに加えるとやわらかい食感に仕上がり、さめてもかたくなりません。長芋の代わりにじゃが芋やカリフラワーを使ってもかまいません。
- 肉は線維をこわすとやわらかくなり、食べやすくなります。ひき肉もフードプロセッサーで攪拌すると、なめらかな舌ざわりになります。
- チャウダーの野菜はみじん切りにすると食べやすくなります。

1食分 616kcal 塩分2.3g

メンチカツ

材料／2人分

- a
  - 牛ひき肉 ……………… 100g
  - 長芋 …………………… 30g
  - 玉ねぎ ………………… 50g
  - パン粉 ………………… 大さじ2
  - 塩 ……………………… 少量
- 強力小麦粉・とき卵・パン粉（目が細かいもの） ………… 各適量
- 揚げ油
- カリフラワー …………… 60g
- マヨネーズ ……………… 小さじ1
- b
  - 水 ……………………… 大さじ4
  - トマトケチャップ …… 大さじ1
  - 中濃ソース …………… 小さじ2

1人分231kcal　塩分1.2g

作り方

1. 長芋は皮をむいてすりおろし、玉ねぎはみじん切りにする。
2. フードプロセッサーにaを入れてなめらかになるまで攪拌する。2等分して小判形にまとめ、強力小麦粉、とき卵、フードプロセッサーで細かくしたパン粉の順に衣をつける。
3. 170℃に熱した揚げ油できつね色になるまで揚げ、油をきる。
4. カリフラワーは小房に分けて、耐熱ボールに入れる。水大さじ2（分量外）を加え、電子レンジ（600W）で2分加熱する。湯をきって、フードプロセッサーでみじん切りにするか、包丁の腹でおさえてつぶし、マヨネーズを加えて混ぜる。
5. 器に③を盛り、混ぜ合わせたbをかけ、④を添える。

野菜チャウダー 〔副菜〕

材料／2人分

- 玉ねぎ・にんじん・じゃが芋 各50g
- セロリ（茎） ………………… 20g
- a
  - バター ………… 大さじ2（24g）
  - 水 ………………………… 大さじ2
  - 顆粒鶏がらだし ……… 小さじ½
  - 塩 ………………………… 少量
- 牛乳 …………………………… 1カップ
- とろみ調整食品（7ページ参照） … 小さじ2

1人分205kcal　塩分0.9g

作り方

1. セロリは筋を除き、玉ねぎ、にんじん、じゃが芋とともに乱切りにする。フードプロセッサーに入れてみじん切りになるまで攪拌する。
2. 耐熱ボールに①とaを入れ、ふんわりとラップをかけ、電子レンジ（600W）で4分加熱する。
3. 牛乳を加えてラップをかけ、電子レンジ（600W）でさらに2分加熱する。とり出して、とろみ調整食品を加えて混ぜる。

全がゆ 作り方は107ページ

2人分 300g

1人分89kcal　塩分0g

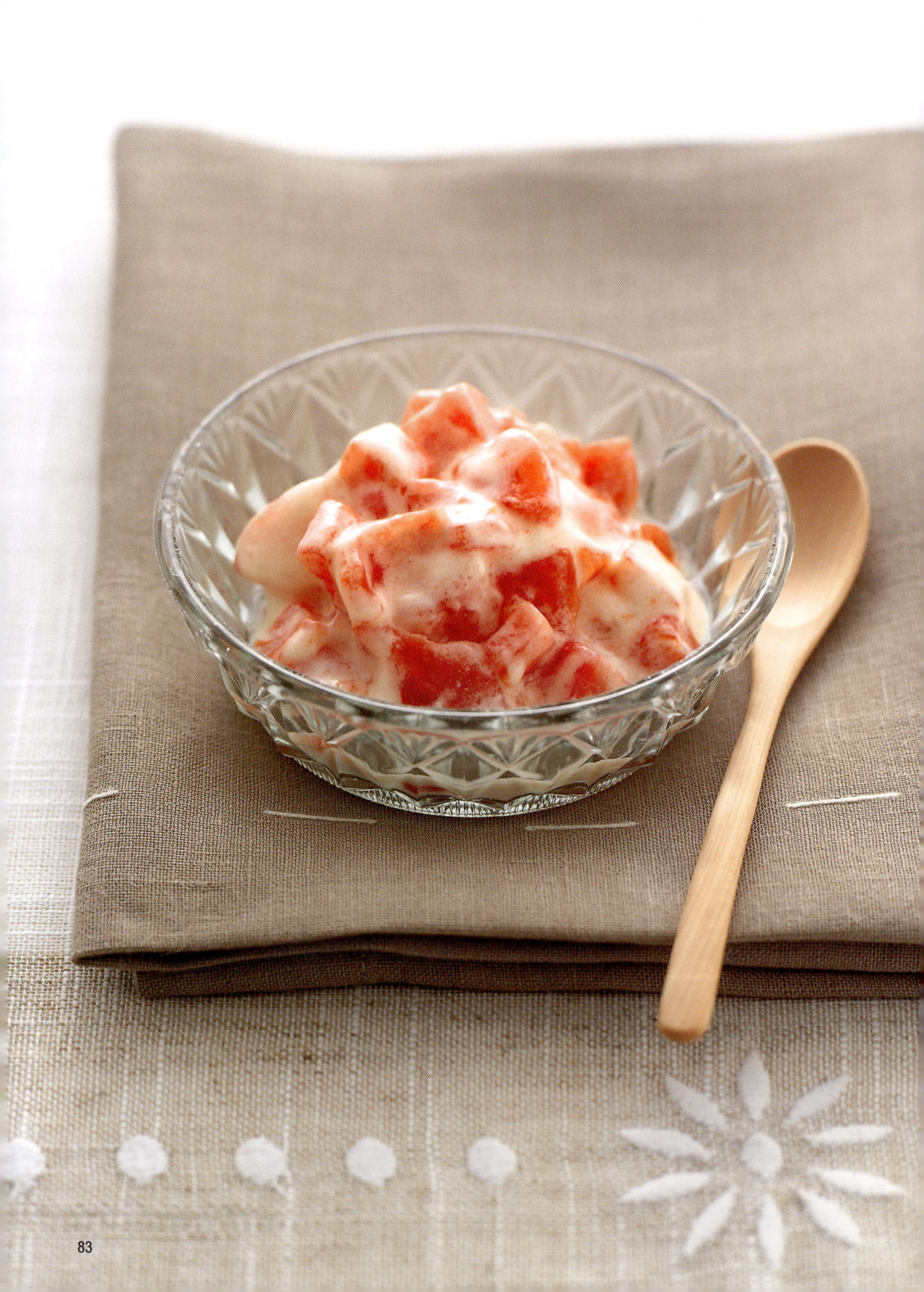

野菜の副菜

トマトの白あえ

酸味も甘味もたっぷり含む完熟のトマトと、まったりとした口当たりの白あえ衣とは出会いもの！ と驚きが走るおいしさです。トマトの皮や種は飲み込むときにむせやすいので、ていねいにとり除きます。ひと手間をかけるだけのことはある逸品です。白あえ衣は小分けして冷凍できるので、まとめ作りがおすすめです。

食べやすくするポイント

- トマトの皮と種は、むせる原因になりやすいのでとり除きます。
- トマトは加熱すると、とろりとしてより食べやすくなります。また、トマトの果汁で、あえ衣がさらにしっとりとして飲み込みやすくなります。
- あえ衣にサラダ油を加えると、のど越しがよくなり、飲み込みやすくなります。

トマトの白あえ

材料／2人分

トマト（完熟のもの）	150g
a 絹ごし豆腐	100g
砂糖	小さじ2
塩	2つまみ
サラダ油	小さじ2

1人分91kcal　塩分0.2g

作り方

1 トマトは皮を湯むきし、横半分に切ってへたと種を除く。1cmのさいの目に切る。

2 耐熱ボールに①を入れ、ふんわりとラップをかけて電子レンジ（600W）で1分加熱し、とろりとした状態にする。

3 フードプロセッサーに**a**を入れ、なめらかになるまで撹拌（かくはん）する。

4 ②に③を加えて混ぜる。

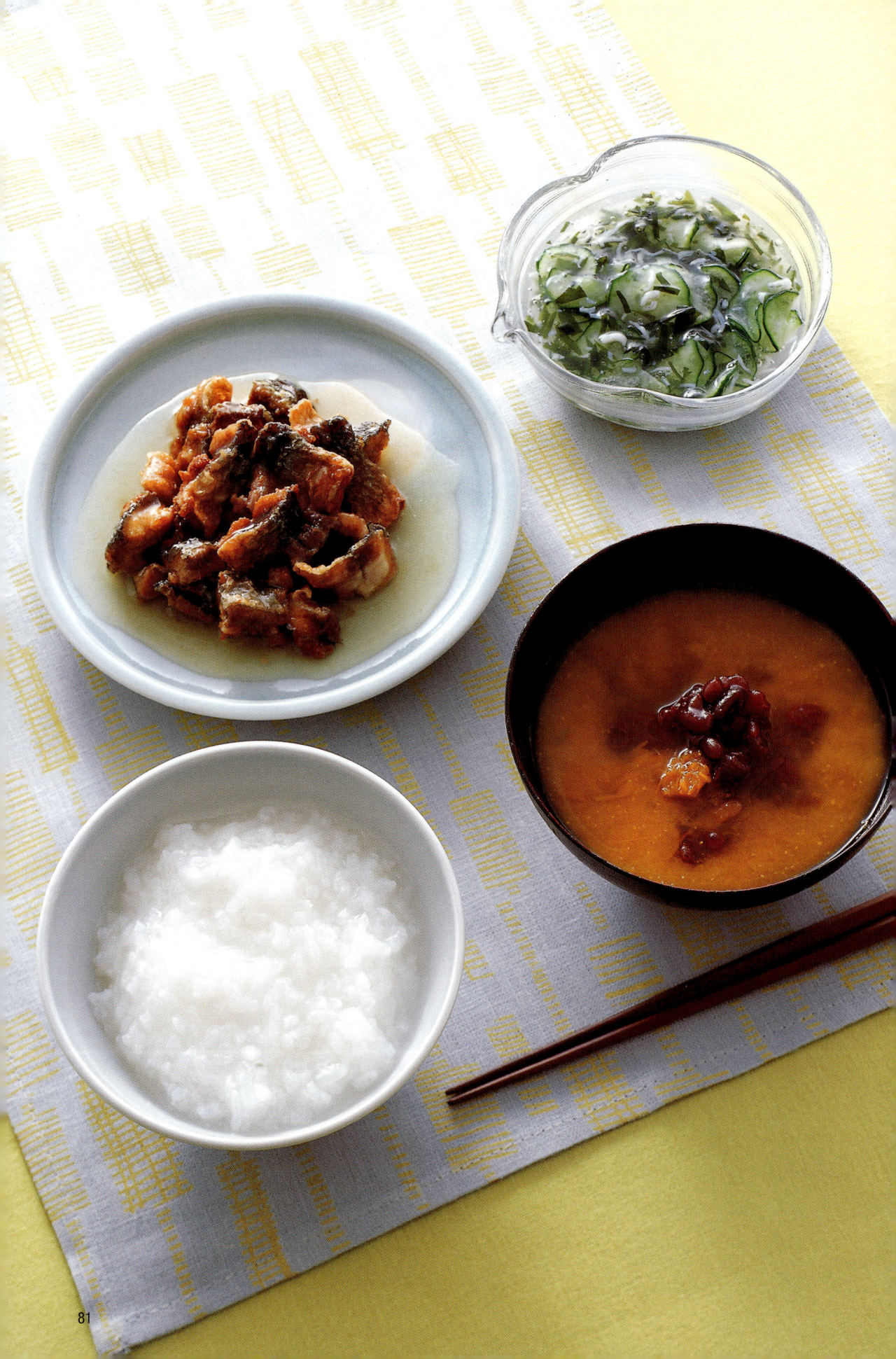

きゅうりとわかめの酢の物が副菜の献立

MENU
- サンマのから揚げあんかけ
- きゅうりとわかめの酢の物 作り方は78ページ
- くずしかぼちゃとあずきのみそ汁
- 全がゆ

1食分 **568kcal** 塩分 **2.5g**

副菜

献立のポイント

- サンマは小骨が多いので、口の中やのどに刺さらないように骨抜きでていねいに小骨をとり除きます。とりきれない小骨が残るので、3mm間隔に切り込みを入れて骨切りをします。
- ゆであずきとかぼちゃのほんのり甘いみそ汁は、やさしい味わいが高齢者に人気です。食物繊維の摂取源としておすすめです。かぼちゃは、見て楽しめるように形を少し残しておいてつぶします。

サンマのから揚げあんかけ

材料／2人分
- サンマ（三枚おろし）……………140g
- a ┌ しょうゆ・酒………各小さじ1
-   └ しょうが汁……………小さじ1/4
- 強力小麦粉………………大さじ1
- 揚げ油
- b ┌ だし………………………1/2カップ
-   │ みりん……………………小さじ2
-   └ うす口しょうゆ…………小さじ1
- c ┌ かたくり粉………………小さじ1
-   └ 水…………………………小さじ2

1人分 292kcal　塩分 1.0g

作り方

1. サンマは骨抜きでていねいに骨を抜き、表面に3mm間隔に切り込みを入れ、3cm幅に切る。aをからめて10分おく。
2. ①の汁けをきり、強力小麦粉をまぶす。170℃に熱した揚げ油で、うすいきつね色になるまで揚げる。
3. 小なべにbを入れて中火にかけ、煮立ってきたら、cを加えてとろみをつける。
4. 器に③を敷き、②を盛る。

くずしかぼちゃとあずきのみそ汁

材料／2人分
- かぼちゃ……………………………150g
- だし……………………………1・1/2カップ
- ゆであずき（市販品、加糖）……60g
- みそ……大さじ1　みりん……小さじ1
- とろみ調整食品（7ページ参照）……小さじ1/2

1人分 160kcal　塩分 1.0g

作り方

1. かぼちゃは種とわたを除き、皮をむいて3cm角に切る。
2. 耐熱ボールに入れ、水大さじ2を加え、ボールの両端を5mmほどあけてラップをする。電子レンジ（600W）で3分加熱し、フォークで軽くつぶす。
3. なべにだし、②、ゆであずきを入れて中火にかけてひと煮し、みそをとき入れ、みりんを加えてひと煮立ちさせる。
4. とろみ調整食品を加えて混ぜる。

全がゆ　作り方は107ページ

2人分 300g

1人分 89kcal　塩分 0g

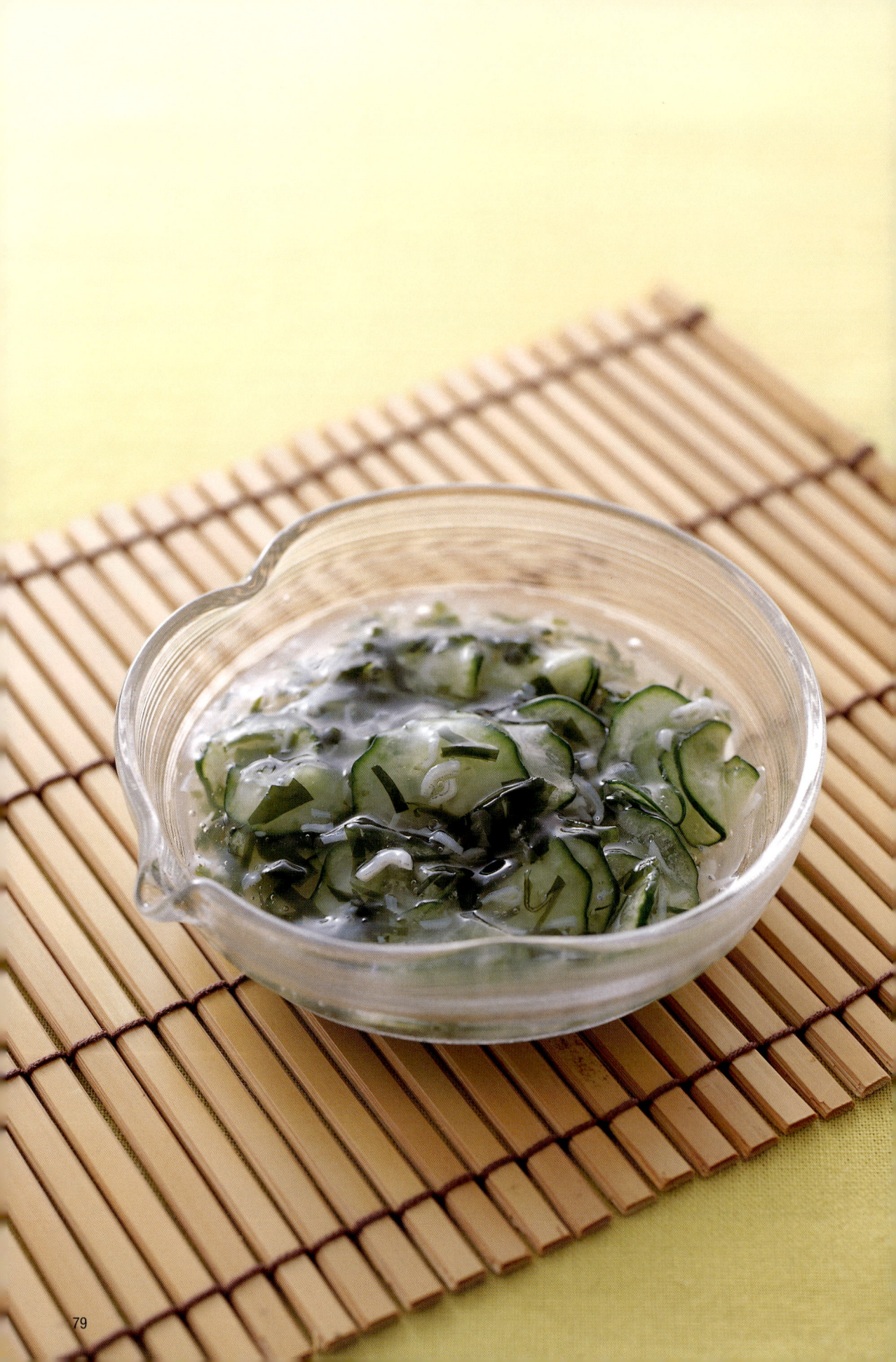

野菜の副菜

きゅうりとわかめの酢の物

介護食には、みじん切りがよいと考えられてきましたが、実際に口の中に入れてみると、バラバラと散ってしまい、唾液と混ぜてかたまり（食塊）にすることがむずかしいのです。

きゅうりは表面積が大きくなるように薄切りにして、塩もみすることで繊維をこわす調理法で舌や上あごだけでも噛みやすく仕上げました。

さらに、合わせ酢にとろみをつけてあえて飲み込みやすくします。

食べやすくするポイント

- きゅうりは食感を楽しむために1mm厚さの小口切りにします。塩でもんで繊維をほどよくこわし、食べやすくします。
- 合わせ酢にとろみをつけると、具がまとまるので飲み込みやすくなります。
- きゅうりを大きめに切っているので、わかめとシラス干しはみじん切りにして合わせ酢と一体化させ、噛む、飲み込む負担を少なくします。

副菜

きゅうりとわかめの酢の物

材料／2人分

- きゅうり ……………………… 1本
- 塩 ……………………………… 小さじ½
- カットわかめ ………………… 乾1g
- シラス干し …………………… 大さじ1
- 合わせ酢
  - だし ………………………… ½カップ
  - 酢・砂糖 …………………… 各小さじ2
  - うす口しょうゆ …………… 小さじ1
- とろみ調整食品（7ページ参照）…小さじ1

1人分27kcal　塩分0.5g

作り方

1 きゅうりは1mm厚さの小口切りにして塩をふり、しんなりするまでおいて軽くもみ、水けをかたく絞る。

2 わかめは水でもどし、沸騰湯でやわらかくゆでて水にとり、ざるにあげて水けをきる。

3 ②とシラス干しはみじん切りにする。

4 ボールに合わせ酢の材料を入れ、③、とろみ調整食品を加えて混ぜる。とろみがついたら①を加えて混ぜる。

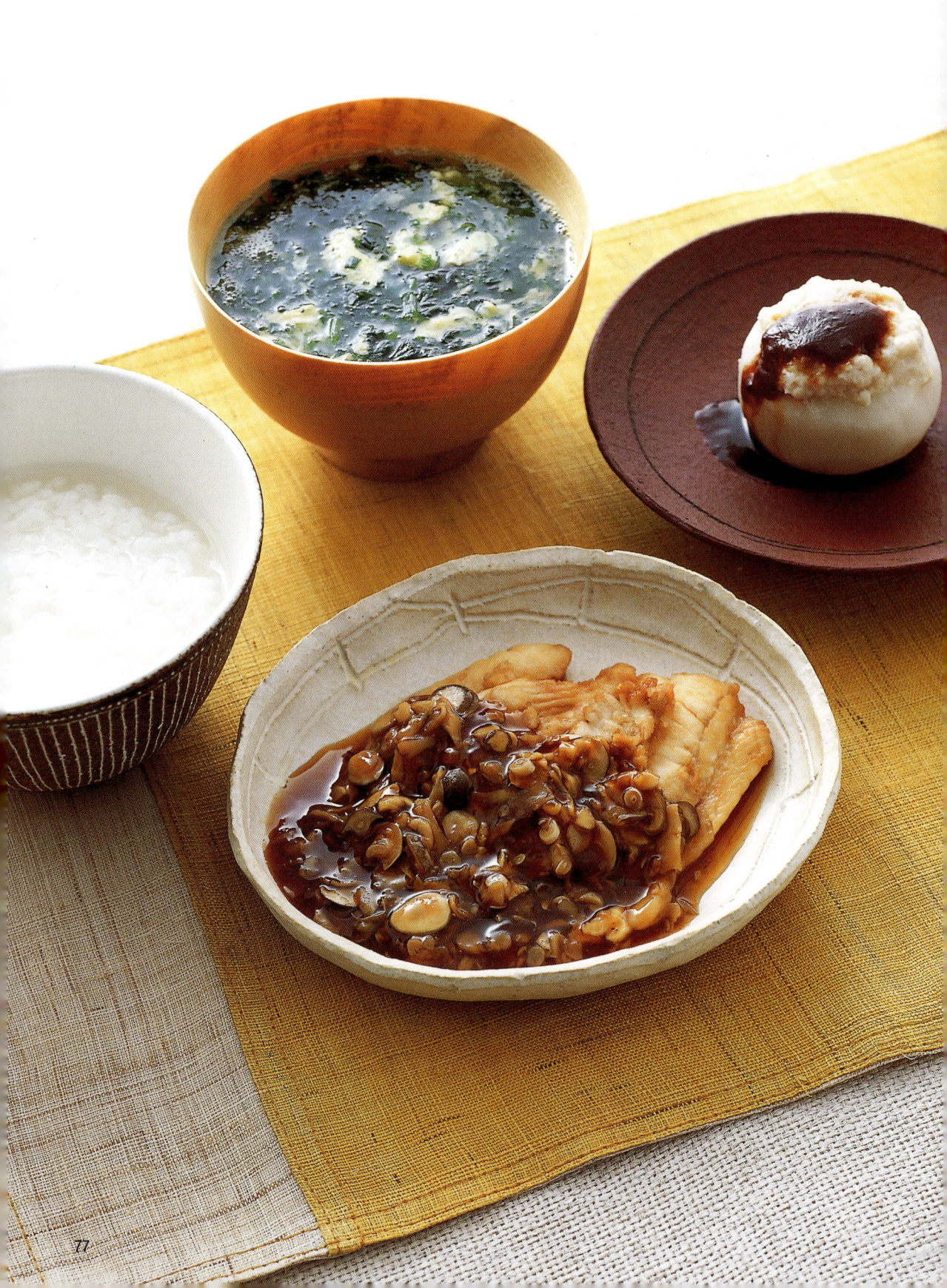

かぶのひき肉詰め煮が副菜の献立

MENU
- カレイの煮つけ
- かぶのひき肉詰め煮 作り方は74ページ
- ほうれん草のかきたま汁
- 全がゆ

1食分 336kcal 塩分3.4g

副菜

献立のポイント

- 脂がのっていて身のやわらかいカレイは、噛む力が弱い人でも食べやすい食材です。タラでも代用できます。
- 煮魚は煮汁にとろみをつけると、うま味を感じやすくなると同時に、むせずに飲み込みやすくなります。
- 介護食の場合、汁はおかず兼用と考えて野菜や適量のたんぱく質がとれるようにすると、栄養のバランスが整いやすくなります。
- 汁のとろみは飲み込む力に合わせて調整してください。

カレイの煮つけ

材料／2人分

カレイ	140g
しめじ類	60g
a しょうゆ	大さじ1½
砂糖・酒	各大さじ1
b 水	小さじ1
かたくり粉	小さじ⅓

1人分97kcal　塩分1.5g

作り方

1. カレイは三枚おろしにし、骨をとり除き、4等分に切る。
2. しめじは先端から5mm幅に切り、残った石づきは捨てる。
3. 耐熱ガラスボールに**a**を合わせ、①を加えてスプーンで汁をすくってかけ、②を加える。ボールの両端を5mmずつあけてラップをかけ、電子レンジ（600W）で4分加熱する。
4. 器にカレイとしめじを盛る。
5. 残った煮汁に混ぜ合わせた**b**を加え、電子レンジ（600W）で30秒加熱し、よく混ぜ、④にかける。

● **b**の代わりに、とろみ調整食品（7ページ参照）小さじ⅓を加えてもよい。その場合は⑤で加熱しなくてよい。

ほうれん草のかきたま汁

材料／2人分

ほうれん草	100g
だし	1½カップ
a うす口しょうゆ・酒	各小さじ2
塩	少量
b かたくり粉	大さじ½
水	大さじ1
とき卵	1個分

1人分63kcal　塩分1.3g

作り方

1. ほうれん草は、長さを半分に切る。なべに重曹水（水1カップに対して重曹小さじ⅓）を沸騰させ、ほうれん草を入れてやわらかくゆで、冷水にとり、水けを絞る。縦横に1cm間隔に切って水けを絞る。
2. なべにだしと①を入れて強火にかけ、煮立ってきたら弱火にして4～5分煮、**a**を加えて調味する。
3. 再び煮立ってきたら、混ぜ合わせた**b**を入れてとろみをつけ、とき卵をまわし入れる。卵が浮いてきたら、火を消す。

全がゆ　作り方は107ページ

2人分 300g

1人分89kcal　塩分0g

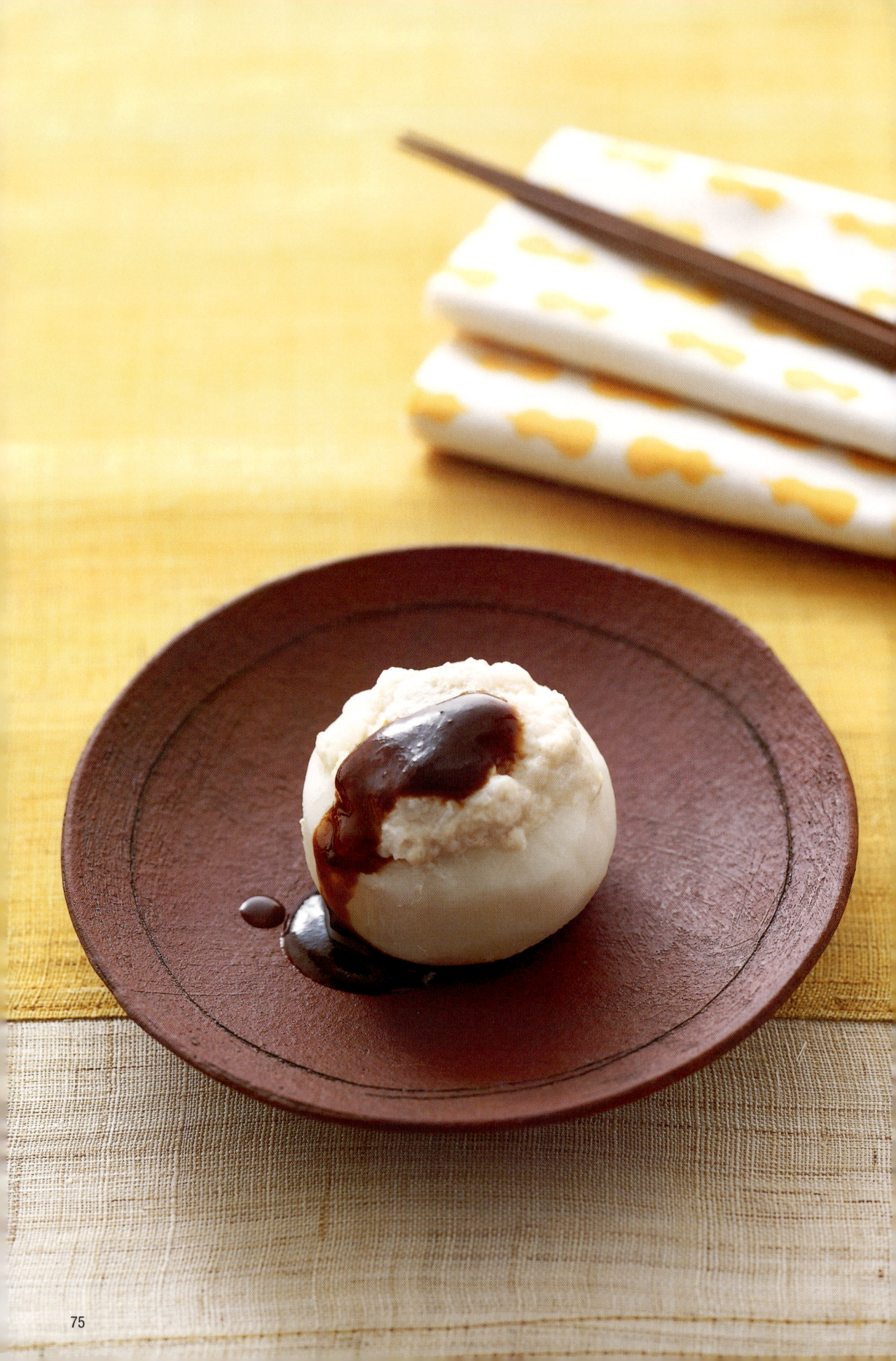

根菜の副菜

かぶのひき肉詰め煮

かぶはよく火を通すと箸で簡単にくずせるほどやわらかくなり、そのまま介護食に使える食材なのですが、鶏ひき肉を詰めてみました。質感の違う素材を加えることで、舌や上あご、歯茎などで噛まざるをえないようになっています。そうすることで脳にも刺激を与え、唾液の分泌を促します。噛むことは、究極の健康法です。

食べやすくするポイント

- 秋から冬にかけてのかぶは、火を通すと箸で簡単にくずせるほどやわらかくなるので、介護食に適した食材です。大根でも代用できます。
- ひき肉はフードプロセッサーで攪拌してなめらかにして使うと、飲み込みやすくなります。
- 練りみそは、とろみ調整食品でとろみをつけておくと、飲み込みやすいかたまり（食塊）が作りやすくなります。

副菜

かぶのひき肉詰め煮

材料／2人分

かぶ	2個(200g)
鶏ひき肉	40g
こんぶ	3×5cm角
a ［だし	大さじ1
赤だしみそ・みりん・砂糖	各小さじ2
とろみ調整食品（7ページ参照）	小さじ1/3

1人分87kcal　塩分0.6g

作り方

1 かぶは葉を切り落とし、厚めに皮をむく。側面と底を7mmほどの厚さに残してスプーンで中身をくりぬき、カップを作る。

2 耐熱ガラスボールにこんぶを敷き、①とくりぬいたかぶの切れ端を入れ、水大さじ2を加え、両端を5mmずつあけてラップをかける。電子レンジ(600W)で4分加熱する。

3 鶏ひき肉とくりぬいたかぶの切れ端を、フードプロセッサーに入れてペースト状に攪拌する。

4 ②のかぶのカップに③を詰めて、耐熱皿にのせ、ふんわりとラップをかけて、電子レンジ(600W)で1分加熱する。

5 ボールにaを入れてなめらかになるまで混ぜ、とろみ調整食品を加える（練りみそ）。

6 器に④を盛り、⑤をかける。

野菜類を食べやすくするポイント

芋類、かぼちゃ

でんぷんを多く含んでいるので、加熱するとねっとりしたりホクホクしたりして食べにくくなります。牛乳やバターなどを加え、フードプロセッサーにかけてトロリとゆるめのマッシュ状に仕上げると、飲み込みやすくなります。

煮込むための角切りや乱切りにして、煮くずれるまでやわらかく煮込むと食べやすくなり、汁にもとろみがつきます。

根菜類、乾物（切り干し大根、干ししいたけ）

大根やかぶなどの根菜は、充分に加熱すればとろけるようにやわらかくなるので大きく切って煮ます。あるいは小かぶはまるごと煮るなどして、姿形を楽しみましょう。にんじん、れんこん、ごぼう、切り干し大根、干ししいたけなどがおすすめです。

繊維がやわらかくなり、緑色も鮮やかになります。

包丁で、大きめのみじん切りにしてから煮込みます。不ぞろいの形にすることで、舌と上あごで押しつぶして唾液とともに食塊（飲み込みやすいかたまり）を形成し、のどの奥に運ぶ、いわゆる嚙むという動作を誘い、消化液も充分に出て、おいしく食べることができます。

乱切りで煮込むことの多い和風料理の場合、フードプロセッサーか包丁で、大きめのみじん切りにして、煮込みなどには角切りにして、煮くずれるまで煮込むと食塊（飲み込みやすいかたまり）になって食べやすくなります。

葉野菜（ほうれん草、小松菜、水菜、白菜、キャベツなど）

ゆでた葉野菜は、お浸し、あえ物、添え野菜、汁物にと活躍します。しかし、歯を失ったり、飲み込む力が衰えたりしてくると、葉物は噛みにくく、飲み込みにくい食品になります。

野菜の繊維はやっかいです。通常よりやわらかくゆでましょう。それでもかたく感じる場合、重曹水（水1カップに重曹小さじ1/3）でゆでるのがおすすめです。重曹のアルカリ作用で、

ゆで葉野菜は水けを絞って端から切ると葉の部分は細かくなりますが、茎の部分は横に細長い形になってしまいます。これが口の中で広がると、食塊（飲み込みやすいかたまり）を作ることができません。葉の部分には必ず縦方向に包丁を入れたり、縦横に刻んだりすることが必要です。

ピーマン、セロリ

種や筋を除き、細かく、不ぞろいのみじん切りにします。不ぞろいのほうが噛みやすく、食塊（飲み込みやすいかたまり）を作りやすいのです。

トマト

皮や種はむせやすいので、皮は湯むきし、種もていねいにとり除きます。

きゅうり、うり、ゴーヤー

きゅうりなど生野菜の刻み食は、実際に口に入れてみるとバラバラに散ってしまい、歯や歯茎でつぶして唾液を混ぜ合わせて食塊（飲み込みやすいかたまり）にすることができません。きゅうり、うり、ゴーヤーなどはある程度面積がある薄切りにして、塩をふってもんで繊維をほどよくこわし、水洗いして水けをかたく絞ります。そして、とろみをつけた甘酢やだししょうゆであえると、スプーンで口に運びやすくなり、野菜の香りや質感も味わうことができます。

副菜

副菜は、野菜、きのこ、海藻、芋を主な材料にしたサブのおかずです。高齢者に不足しがちなミネラルやビタミン、食物繊維をとることができます。

副菜の適量は、たんぱく質食品の1.5倍で、約75g

主菜であるたんぱく質食品と野菜（きのこ、海藻、芋を含む）の重量は、1対1.5の割合にします。

高齢者は、唾液の分泌量が減って噛む力が低下し、消化器の力も弱くなっているので、野菜が多すぎると食事や消化に時間がかかり、次の食事時間がきてもおなかがすいていない状態になったりします。このくらいの割合が適量でしょう。

一食あたりのたんぱく質食品の重量は、最低でも50gですから、副菜の野菜、きのこ、海藻などはその1.5倍の75gを使うようにします。野菜類75gのうち、緑黄色野菜は25g、淡色野菜は50gを目安にします。

主菜に野菜を添えたり、汁物に加えたりしたときは、野菜の重量としてカウントします。

また、たんぱく質食品の量を増やした場合、その量に比例して副菜の量も増やします。

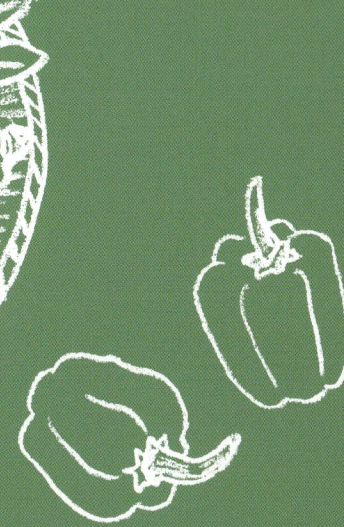

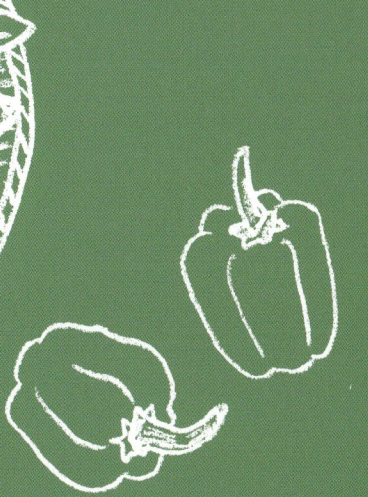

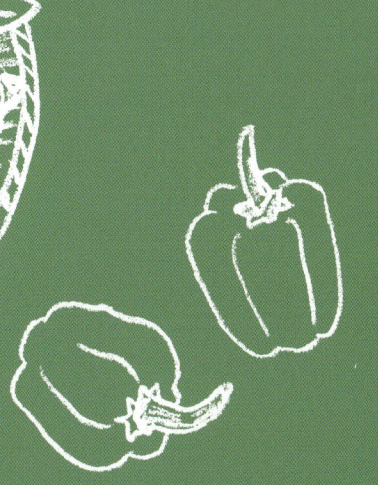

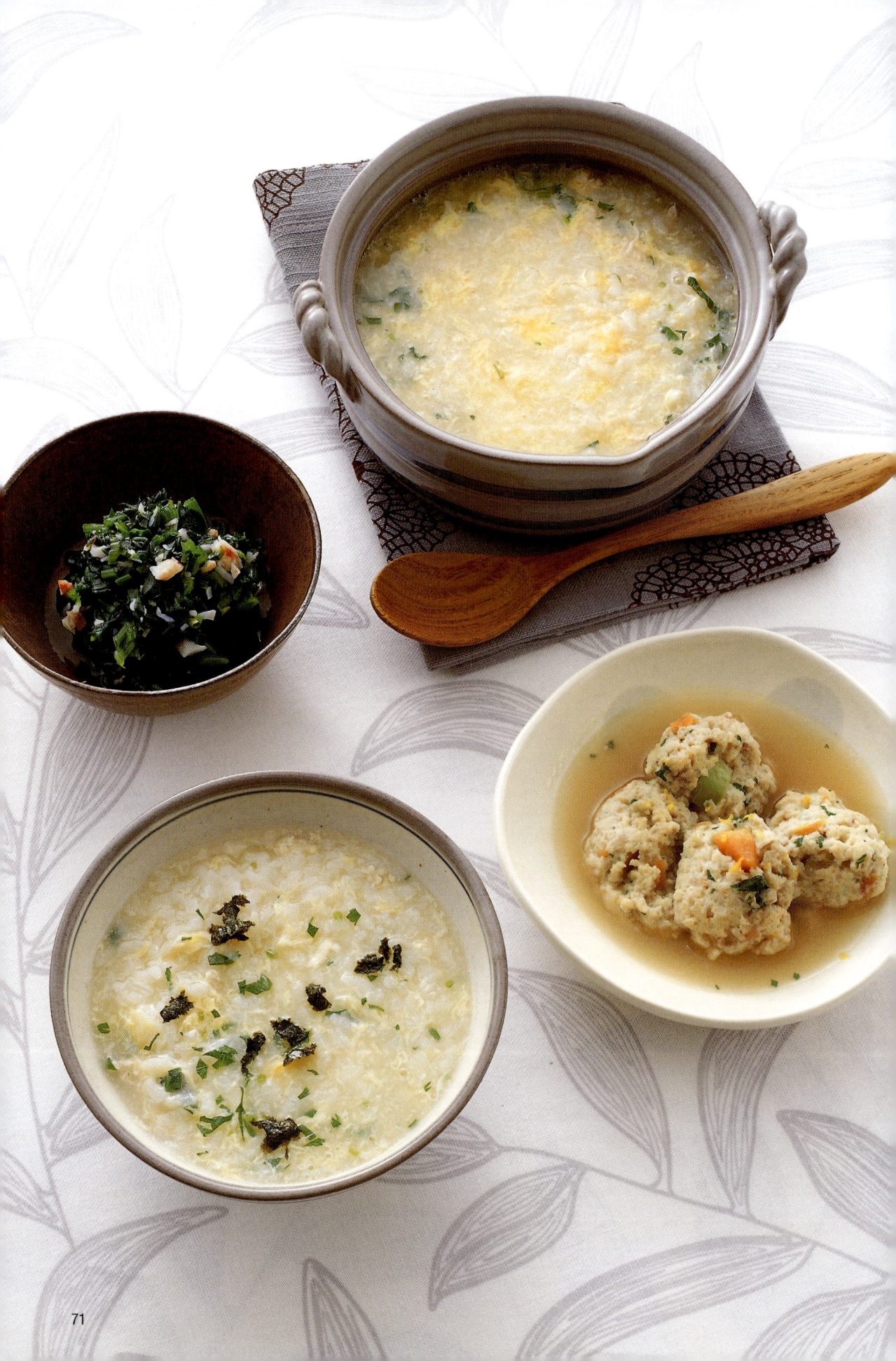

手作りがんもどきが主菜の献立

MENU
- 手作りがんもどき 作り方は68ページ
- ほうれん草とカニのお浸し
- 親子雑炊

献立のポイント
- ほうれん草は重曹を加えた湯でゆでると、色鮮やかに、やわらかくゆでることができます。
- 雑炊は、和風だしに鶏がらだしを加えるとうま味が深くなり、さらにおいしく仕上がります。
- 雑炊は茶わんなどにとり分けて、やけどをしないように適度にさましてから食べるようにしましょう。

1食分 **416**kcal 塩分 **3.3**g

主菜

ほうれん草とカニのお浸し

材料／2人分
- ほうれん草 ……………………150g
- カニの身 …………………………20g
- a [だし ……………………… ¼カップ
  - しょうゆ …………………… 小さじ1
  - 砂糖・サラダ油・とろみ調整食品（7ページ参照）…… 各小さじ½]

1人分37kcal　塩分0.6g

作り方

1 なべに重曹水（水1カップに対して重曹小さじ⅓）を沸騰させ、ほうれん草をやわらかくゆでる。冷水にとり、水けを絞る。

2 ほうれん草をみじん切りにし、再び軽く水けを絞る。カニは軟骨を除き、細かく刻む。

3 ボールにaを混ぜ合わせ、②を加えてあえる。

親子雑炊

材料／2人分
- 軟飯（106ページ参照）……………300g
- 鶏胸肉（皮を除く）……………50g
- だし ……………………………1カップ
- a [しょうゆ・酒 …… 各小さじ2
  - 顆粒鶏がらだし ……… 小さじ½]
- とき卵 ……………………… 1個分
- 三つ葉（みじん切り）…… 2本（8g）
- 焼きのり（細かくもむ）……… 少量

1人分242kcal　塩分1.6g

作り方

1 鶏肉はフードプロセッサーでみじん切りにする。

2 なべにだしを注いで中火にかけ、煮立ったらaで調味し、①を加えてほぐしながら煮る。肉の色が変わったら軟飯を加え、再び煮立ってきたら弱火にしてごはんがだしを吸ってふくらむまで、2〜3分煮る。

3 とき卵と三つ葉を加えて混ぜ、卵がかたまってきたら火を消す。

4 器にとり分け、のりを散らす。

70

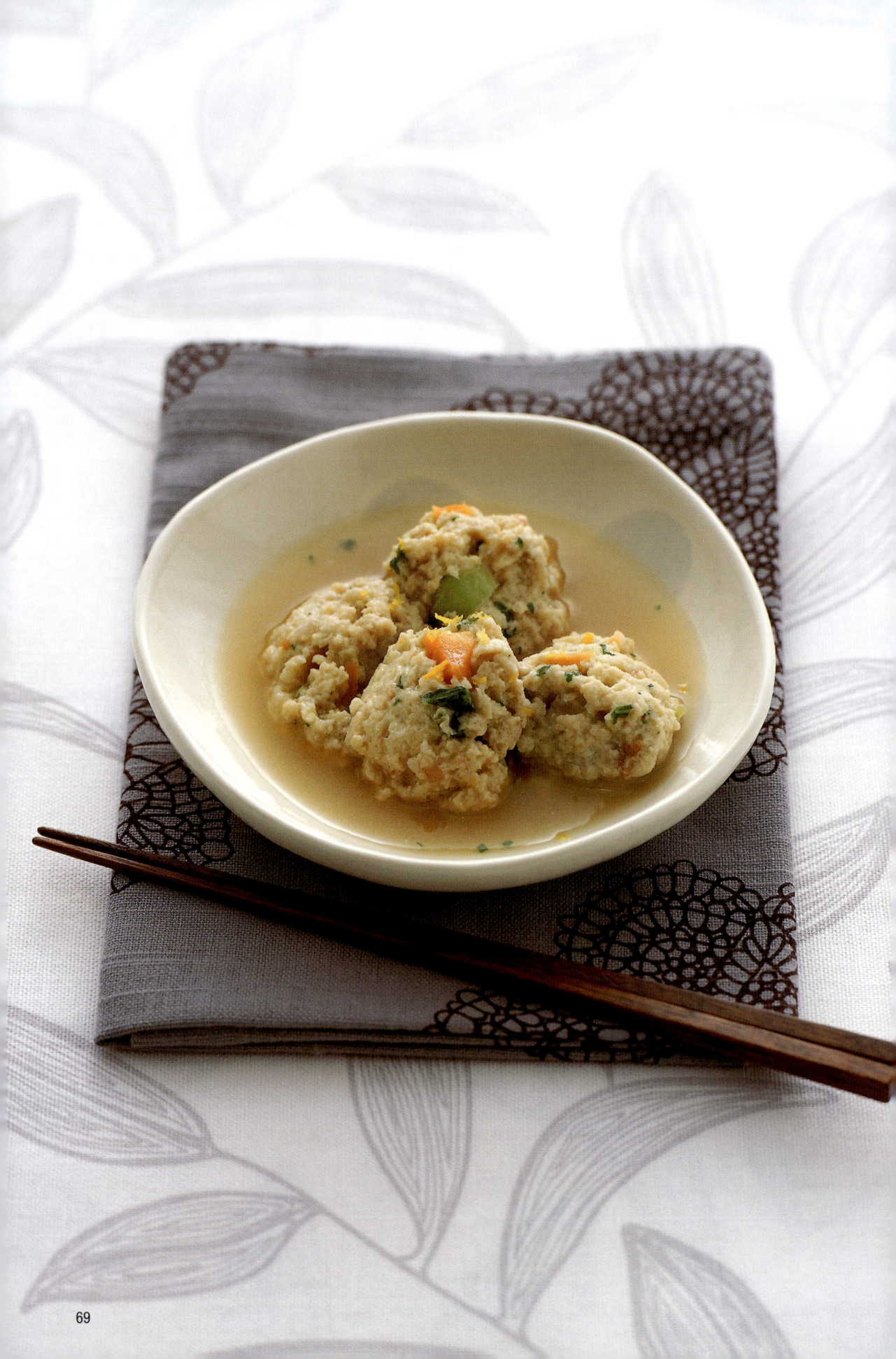

豆腐製品の主菜

手作りがんもどき

植物性たんぱく質源の豆腐に、動物性たんぱく質源のエビと豚肉、さらに小松菜、にんじんなどの野菜を加えた主菜にも副菜にもなるがんもどきです。本来は油で揚げるのですが、やわらかく仕上がるように煮て作ります。つなぎにはんぺんを加えているので、口の中でほろりとくずれ、おいしさが広がります。

食べやすくするポイント

- 揚げずに煮て作るがんもどきなので、口に入れると、ほろりとくずれるやわらかさです。
- ゆずの皮をすりおろして散らすと香りがよく、食欲増進につながります。
- あんをからめながらいただくと、よりしっとりとして飲み込みやすくなります。あんの濃度は、飲み込む力に応じて加減してください。

主菜

手作りがんもどき

材料／2人分

もめん豆腐	80g
はんぺん	50g
むきエビ	30g
にんじん	40g
小松菜	1本(20g)
豚ひき肉	40g
かたくり粉	大さじ1
a ┌ だし	80mℓ
├ みりん	小さじ2
└ うす口しょうゆ	小さじ1
とろみ調整食品（7ページ参照）	小さじ1〜1½
ゆずの皮のすりおろし	少量

1人分137kcal　塩分1.1g

作り方

1. 豆腐はペーパータオルにのせて水けをきり、4等分に切る。はんぺんも4等分に切る。エビは背わたを除き、小松菜は端からあらく刻む。
2. にんじんは4等分に切り、耐熱ボールに入れて水大さじ1を加え、ふんわりとラップをかけ、電子レンジ（600W）で1分加熱し、湯をきる。
3. フードプロセッサーに①②と豚ひき肉、かたくり粉を入れ、全体が混ざるまで攪拌する。
4. 耐熱ボールに**a**を合わせ、③をスプーンですくって梅干し大に形を整えて加える。ふんわりとラップをかけ、電子レンジ（600W）で4分加熱する。
5. とり出してラップをはずし、器にがんもどきを盛る。
6. 煮汁にとろみ調整食品を加えてなめらかになるまで混ぜ、とろみをつけてあんを作る。⑤のがんもどきにかけ、ゆずの皮を散らす。

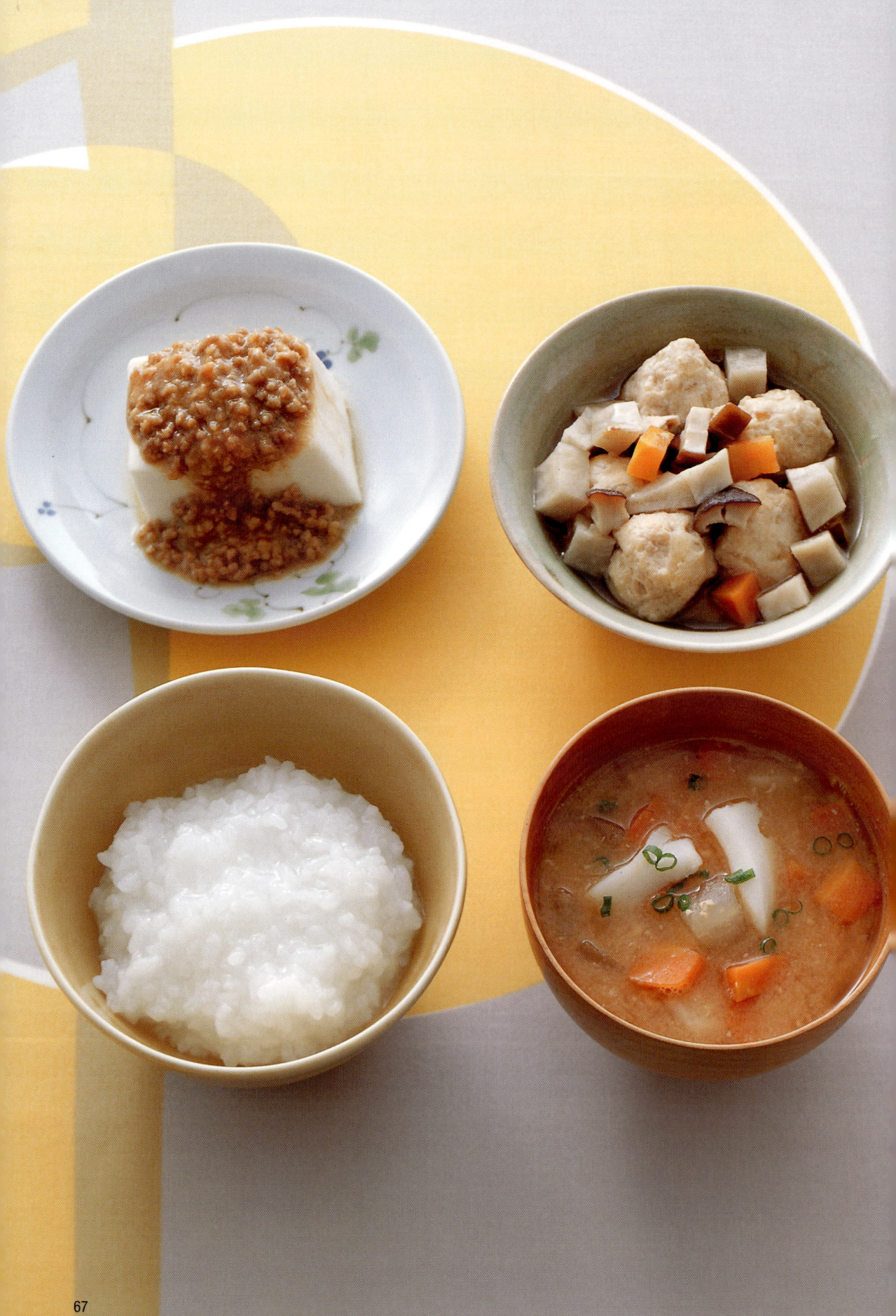

豆腐のひき肉みそかけが主菜の献立

MENU
豆腐のひき肉みそかけ
鶏団子と野菜のうま煮
タラの具だくさんみそ汁
全がゆ

作り方は64ページ

1食分 **437**kcal
塩分 **2.8**g

献立のポイント

- うま煮の野菜は小さめに切り、重曹を加えた湯で下ゆでしてやわらかくしてから煮ます。
- うま煮の鶏団子はパン粉を加えることで、やわらかな食感に仕上がります。
- みそ汁に使うタラは骨や皮をていねいにとり除いてください。野菜は好みのもので代用することができます。
- みそ汁は、良質たんぱく質源であるタラ、ビタミンや食物繊維が豊富な野菜を入れて、栄養不足解消に役立つ一品にします。

主菜

鶏団子と野菜のうま煮

材料／2人分
里芋	60g
生しいたけ・にんじん・玉ねぎ	各20g
鶏ひき肉	100g
a 牛乳	大さじ1½
a パン粉	大さじ1
a かたくり粉	小さじ1
だし	¾カップ
b 砂糖・しょうゆ	各小さじ2
b みりん	小さじ1
とろみ調整食品（7ページ参照）	小さじ½

1人分147kcal　塩分0.7g

作り方
1 里芋は1cmのさいの目に切る。生しいたけは軸を除いて厚みを半分に切り、1.5cm角に切る。にんじんは1cm角に切る。
2 なべに重曹水（水1カップに対して重曹小さじ⅓）を沸騰させ、①を入れてやわらかくなるまでゆで、湯をきる。
3 玉ねぎは1cm角に切り、耐熱ボールに入れ、ボールの両端を少しずつあけてラップをかけ、電子レンジ（600W）で30秒加熱する。
4 フードプロセッサーに鶏ひき肉、③、aを入れてなめらかになるまで攪拌し、直径1.5～2cmの団子状に丸める。
5 なべにだしを入れて火にかけ、煮立ったら④を加える。アクを除き、②、bを加えて煮汁が半量になるまで煮る。とろみ調整食品を加えて混ぜる。

タラの具だくさんみそ汁

材料／2人分
タラ	40g
さつま芋・にんじん・大根	各50g
だし	1½カップ
みそ	小さじ4
小ねぎ	少量

1人分86kcal　塩分1.4g

作り方
1 タラは骨と皮を除き、8等分に切る。
2 さつま芋は皮を除いて一口大に切り、にんじん、大根は小さめの乱切りにする。
3 小ねぎは小口から1mm幅に切る。
4 なべに重曹水（水1カップに対して重曹小さじ⅓）を沸騰させ、②を入れてやわらかくゆで、湯をきる。
5 なべにだしを入れて火にかけ、煮立ったら①④を加えて煮、タラに火を通す。みそをとき入れてひと煮立ちさせ、火を消して小ねぎを加える。

全がゆ　作り方は107ページ

2人分 300g

1人分89kcal　塩分0g

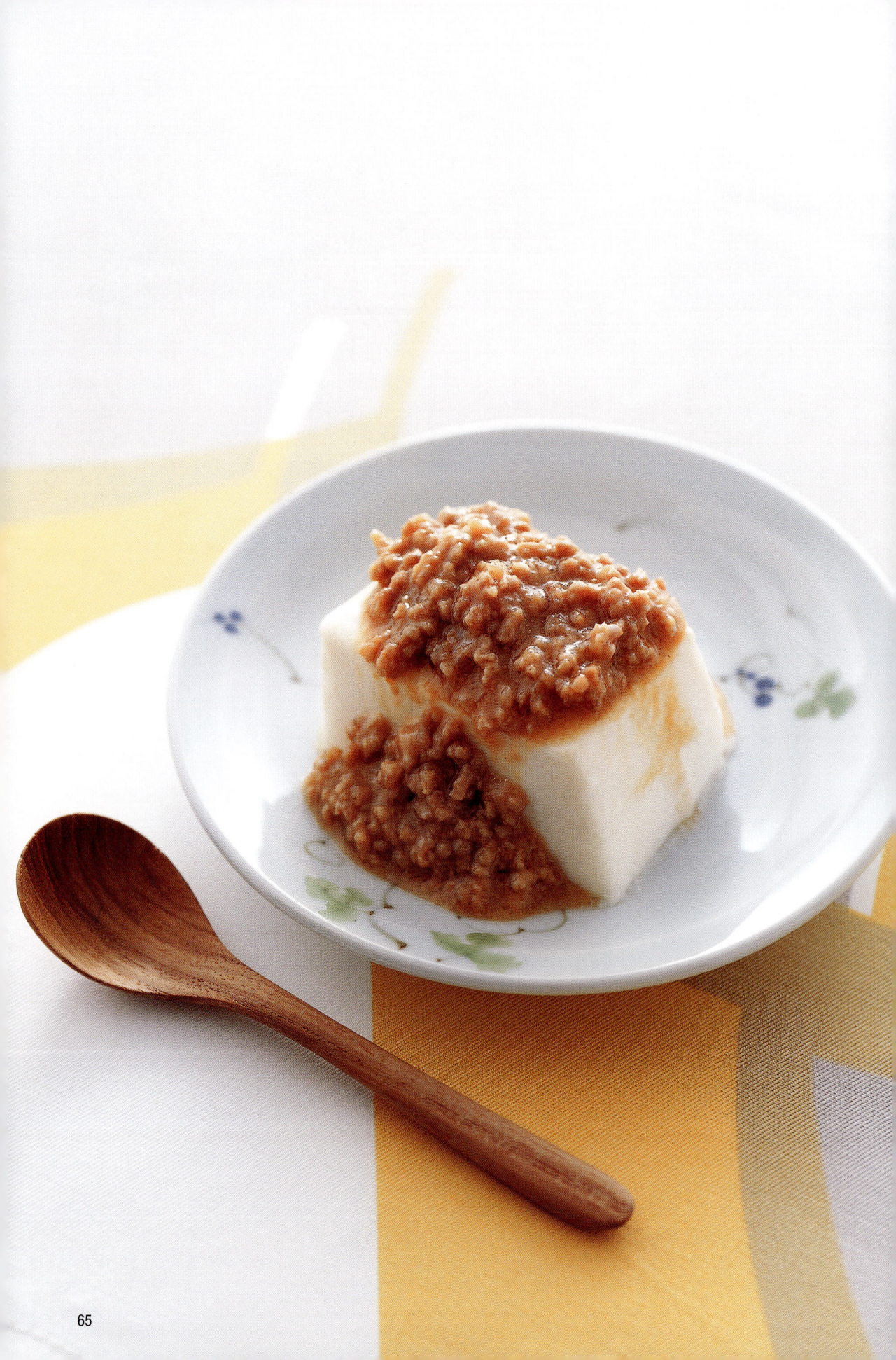

豆腐の主菜

豆腐のひき肉みそかけ

日本の伝統料理〝豆腐の田楽〞を食べやすくアレンジしました。温泉地の湯豆腐のなめらかさは有名ですが、ゆで湯に重曹を加えることで、同様の効果が生まれます。豆腐を重曹を加えた湯で、とろけるような舌ざわりにゆでます。ひき肉は電子レンジで加熱してフードプロセッサーにかけることでふわふわの食感にし、あんに仕上げると、豆腐とよくからみます。

食べやすくするポイント

- 豆腐は重曹入りの沸騰湯でゆでると、とろけるようななめらかな食感になります。ゆですぎるとすが入るので注意しましょう。
- 絹ごし豆腐は舌ざわりがなめらかなので高齢の人に好まれますが、たんぱく質はもめん豆腐のほうが100gあたり1.5gほど多く含んでいます。栄養バランスを考慮して、好みのほうを使ってください。
- ひき肉は加熱後、フードプロセッサーでそぼろ状にすると、飲み込みやすくなります。

主菜

豆腐のひき肉みそかけ

材料／2人分
絹ごし豆腐 ……………………… 160g
豚ひき肉 ………………………… 50g
酒 ………………………………… 大さじ1
a ┌ 水 …………………………… 大さじ1
　│ 砂糖・みそ・酒 …………… 各小さじ2
　└ おろしにんにく …………… 小さじ1/5

1人分115kcal　塩分0.7g

作り方
1 耐熱ボールに豚ひき肉と酒を入れ、ボールの両端を少しずつあけてラップをかける。電子レンジ(600W)で1分加熱する。蒸し汁ごとフードプロセッサーに入れ、そぼろ状に攪拌し、耐熱ボールに戻し入れる。

2 ①にaを加えて混ぜ、ふんわりとラップをかけ、電子レンジ(600W)で1分加熱する。

3 なべに重曹水(水1カップに対して重曹小さじ1/3)を沸騰させ、豆腐を入れ、ゆらゆらと動き始めたら火を消す。

4 器に湯をきった豆腐を盛り、②をかける。

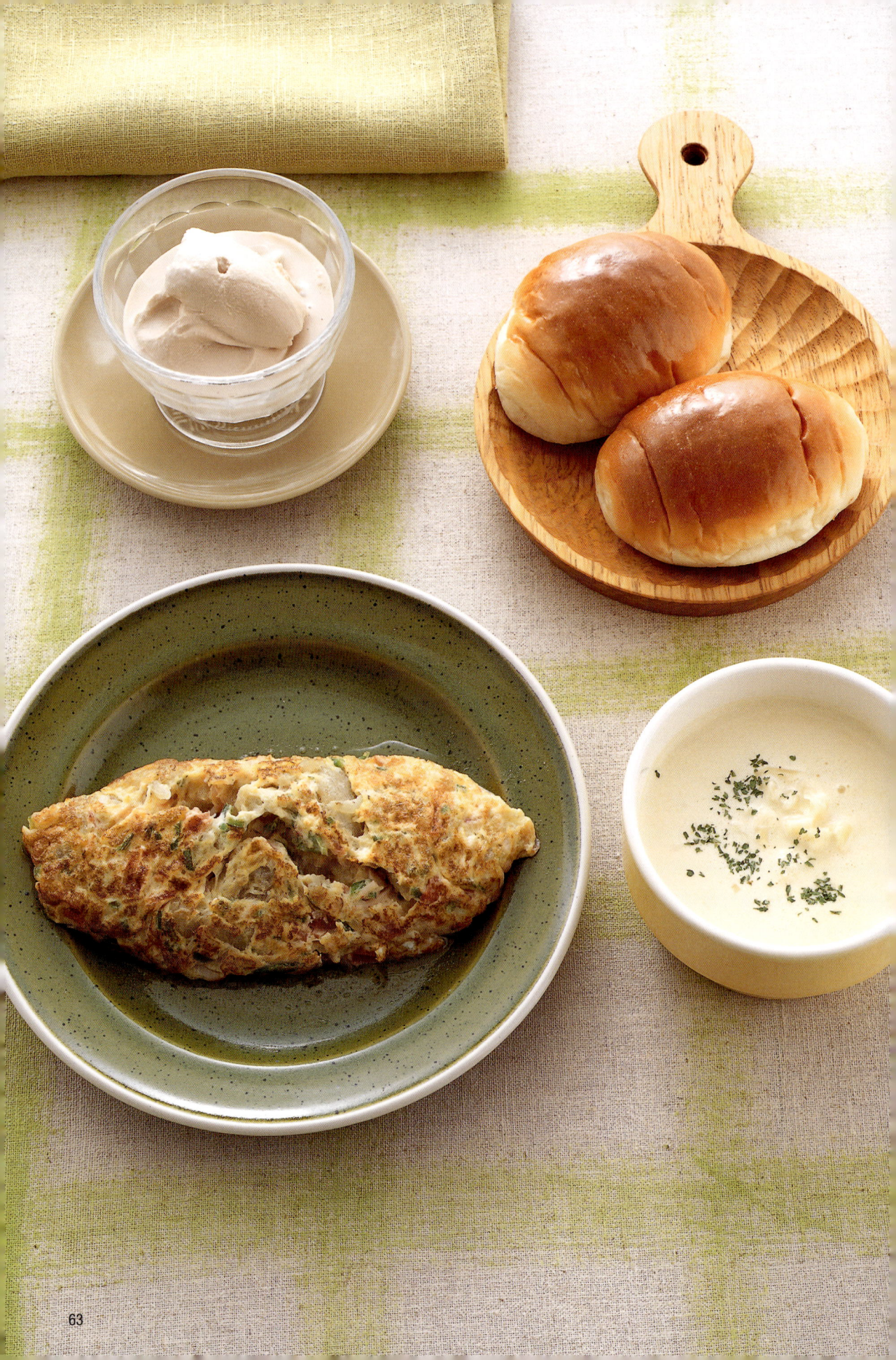

具だくさんスペイン風オムレツが主菜の献立

MENU
- 具だくさんスペイン風オムレツ 作り方は60ページ
- マカロニ野菜スープ
- ロールパン
- 黒糖アイスクリーム

1食分 **721kcal** 塩分 **1.9g**

献立のポイント
- 「マカロニ野菜スープ」は野菜をバターでいためることで風味をよくし、食欲アップを促します。
- 「黒糖アイスクリーム」は、不足しがちな乳製品をとることができ、食が細い人にはエネルギー摂取にも役立ちます。

主菜

マカロニ野菜スープ

材料／2人分
マカロニ	乾20g
にんじん・玉ねぎ・トマト	各30g
バター	小さじ2（8g）
水	140mℓ
ホールコーン缶	50g
顆粒鶏がらだし（減塩タイプ）	ミニスプーン1※
牛乳	1カップ
生クリーム	3カップ
塩・こしょう	各少量
乾燥パセリ（粉末）	少量

1人分250kcal　塩分0.6g

作り方
1 マカロニは沸騰湯でやわらかくゆで、湯をきってみじん切りにする。
2 にんじんと玉ねぎは薄切りにし、トマトは1cm角に切る。
3 なべににんじんと玉ねぎ、バターを入れて中火にかけていため、玉ねぎが透き通ってきたら分量の水を注ぎ、コーン、トマト、顆粒鶏がらだしを加えてにんじんがやわらかくなるまで煮る。
4 ③をミキサーに移し入れ、牛乳と生クリームを加えてなめらかになるまで攪拌する。
5 ④をなべに戻し入れ、中火にかけて温め、①を加えて塩、こしょうで味をととのえる。
6 器に盛り、乾燥パセリを散らす。

黒糖アイスクリーム

材料／2人分
卵黄	1個
黒砂糖（粉末）	60g
牛乳	大さじ2
卵白	1個分
塩	ひとつまみ
生クリーム	1/2カップ

1人分123kcal　塩分0.1g

作り方
1 ボールに卵黄、黒砂糖、牛乳を入れ、湯せんにかけながら2倍ほどのかさになるまで泡立て器で泡立てる。
2 別のボールに卵白を入れ、塩を加えて泡立て器で角が立つまでかたく泡立てる。
3 別のボールに生クリームを入れ、角が立つまでかたく泡立てる。
4 ①のボールに②③を加えて泡立て器で混ぜ合わせ、ふたつきの容器に移し入れ、冷凍庫に4～5時間入れて凍らせる。

ロールパン
2人分 小4個（120g）

1人分168kcal　塩分0.7g

※ミニスプーン1は1mℓ。

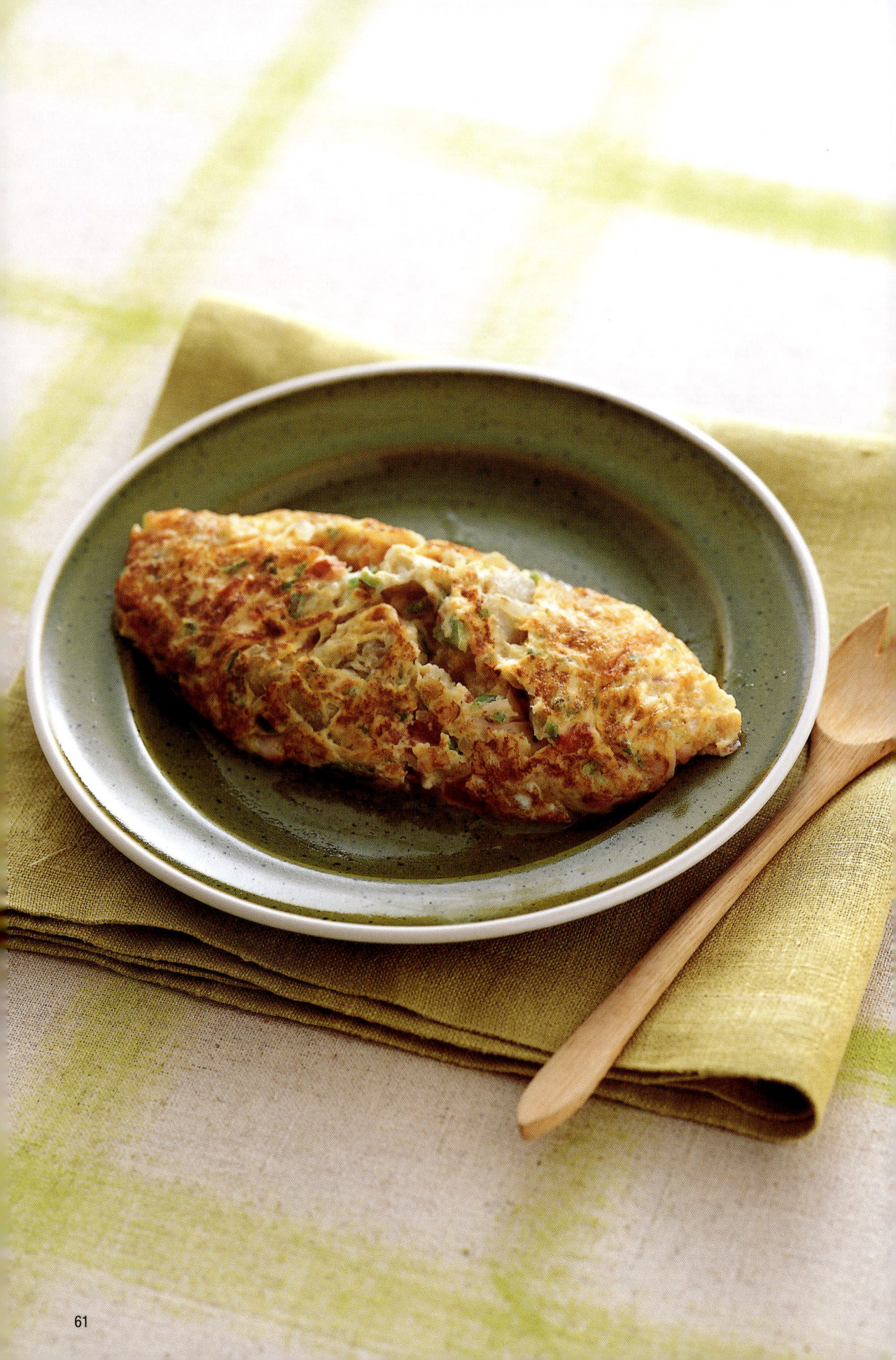

卵の主菜

具だくさんスペイン風オムレツ

オムレツの中に野菜などを入れて具だくさんにすると、いろいろな食材がいっしょにとれる栄養価の高い料理になります。具や卵を口の中でまとめて食べやすくするために、じゃが芋をすりおろして電子レンジで加熱し、とき卵に加えます。適度なとろみがつき、飲み込みやすく、また食べやすくなります。

食べやすくするポイント

- たんぱく質と野菜、芋がバランスよくとれる一品です。
- じゃが芋をすりおろして加えることで、オムレツの具がまとまりやすくなります。食べるときにポロポロしないので、飲み込む力の低下した人でも食べやすくなります。

具だくさんスペイン風オムレツ

材料／2人分

じゃが芋	100g
玉ねぎ	50g
トマト（完熟）	小1個（100g）
ピーマン	1個（30g）
ハム（薄切り）	20g
卵	2個
塩・こしょう	各少量
サラダ油	小さじ2

1人分180kcal　塩分0.5g

作り方

1 じゃが芋は皮をむいてすりおろし、玉ねぎはみじん切りにする。耐熱ボールに入れてラップをかけ、電子レンジ（600W）で3分加熱する。

2 トマトはへたを、ピーマンはへたと種を除き、ハムとともにそれぞれ5mm角に切る。

3 別のボールに卵を割りほぐし、塩、こしょうを加えて混ぜ、①②を加えて混ぜる。

4 フライパンにサラダ油小さじ1を熱し、③の半量を流し入れて大きく混ぜ、半熟状になったら片側に寄せて木の葉形に成形する。フライパンに皿をかぶせてとり出し、そのまま滑らせてフライパンに戻し入れて裏側も焼く。残りも同様にして焼く。

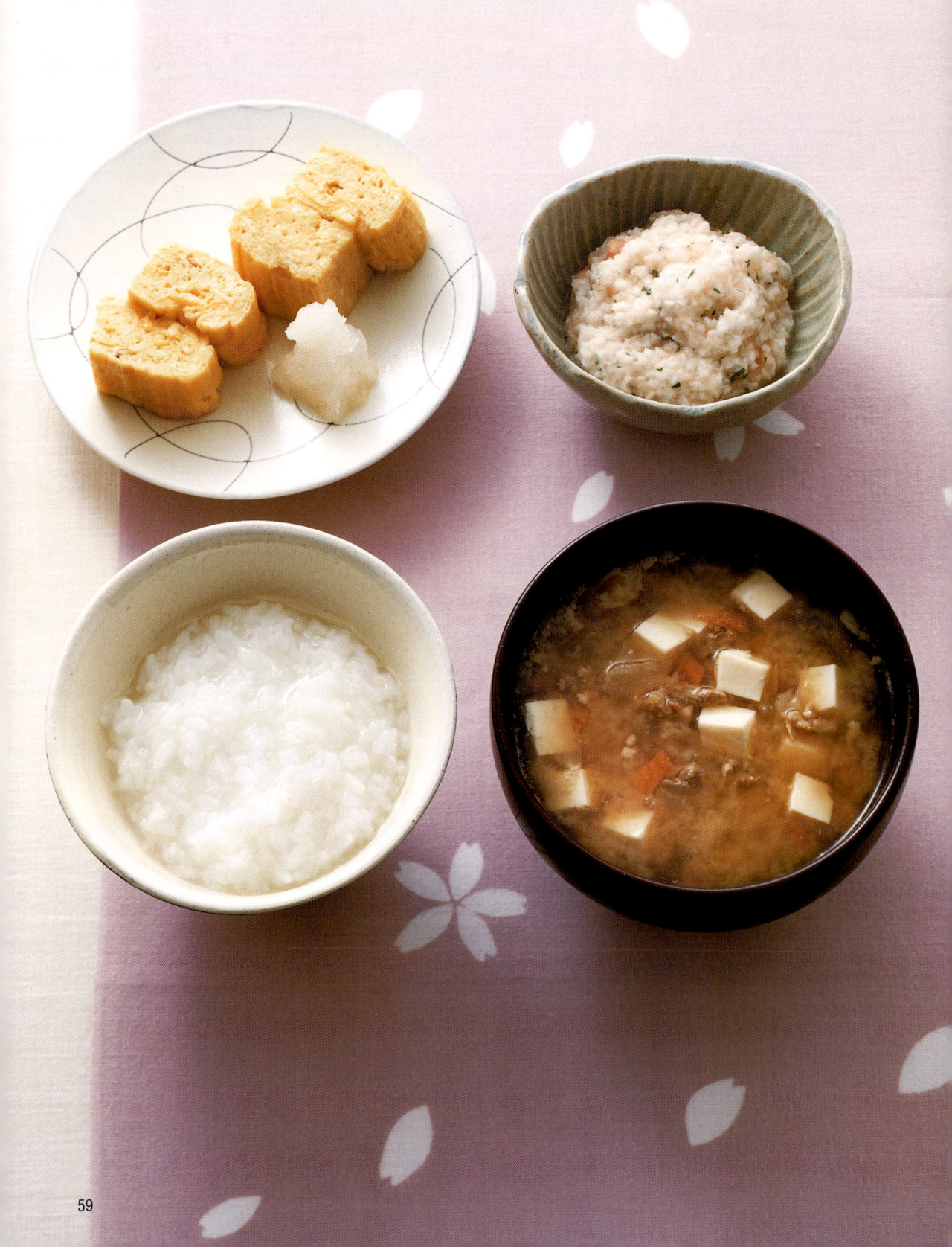

だし巻き卵が主菜の献立

MENU
- だし巻き卵 作り方は56ページ
- 長芋の明太子あえ
- 豚汁
- 全がゆ

献立のポイント

- 長芋はみじん切りにすると粘りけが出るので飲み込みやすく、シャキシャキとした食感も楽しむことができます。好みですりおろしてもかまいません。
- 飲み込みにくいといわれる青じそも、長芋の粘りけに包まれて、無理なくのどを通ります。青じそのような香りのものを添えると、食欲増進につながります。
- 豚汁の豚肉はそぼろ状にすれば、ひき肉よりも肉のうま味が味わえ、噛む力が低下していても無理なく食べられます。

1食分 436kcal 塩分3.0g

主菜

長芋の明太子あえ

材料／2人分
長芋‥‥‥‥‥‥‥‥‥‥‥100g
青じそ‥‥‥‥‥‥‥‥‥‥1枚
明太子‥‥‥‥‥‥‥‥‥‥15g

1人分42kcal　塩分0.4g

作り方
1 長芋は皮を厚めにむき、薄切りにしてからみじん切りにする。青じそは軸を除き、みじん切りにする。
2 明太子は薄皮を除いてほぐす。
3 ①②を合わせてよく混ぜる。

豚汁

材料／2人分
豚ロース薄切り肉‥‥‥‥‥40g
絹ごし豆腐‥‥‥‥‥‥‥‥60g
大根・里芋・にんじん‥‥各40g
れんこん‥‥‥‥‥‥‥‥‥30g
だし‥‥‥‥‥‥‥‥‥‥1½カップ
みそ‥‥‥‥‥‥‥‥‥‥小さじ4

1人分105kcal　塩分1.4g

作り方
1 豚肉は3〜4cm幅に切る。耐熱ボールに入れ、ボールの両端を5mmずつあけてラップをかけ、電子レンジ（600W）で1分加熱する。
2 ①を肉汁ごとフードプロセッサーに入れて攪拌し、そぼろ状にする。
3 豆腐は1cmのさいの目に切る。
4 大根、里芋、にんじん、れんこんは皮をむき、フードプロセッサーに入れて攪拌し、みじん切りにする。ざるに移し入れ、サッと水洗いしてアクを除き、水けをきる。
5 なべに重曹水（水1カップに対して重曹小さじ⅓）を沸騰させ、④を入れてやわらかくゆで、ざるにあげる。
6 なべにだしと⑤を入れて中火にかけ、煮立ってきたらアクを除く。②③を加え、みそをとき入れてひと煮立ちさせて、火を消す。

全がゆ　作り方は107ページ

2人分 300g

1人分89kcal　塩分0g

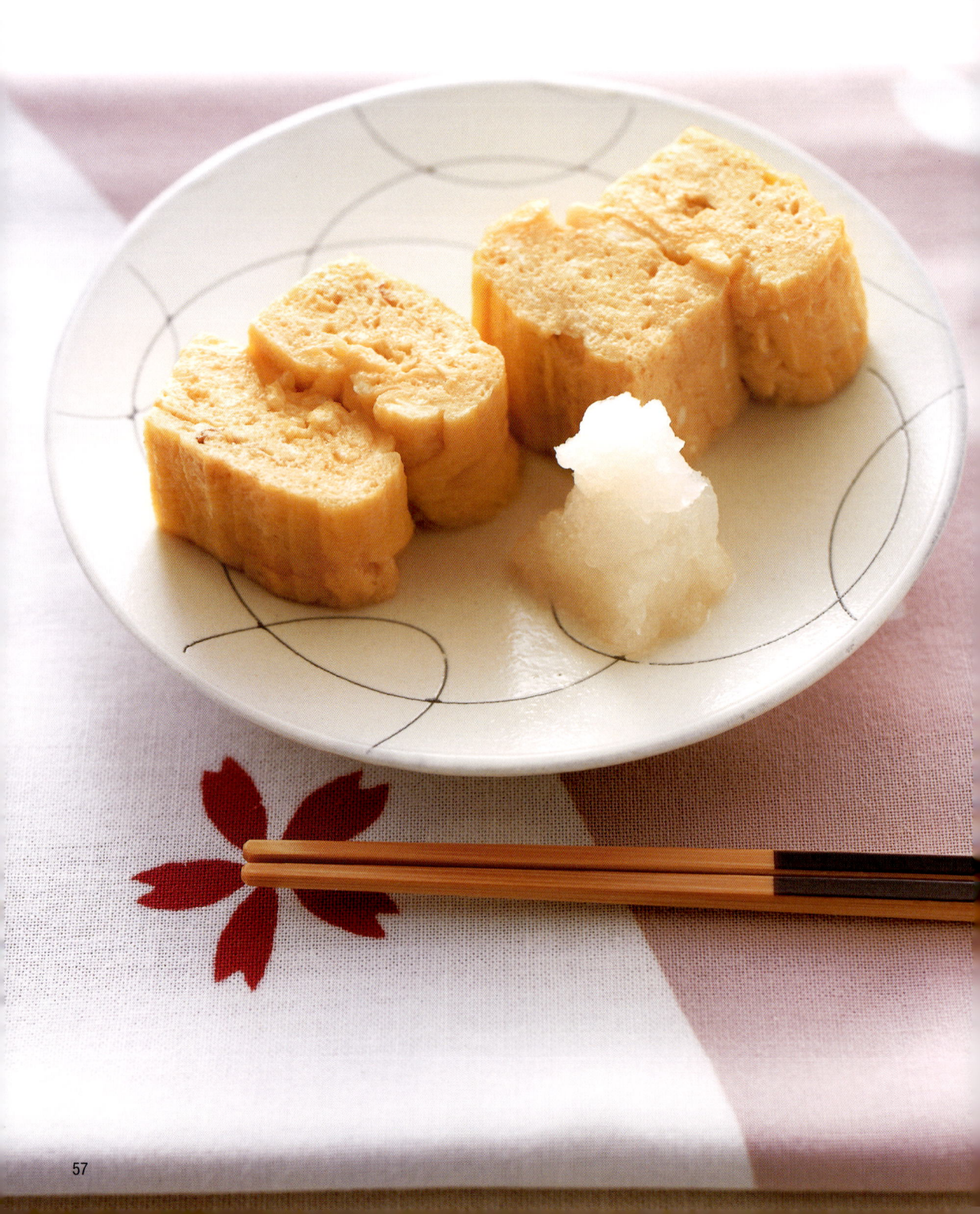

卵の主菜

だし巻き卵

だしを加えてふんわりと焼き上げた"だし巻き卵"は、年齢や嚥下の状況に関係なく、おいしくて食べやすい、人気のメニューです。だしの代わりにあらくつぶした豆腐を加えてスクランブル状に焼いた"おぼろ卵"、長芋のすりおろしを加えた"長寿巻き卵"などの応用料理もお試しください。

食べやすくするポイント

- だし巻き卵は、そのままで介護食になるおかずです。卵料理は人気メニューの一つで、食欲が湧かないという人の食欲増進にも役立ちます。
- 焼き目はかたく感じられて飲み込みにくいので、なるべく焼き目をつけないように仕上げます。
- おろし大根は汁けが多すぎるとむせる原因となります。飲み込む力に応じて、絞り加減を調節します。

主菜

だし巻き卵

材料／2人分

卵	3個
a〔だし	¼カップ
砂糖	大さじ1½
塩〕	小さじ⅙
うす口しょうゆ	小さじ1
サラダ油	適量
おろし大根（汁けをきる）	40g

1人分200kcal　塩分1.2g

作り方

1 卵は割りほぐし、aを加えて混ぜ合わせる。

2 卵焼き器またはフライパンを中火で熱し、サラダ油を薄く塗り、①の半量を流し入れる。

3 半熟状になったら、菜箸で手前からくるくると巻き、向こう側に寄せる。

4 あいた所にサラダ油を薄く塗って残りの①を流し入れ、半熟状に火が通ってきたら向こう側から手前にくるくると巻く。

5 ラップにとって包み、形を整え、食べやすい大きさに切る。

6 器に盛り、おろし大根を添える。

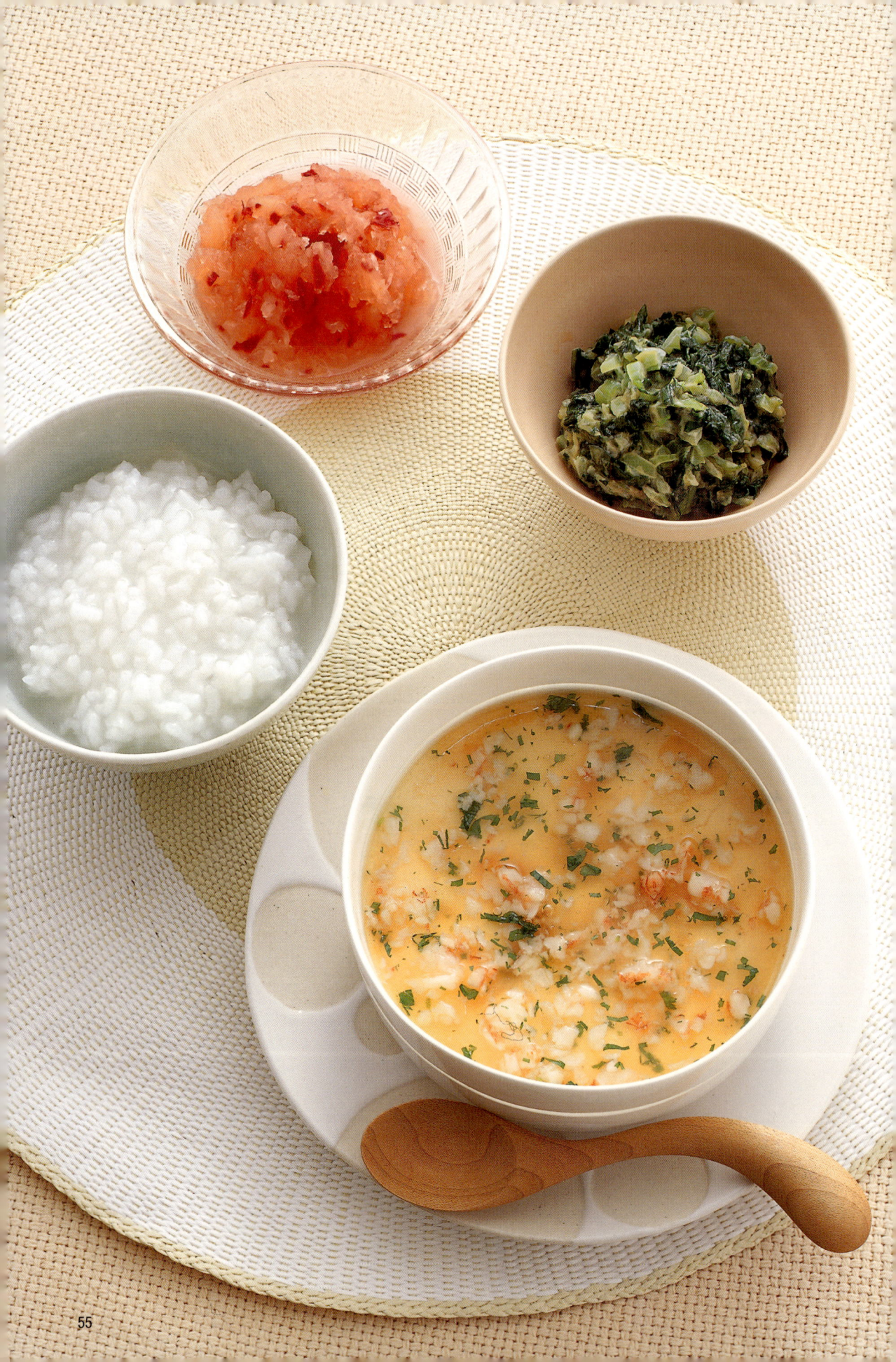

卵豆腐のエビあんかけが主菜の献立

MENU
卵豆腐のエビあんかけ 作り方は52ページ
青梗菜のごまあえ
りんごのコンポート
全がゆ

1食分 463kcal 塩分2.0g

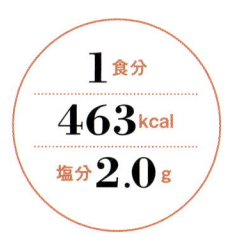

主菜

献立のポイント

● 青梗菜（ちんげんさい）は少量の水を加えれば、電子レンジでゆでることができます。青梗菜などの青菜は、電子レンジで加熱すると食欲をそそる鮮やかな色に仕上がります。

● 青菜は、電子レンジの加熱時間を調整することで、好みのやわらかさに仕上げることができます。

● りんごのコンポートは、りんごの皮と果肉に含まれるペクチンと、砂糖、レモン果汁を合わせて加熱することで、自然なとろみがついて食べやすくなります。

青梗菜のごまあえ

材料／2人分

青梗菜	150g
a 練り白ごま	20g
砂糖	大さじ1
みりん	小さじ2
しょうゆ	小さじ1½
ごま油	小さじ1

1人分123kcal 塩分0.7g

作り方

1 青梗菜は長さを半分に切り、耐熱ボールに入れて水大さじ2を加え、ふんわりラップをかけて電子レンジ（600W）で4〜5分加熱する。水にとってさまし、ざるにあげて水けをきり、軽く絞ってみじん切りにする。

2 ボールに **a** を入れて混ぜ合わせ、①を加えてあえる。

りんごのコンポート

材料／2人分

りんご	150g
砂糖	大さじ2
レモン果汁	小さじ2

1人分77kcal 塩分0g

作り方

1 りんごは皮をところどころ残してむき、へたと種を除いて乱切りにする。フードプロセッサーか包丁でみじん切りにする。

2 耐熱ボールに①、砂糖を入れてレモン果汁をかける。ふんわりとラップをかけ、電子レンジ（600W）で2分加熱する。

3 とり出してあら熱をとり、器に盛る。

全がゆ 作り方は107ページ

2人分 300g

1人分89kcal 塩分0g

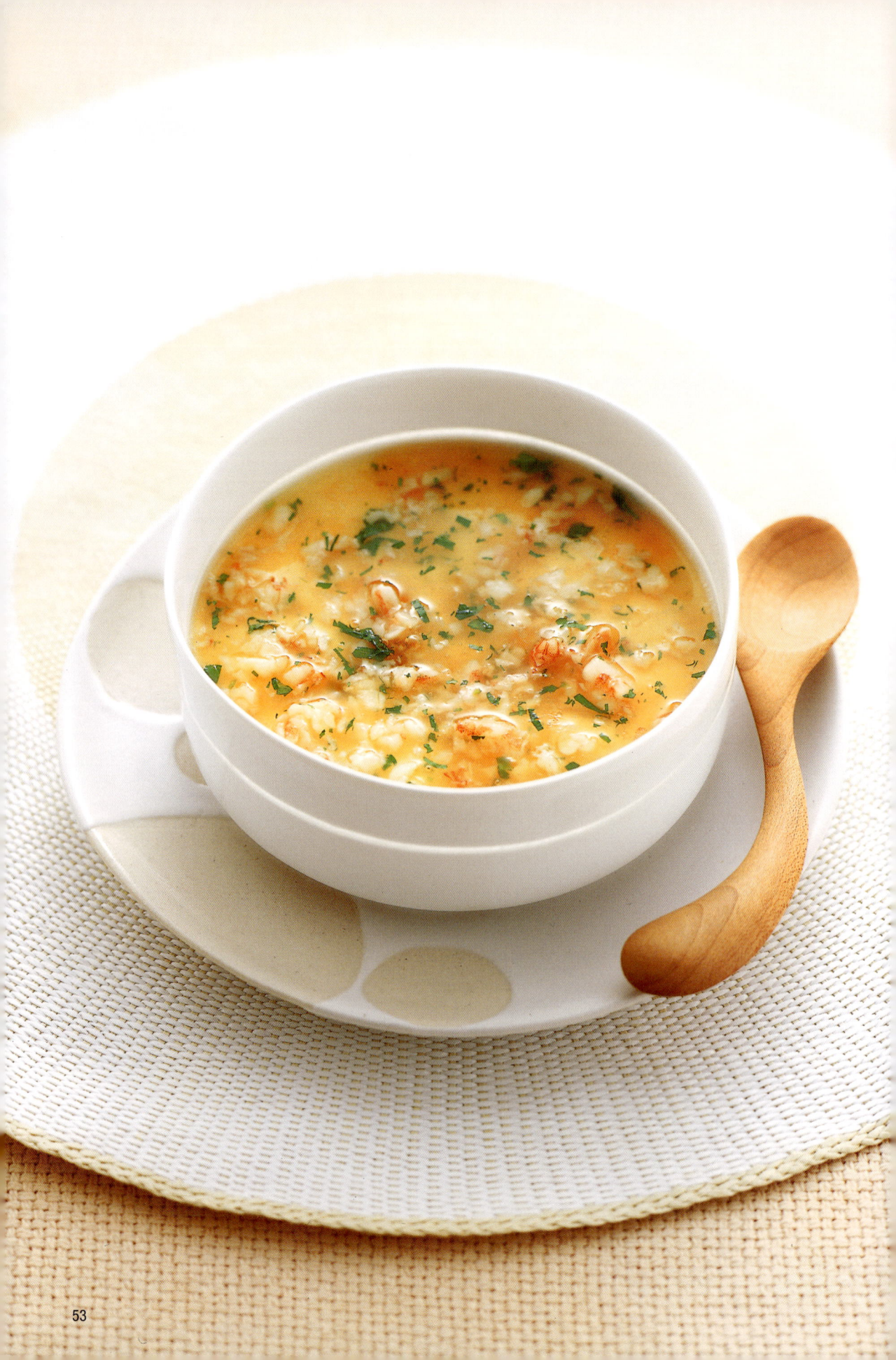

卵の主菜

卵豆腐のエビあんかけ

卵は、良質なたんぱく質を多く含み、ビタミンB_1、B_2、A、鉄などのビタミンやミネラルもバランスよく含んでいる優秀な食材です。認知症の予防・改善と卵の関係の研究も進んでいます。積極的に食べてほしい食材のひとつです。

卵豆腐にすると食べやすく、エビあんをからめて食べるとさらにおいしさを堪能できます。

食べやすくするポイント

- 卵豆腐は、噛む力、飲み込む力が低下した人でも無理なく食べられる料理です。スプーンなどですくって食べやすくするために、器に入れて蒸します。
- エビは細かく刻んであんに混ぜると食べやすくなります。
- あんかけにすると、卵豆腐全体にエビとあんがからむので、少し味覚が衰えた人でも、うま味を強く感じることができます。
- できたては熱いので、口内をやけどしないように注意してください。

卵豆腐のエビあんかけ

材料／2人分

- 卵 …… 4個
- **a**
  - だし …… 1カップ
  - みりん …… 小さじ1
  - 塩 …… 少量
- **エビあん**
  - 無頭エビ …… 2尾（20g）
  - 三つ葉の葉 …… 2本分
  - だし …… 1/2カップ
  - しょうゆ …… 小さじ1
  - とろみ調整食品（7ページ参照） …… 小さじ1〜1½

1人分174kcal　塩分1.3g

作り方

1 ボールに卵を割りほぐし、**a**を加えて混ぜる。万能濾し器を通して耐熱性の器2個に濾し入れ、ふんわりラップをかける。

2 フライパンまたはなべに①を入れ、器の糸底から1cm上まで水を注ぐ。ふたをして強火で加熱し、ごとごとと音がしたら弱火にして4分ほど加熱する。火を消して5分蒸らす。

3 エビは殻と尾と背わたを除いてみじん切りにする。三つ葉の葉は細かく刻む。

4 なべにだし、③、しょうゆを合わせて強火にかけ、煮立ったらとろみ調整食品を加えてとろみをつけ、②にかける。

主菜

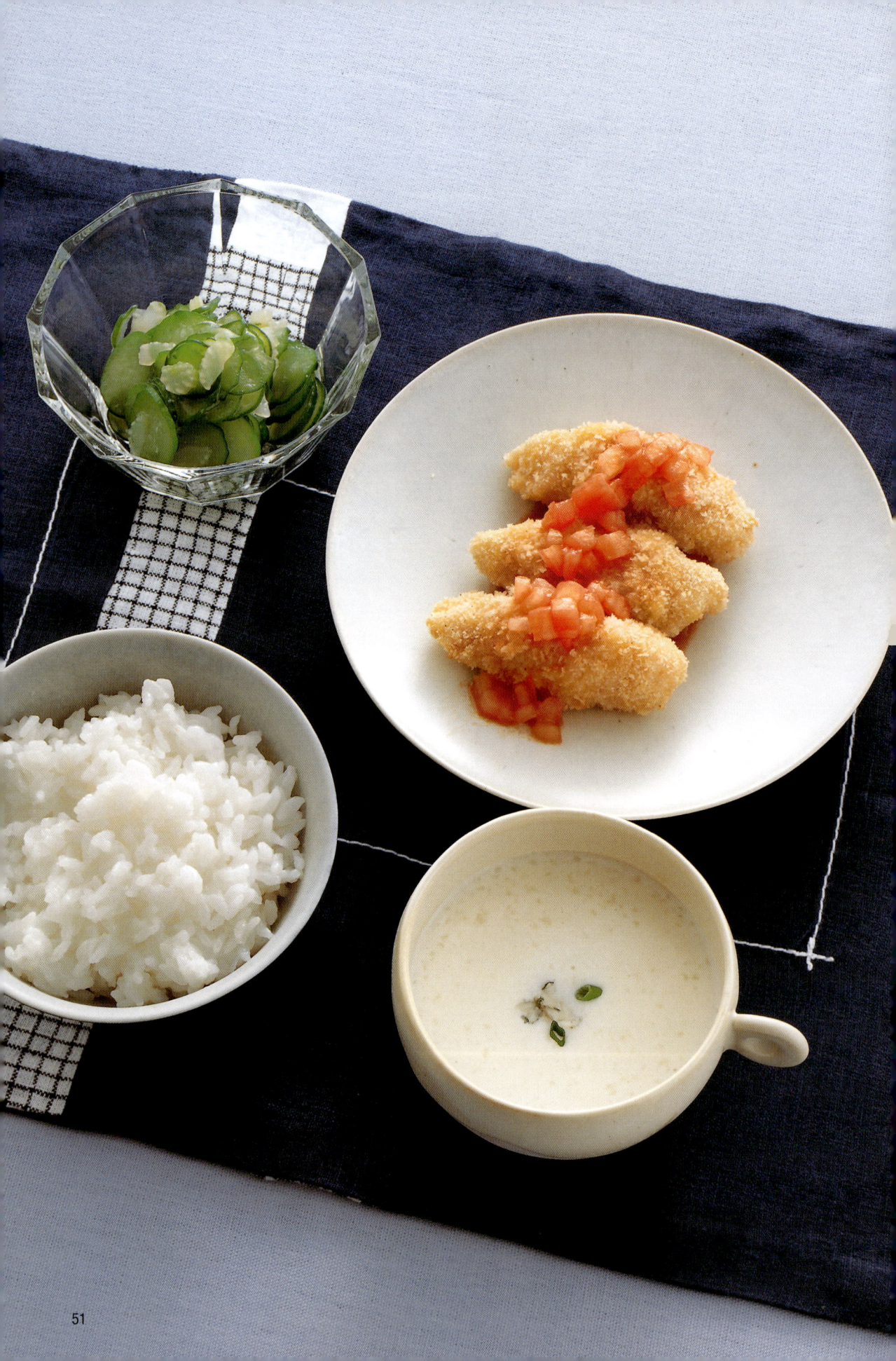

エビフライ トマトソースが主菜の献立

主菜

MENU
- エビフライ トマトソース
- きゅうりとセロリのサラダ
- 長芋のクリームスープ
- 軟飯

作り方は48ページ

1食分 594kcal 塩分1.4g

献立のポイント
噛む力が低下してくると生野菜が食べにくくなります。重曹水でさっとゆでると、生野菜のフレッシュさを残しつつ、ほどよくやわらかく食べやすくなります。クリームスープは長芋でとろみをつけ、食物繊維もとれるようにします。

きゅうりとセロリのサラダ

材料／2人分

- きゅうり ……………… 1本（100g）
- セロリ ………………………… 50g
- a
  - サラダ油 …………… 大さじ1
  - 酢 ………………… 小さじ2
  - 砂糖・うす口しょうゆ各小さじ½
  - 顆粒ブイヨン（減塩タイプ）
    ……………… ミニスプーン1※

1人分52kcal　塩分0.2g

作り方

1 きゅうりは1mm厚さの輪切りにする。セロリは筋を除き、3〜4cm長さに切って縦薄切りにし、さらに1cm角の薄切りにする。

2 なべに重曹水（水1カップに対して重曹小さじ⅓）を沸騰させ、①のセロリを入れて30秒ほどやわらかくゆでる。冷水にとり、水けをきる。続けて同じ湯できゅうりをさっとゆで、冷水にとり、水けをきる。

3 ボールにaを入れてよく混ぜ、②のセロリときゅうりを加えてあえる。

長芋のクリームスープ

材料／2人分

- 長芋 ………………………… 50g
- a
  - 牛乳 ………………… 1カップ
  - 顆粒ブイヨン（減塩タイプ）
    ……………… ミニスプーン1※
  - 塩 …………………… 少量
- 生クリーム ……………… 大さじ2
- ブルーチーズ（なければピザ用チーズを細かく刻んだもの）… 大さじ1
- 小ねぎ（1mm幅の小口切り）…… 少量

1人分178kcal　塩分0.6g

作り方

1 長芋は皮をむき、すりおろす。

2 なべにaを入れて中火にかけ、煮立ち始めたら①の長芋を加え混ぜて1〜2分煮て火を通す。軽くとろみがついたら、生クリームを加えて火を消す。

3 器に盛り、ちぎったブルーチーズと小ねぎを散らす。

軟飯

作り方は106ページ

2人分 300g

1人分160kcal　塩分0g

※ミニスプーン1は1mℓ。

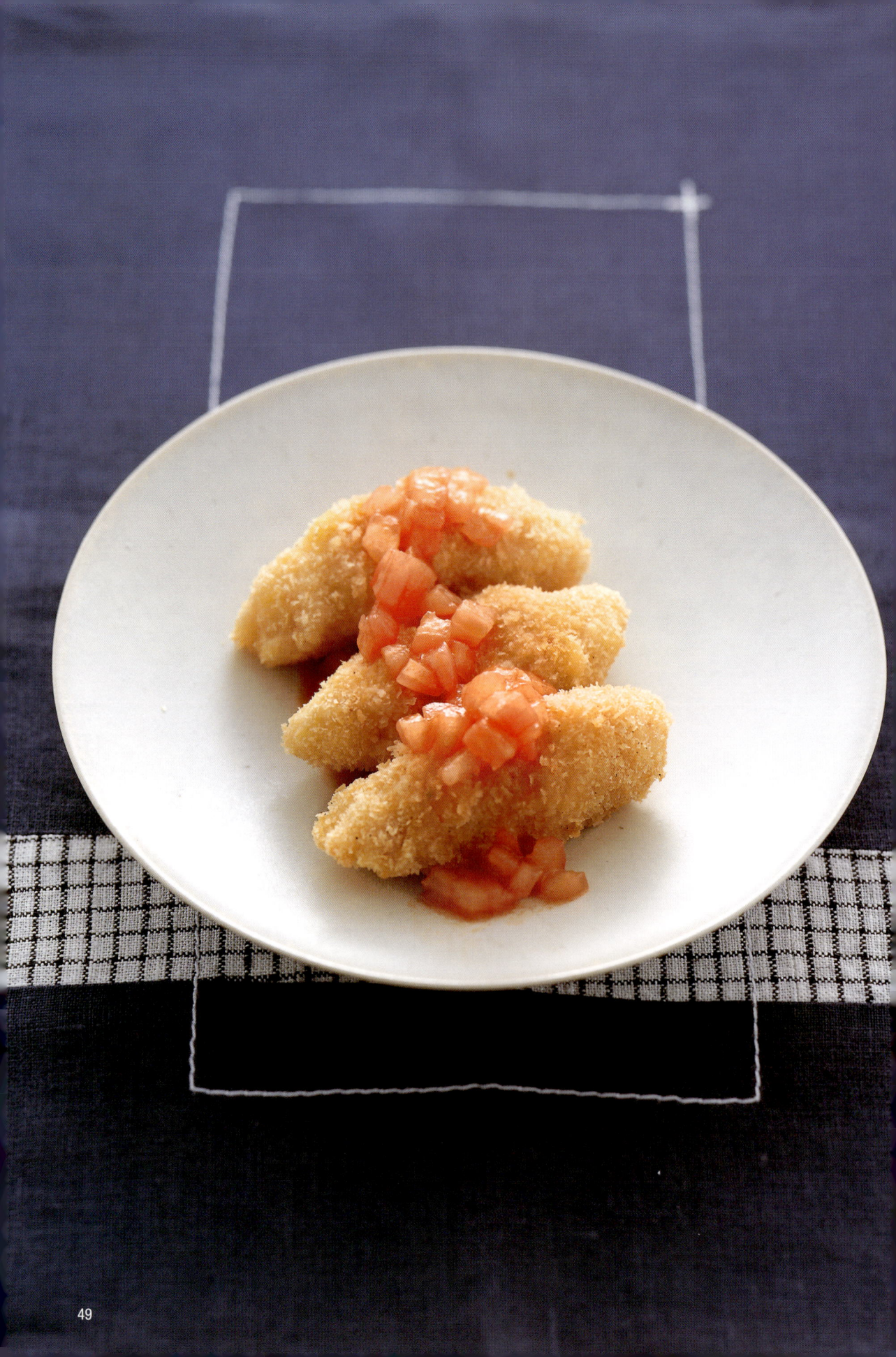

魚介の主菜

エビフライ トマトソース

プリッと弾力があっておいしいけれど食べにくいエビフライ。噛みやすく、飲み込みやすくするためのくふうが必要です。エビは生でみじん切りにし、ゆでたじゃが芋をつなぎに加えてほぐれやすく仕上げます。でき上がったエビフライを一口サイズに切って、親指と人さし指ではさんで軽く押してみて、難なくつぶせるようなら、食べやすさ合格です。

食べやすくするポイント

- エビだけでは噛む力が低下した人には食べにくいので、さめてもかたくならないじゃが芋を加えて食べやすくします。
- たねをフードプロセッサーで攪拌(かくはん)して空気を含ませることで、やわらかなエビフライになります。

エビフライ トマトソース

材料／2人分

無頭エビ	100g
じゃが芋（皮をむく）	1/3個(40g)
とき卵	1/2個分(20g)
塩	2本の指で2つまみ(0.4g)
a ┌ とき卵	1/2個分(20g)
└ 水…大さじ1　米粉(上新粉)少量	
パン粉（細かいもの※）	適量
揚げ油	
トマト（へたを除く）	小1/2個(60g)
b ┌ トマトケチャップ	小さじ2
│ オリーブ油	小さじ1
└ 塩‥2本の指でひとつまみ(0.2g)	

1人分204kcal　塩分0.6g

※普通のパン粉をフードプロセッサーにかけて細かくしてもよい。

作り方

1 エビは殻と尾をむき除き、背わたを除く。

2 じゃが芋は4等分に切り、耐熱ボールに入れて水大さじ2（分量外）を加え、ふんわりとラップをかける。電子レンジ(600W)で2分加熱し、とり出して湯をきり、さます。

3 フードプロセッサーに①②、とき卵、塩を入れてみじん切り状になるまで軽く攪拌する。まな板にとり出して6等分し、エビの形に整える。

4 ボールにaを混ぜ合わせて③を入れてからめ、パン粉をまぶす。170℃に熱した揚げ油できつね色になるまで揚げる。

5 トマトは熱湯にくぐらせて冷水にとり、皮をむく。横半分に切り、スプーンなどで種を除き、あらいみじん切りにし、bを加えて混ぜる。

6 器に⑤のソースを適量敷いて④を盛り、残りのソースをかける。

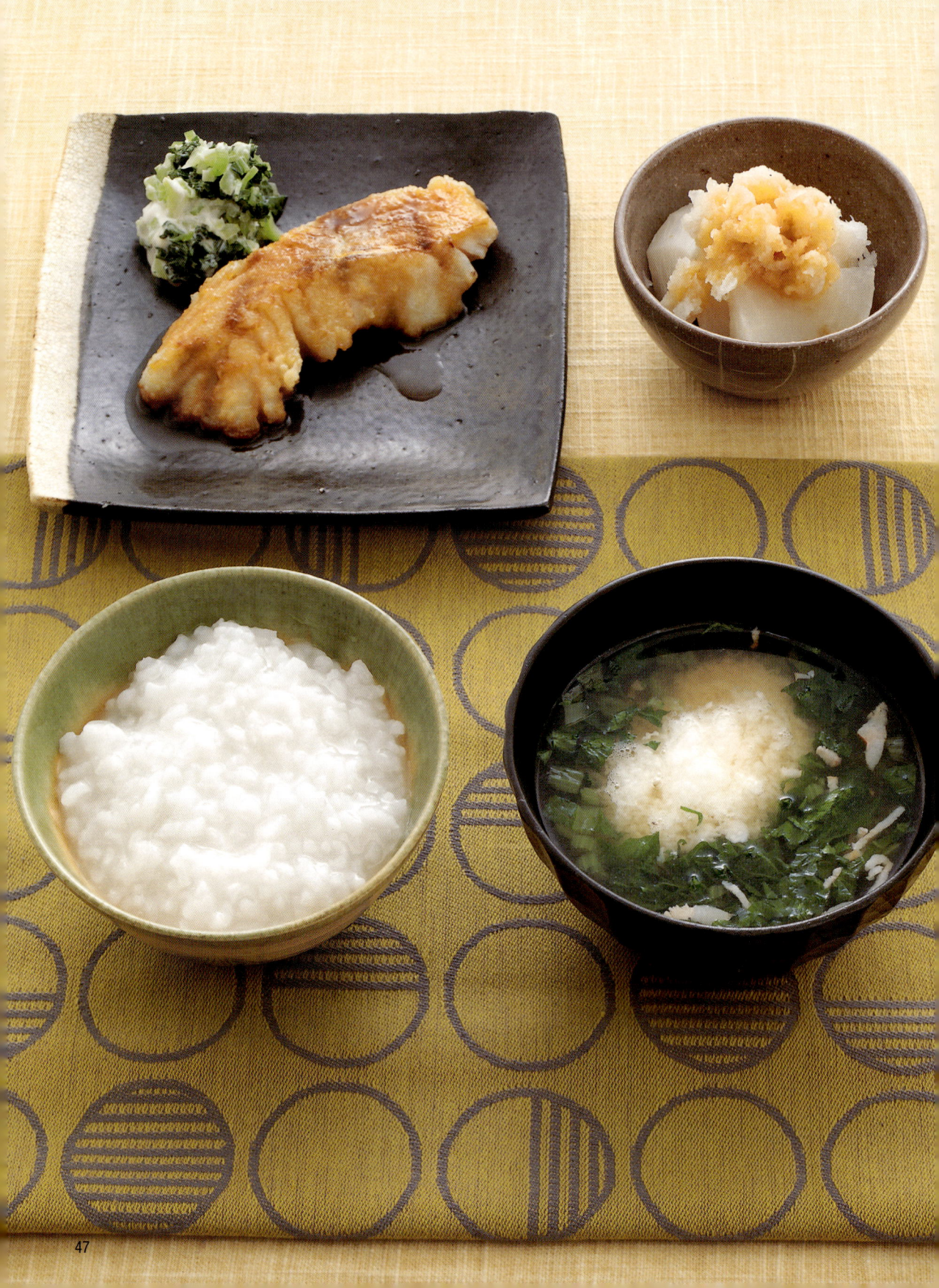

タラの照り焼きが主菜の献立

MENU
- タラの照り焼き　作り方は44ページ
- かぶのみぞれあえ
- ベーコンと小松菜のとろろ汁
- 全がゆ

1食分　352kcal　塩分4.5g

献立のポイント
- かぶのみぞれあえは、ほっこりとやわらかいかぶと、すりおろしたかぶのみずみずしさが楽しめます。
- すりおろしたかぶは、汁けが多いとむせる原因になるので、適度に汁けをきって使います。
- 汁物は、飲み込む力や好みに応じて混ぜ合わせながら食べます。

かぶのみぞれあえ

材料／2人分

かぶ	100g
かぶのすりおろし 汁をきって	60g
a だし	小さじ2
しょうゆ・酢	各小さじ1
砂糖	小さじ1/2

1人分26kcal　塩分0.5g

作り方
1 かぶは皮をむき、小さめのくし形に切る。
2 耐熱ボールに①を入れ、水大さじ2を加え、ふんわりとラップをかけて電子レンジ（600W）で3分加熱し、とり出してさます。
3 器に②を盛り、おろしたかぶをのせて混ぜ合わせた a をかける。

ベーコンと小松菜のとろろ汁

材料／2人分

ベーコンの薄切り	1枚(10g)
小松菜	30g
長芋	60g
a 水	1 1/4カップ
削りガツオ	ミニ1パック(5g)
こんぶ	3cm角
b しょうゆ	小さじ2
うす口しょうゆ	小さじ2
みりん	小さじ2
とろみ調整食品（7ページ参照）	小さじ2

1人分71kcal　塩分2.0g

作り方
1 耐熱ボールに a を入れ、ラップをせずに電子レンジ（600W）で2分30秒加熱し、万能濾し器で濾す。b を加えて調味し、とろみ調整食品を加えて混ぜ、とろみがついたらさます。
2 沸騰湯にベーコンと小松菜を入れ、小松菜が充分にやわらかくなるまでゆでる。ベーコンは湯をきってせん切り、小松菜は冷水にとって水けを絞り、みじん切りにする。
3 長芋は皮をむいてすりおろす。
4 ①に②を加えて混ぜ、器に注ぎ、③を入れる。

全がゆ　作り方は107ページ

2人分　300g

1人分89kcal　塩分0g

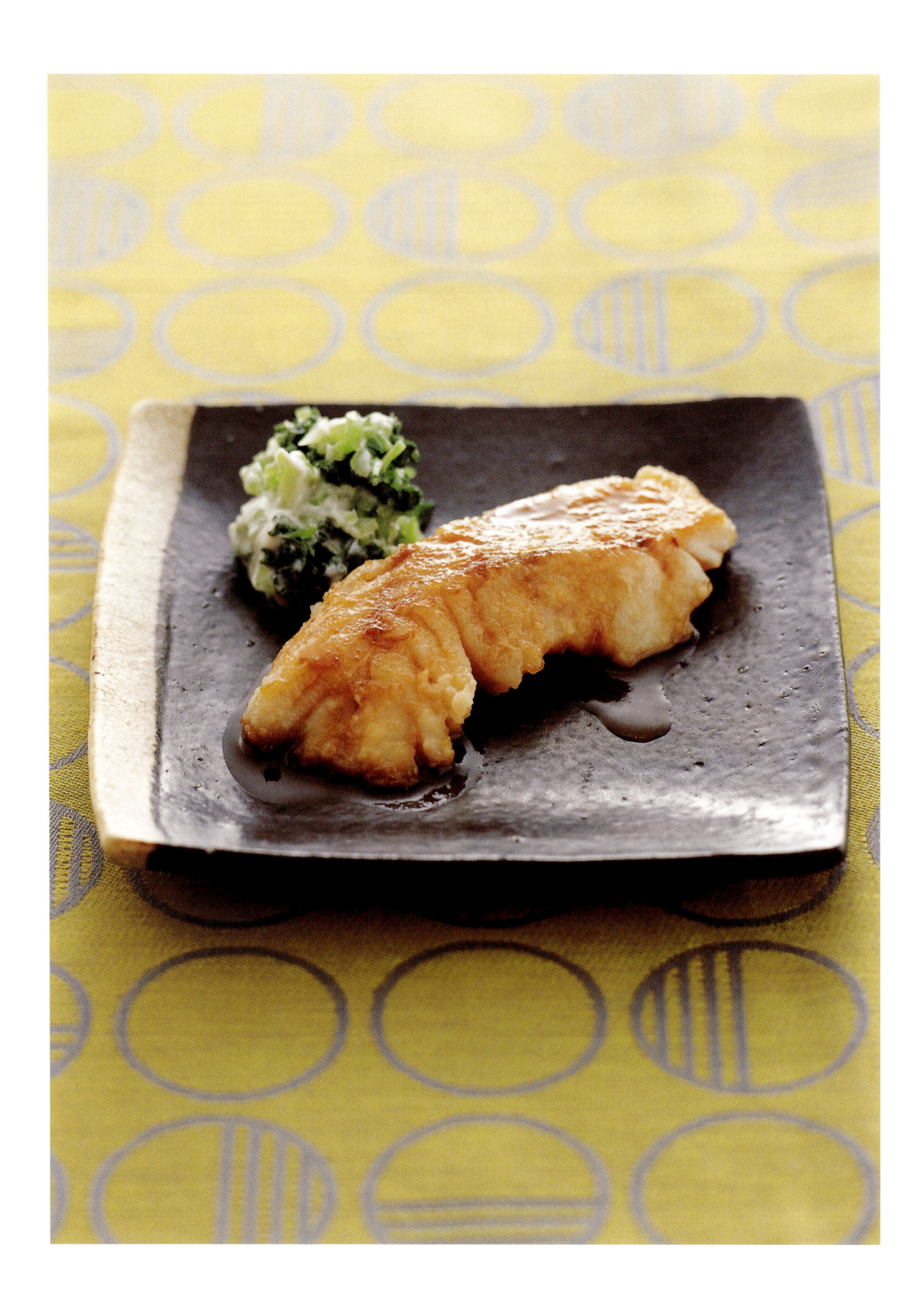

魚介の主菜

タラの照り焼き

タラは身がほぐれやすくてやわらかい白身魚なので、高齢者には食べやすいおすすめの食材。なべ照り焼きの手法で、焼きくずれ防止に魚にごく薄く小麦粉（強力粉）をまぶし、油で焼きます。香ばしさも加わり、たれにとろみもつき、飲み込みやすくなります。

食べやすくするポイント

- タラは身がやわらかいので、噛む、飲み込む力が低下している人でも食べやすい魚です。
- ムニエルにすることで、表面の香ばしさを味わえます。小麦粉が厚くついてしまうと噛み切りにくくなるので注意しましょう。
- 添え野菜の青梗菜はやわらかくゆでてから刻み、マヨネーズであえると飲み込みやすくなります。

タラの照り焼き

材料／2人分

生ダラ	2切れ（200g）
塩	少量
強力小麦粉	小さじ1
サラダ油	小さじ2
a　しょうゆ	大さじ1
酒	大さじ1
砂糖	大さじ1
青梗菜（ちんげんさい）	60g
マヨネーズ	小さじ1

1人分166kcal　塩分2.0g

作り方

1. タラは皮と骨をとり除き、塩をふる。ポリ袋に入れて強力小麦粉を加え、袋の口を閉じて粉をまんべんなくまぶす。
2. フライパンにサラダ油を熱し、①を並べ入れ、ふたをして中火で両面を4分ずつ焼く。混ぜ合わせたaを加えて煮からめる。
3. 耐熱ボールに青梗菜を入れ、水大さじ2を加え、ラップをかけて電子レンジ（600W）で2分加熱する。湯をきってさまし、細かく刻んでマヨネーズであえる。
4. 器に②を盛り、③を添える。

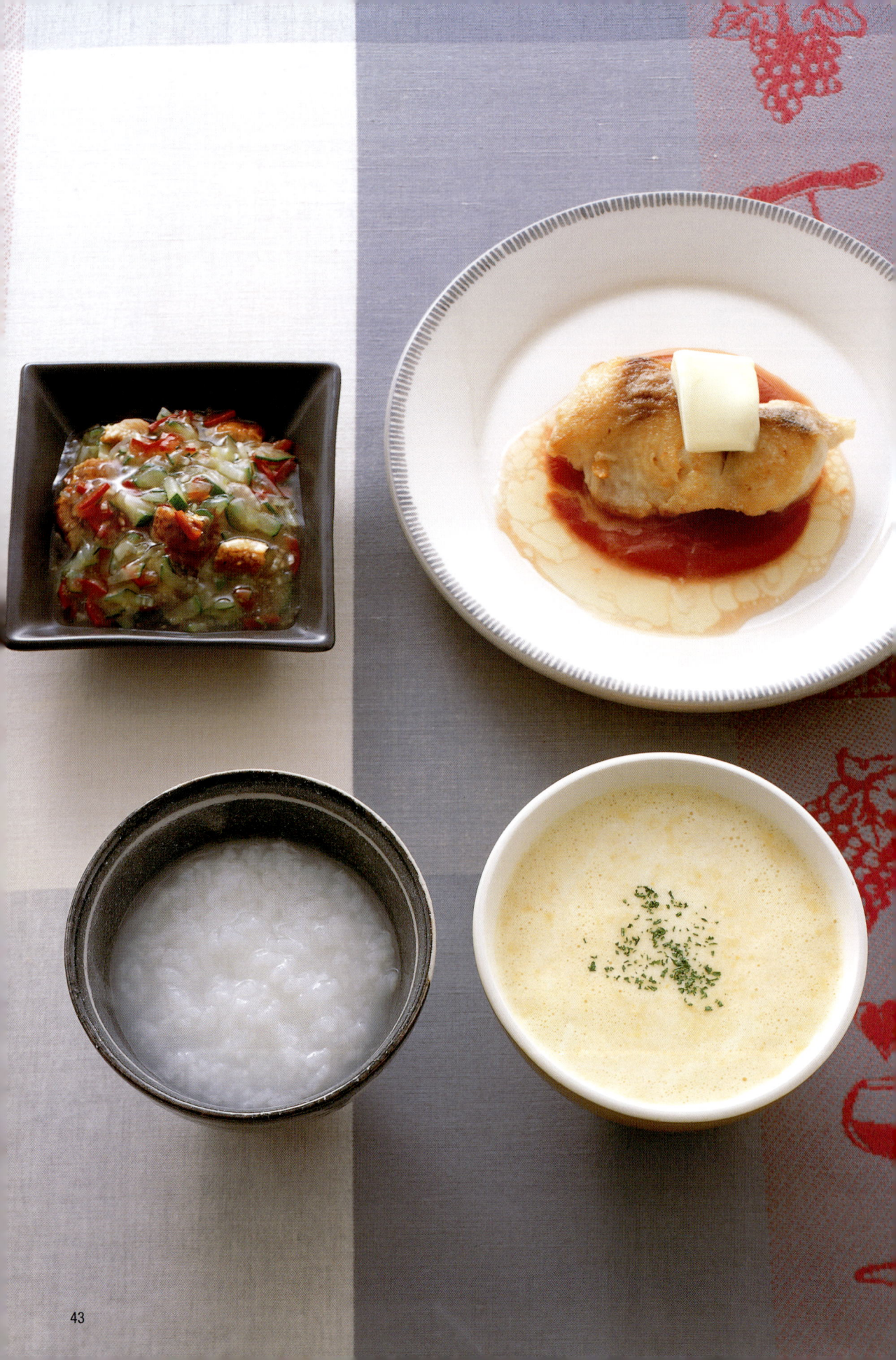

ギンダラのムニエルが主菜の献立

MENU
ギンダラのムニエル 作り方は40ページ
ウナギのかば焼きサラダ
コーンスープ
全がゆ

献立のポイント

- ウナギの皮は噛み切りにくいので、とり除きます。骨が多いので、細かく切り目を入れ、小さく切ります。ウナギは小さらにとろみをつけると、むせずに食べやすくなります。
- サラダのドレッシングはだしを加えて酸味をマイルドにし、
- コーンスープは、食が細い人でもエネルギーが確保できるようにごはんと生クリームを加えます。
- ドライパセリは水分を含むと口どけがよく、飲み込みやすい食材です。

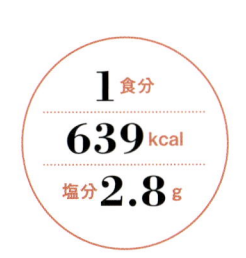

1食分 639kcal 塩分2.8g

主菜

ウナギのかば焼きサラダ

材料／2人分
ウナギのかば焼き	20g
きゅうり・セロリ	各40g
赤ピーマン	20g
a だし	1/2カップ
a 酢	小さじ2
a しょうゆ	小さじ1 1/2
a サラダ油	小さじ1/2
とろみ調整食品（7ページ参照）	小さじ1

1人分51kcal 塩分0.6g

作り方
1 ウナギのかば焼きは皮を除き、5mm間隔に切り目を入れて、5mm幅、1cm長さに切る。
2 きゅうり、セロリ、赤ピーマンは一口大に切る。なべに重曹水（水1カップに対して重曹小さじ1/3）を沸騰させ、野菜を入れてやわらかくゆで、冷水にとり、ざるにあげる。
3 ②をフードプロセッサーに入れて撹拌し、あらいみじん切りにする。
4 aにとろみ調整食品を加えて混ぜ、とろみがついたら①③を加えて混ぜる。

コーンスープ

材料／2人分
ホールコーン（缶詰め）	100g
にんじん	30g
玉ねぎ	20g
ごはん	60g
水	3/4カップ
a バター	小さじ2（8g）
a 顆粒鶏がらだし	小さじ1/4
a 牛乳	1/2カップ
生クリーム	大さじ4
塩・ドライパセリ	各少量

1人分283kcal 塩分1.1g

作り方
1 ホールコーンは汁けをきる。にんじん、玉ねぎは薄切りにする。
2 耐熱ボールに①、ごはん、水を入れ、ボールの両端を5mmずつあけてラップをかける。電子レンジ（600W）で3分加熱する。
3 ミキサーに②を移し入れ、aを加えてなめらかになるまで撹拌する。
4 なべに③を移し入れ、中火にかけて温め、塩で味をととのえる。
5 器に盛り、生クリームを垂らし、細かくもんだドライパセリを散らす。

全がゆ 作り方は107ページ

2人分 300g

1人分89kcal 塩分0g

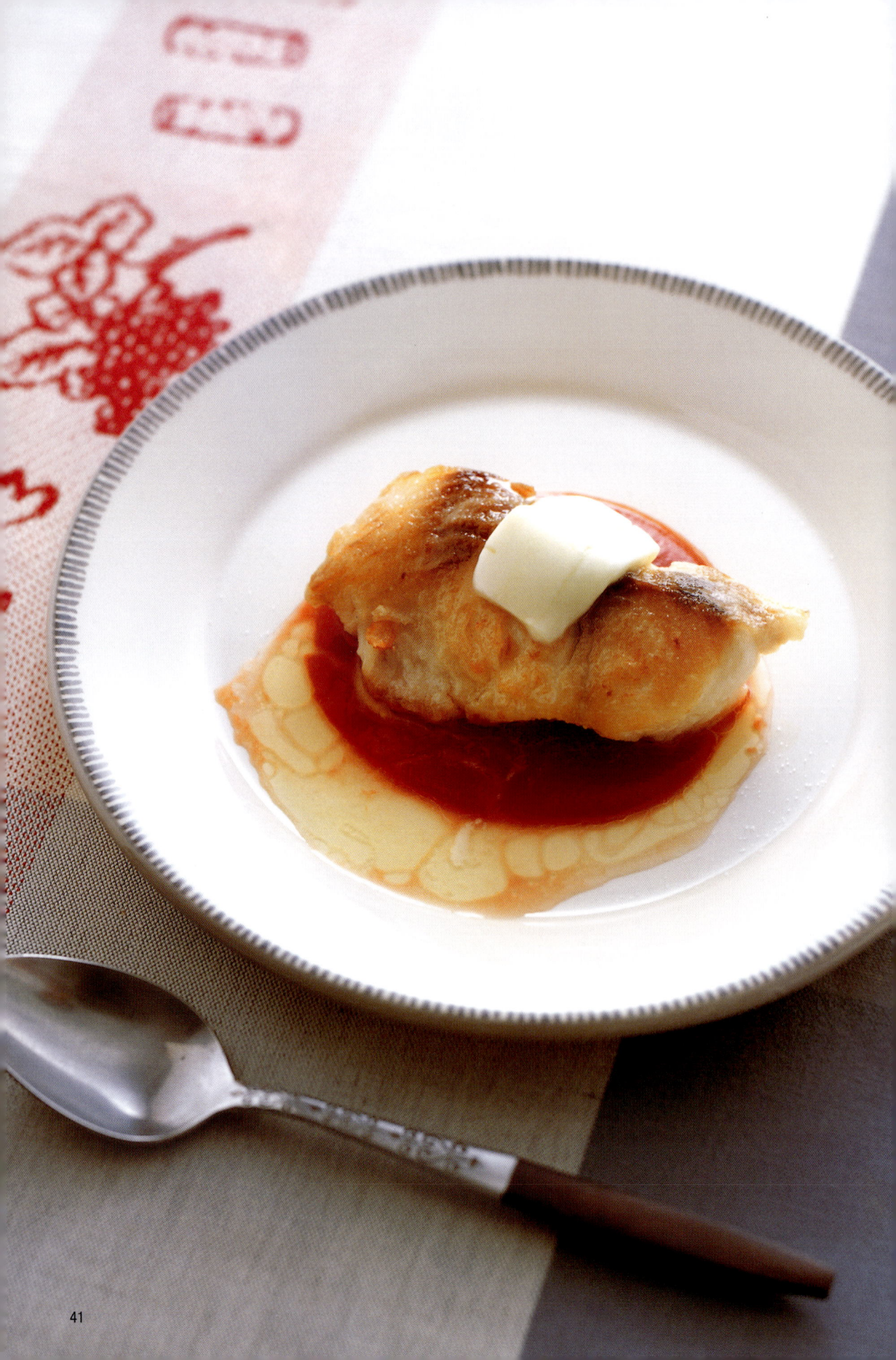

魚介の主菜

ギンダラのムニエル

焼き物の香ばしさは、食欲を引き出すのにたいへん効果的です。焼くとかたくなる皮は除き、口の中やのどに刺さる可能性がある骨もていねいに除きます。焼きくずれ防止に表面にごく薄く小麦粉をまぶして少量の油で蒸し焼きにします。

このとき使う小麦粉は、薄くつく強力粉がおすすめ。焼いても身がかたくならずに仕上がります。

食べやすくするポイント

- ムニエルに使う魚は、身のやわらかい白身魚にします。
- ムニエルの香ばしさは、食欲を引き出すのに効果的です。ただし、強力小麦粉をまぶしすぎたり、焼きすぎたりすると、飲み込みにくくなるので注意が必要です。
- 仕上げにバターをのせると風味が増すうえ、魚がさらにしっとりとして食べやすくなります。

ギンダラのムニエル

材料／2人分

ギンダラ	2切れ(140g)
塩	少量
強力小麦粉	小さじ1
サラダ油	小さじ2
a トマトケチャップ	大さじ2
a 水	大さじ1
a 砂糖	小さじ1
バター	4g

1人分216kcal　塩分1.1g

作り方

1 ギンダラは皮と骨を除いて、塩をふる。

2 ポリ袋に①と強力小麦粉を入れ、袋の口を閉じて軽く振り、粉をまんべんなくまぶす。

3 フライパンにサラダ油を入れて熱し、②を並べ入れ、ふたをして2分焼き、裏返してふたをして2分焼いて火を通す。

4 aを混ぜ合わせて器に敷き、③を盛ってバターをのせる。

主菜

39

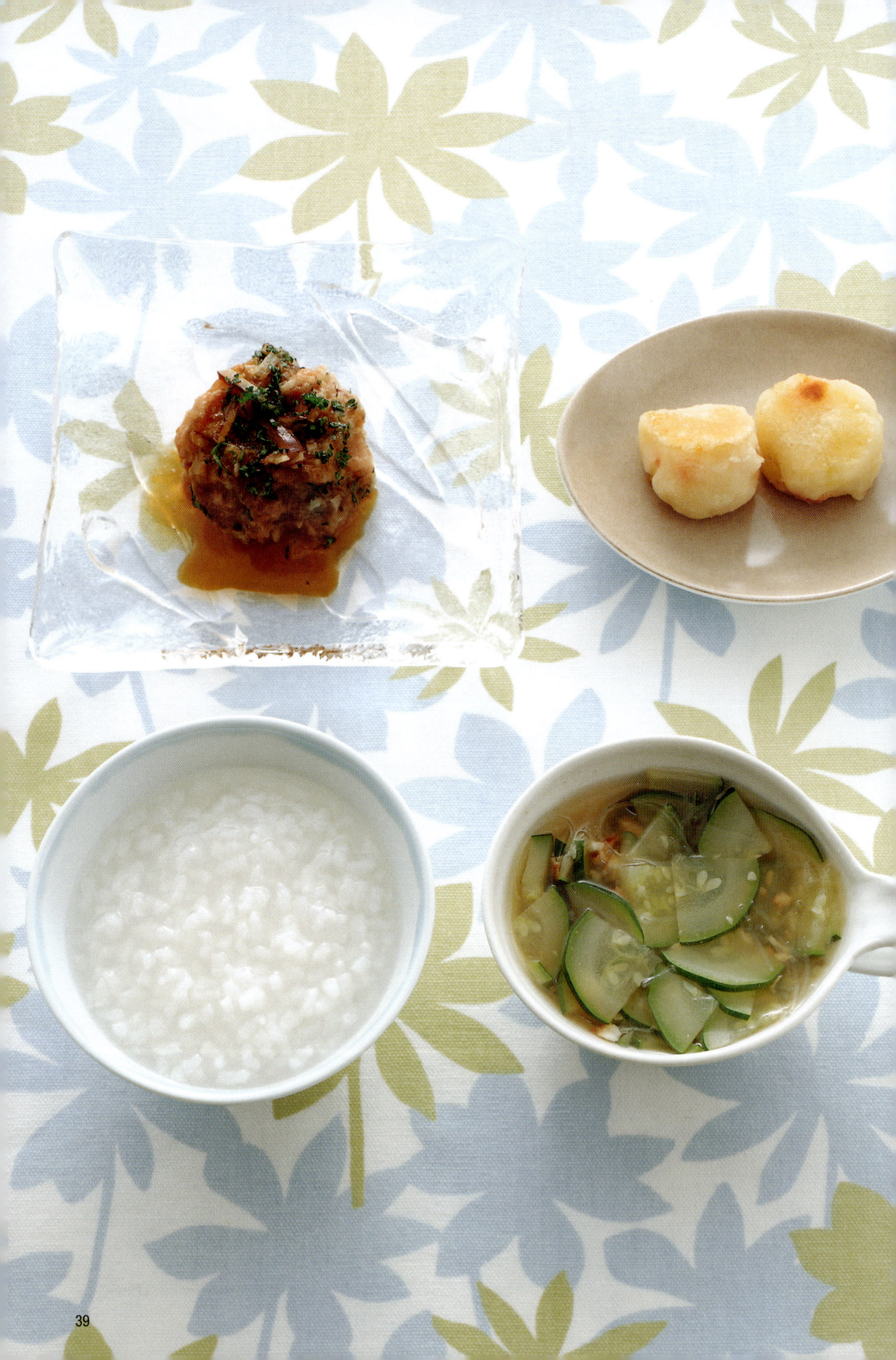

マグロのカルパッチョが主菜の献立

MENU
- マグロのカルパッチョ　作り方は36ページ
- つぶしポテトのバター焼き
- ズッキーニとカニのスープ
- 全がゆ

1食分 357kcal 塩分2.3g

主菜

献立のポイント

- ポテトのバター焼きは、生地にもバターを加えてエネルギーを確保しながら、しっとりした食感に仕上げます。もう少しやわらかくしたい場合は、牛乳を適量加えて調整します。
- スープのズッキーニは、少しくずれるくらいまで煮たほうが、飲み込みやすくなります。
- スープのはるさめは、吸い込む力が弱い人にはむせやすい食品なので、1cm長さに切ります。

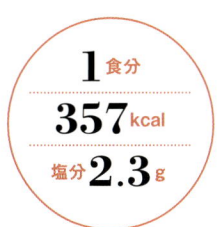

つぶしポテトのバター焼き

材料／2人分

じゃが芋	100g
にんじん	10g
a バター	小さじ2（8g）
砂糖	小さじ1
塩	少量
強力小麦粉・バター	各小さじ1

1人分96kcal　塩分0.2g

作り方

1. じゃが芋は皮をむいて乱切りにし、にんじんはみじん切りにする。
2. 耐熱ボールに①を入れて水大さじ2を加え、ふんわりとラップをかけ、電子レンジ（600W）で3分、じゃが芋がやわらかくなるまで加熱する。
3. 湯をきって、aとともにポリ袋に入れ、袋にタオルをかぶせ、手でおさえてなめらかになるまでつぶす。
4. ③を4等分して形を整え、両面に強力小麦粉を薄くまぶす。
5. フライパンを中火で温め、バターを入れてとかし、④を入れて両面を薄いきつね色になるまで焼く。

ズッキーニとカニのスープ

材料／2人分

ズッキーニ	1本（150g）
カニ（缶詰め）	20g
はるさめ	乾10g
a 顆粒鶏がらだし	小さじ1
水	240mℓ
b うす口しょうゆ・みりん	各小さじ2
c かたくり粉・水	各小さじ1

1人分59kcal　塩分1.6g

作り方

1. ズッキーニは1mm厚さのいちょう切りにし、沸騰した重曹水（水1カップに対して重曹小さじ1/3）でやわらかくゆでる。カニは汁けをきり、軟骨をとり除く。
2. はるさめはひたひたの熱湯につけてもどし、湯をきって1cm長さに切る。
3. なべに①②、aを入れて中火にかける。煮立ったら弱火にし、はるさめがやわらかくなるまで煮る。
4. bを加えてひと煮し、混ぜ合わせたcを加えてとろみをつける。

全がゆ　作り方は107ページ

2人分 300g

1人分89kcal　塩分0g

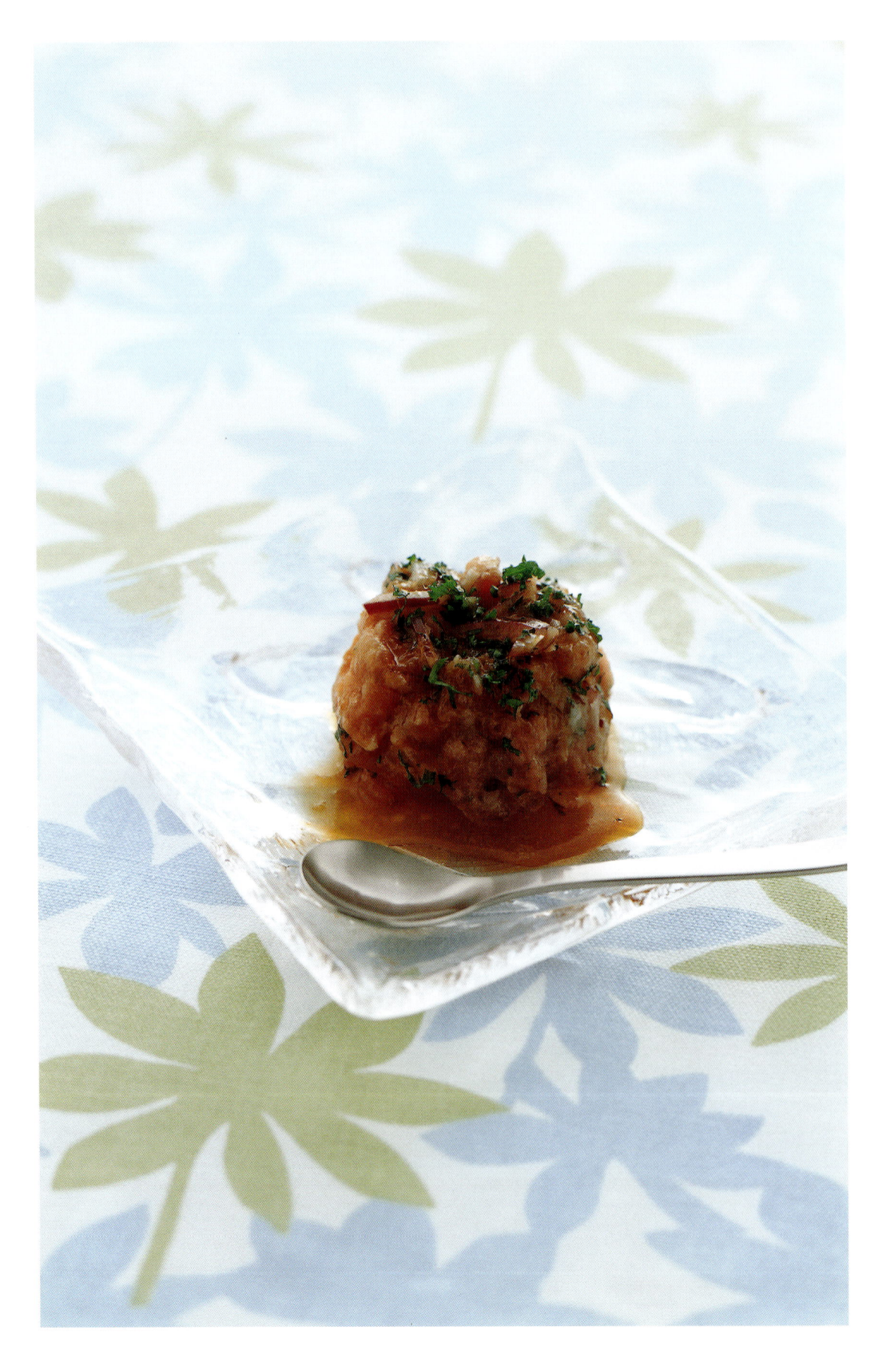

魚介の主菜

マグロのカルパッチョ

ねぎとろ用のマグロは、脂がのっているうえに、すでに細かくなっているのでそのまま使えて便利です。口に入れるととろりとして噛みやすく、飲み込みやすい食材です。にんにくの香りを移したオリーブ油と刻んだ香味野菜を加え、いつもと違った一皿を演出しました。

食べやすくするポイント

- ねぎとろ用のマグロは、細かくたたいてあるので、噛む力、飲み込む力が低下していても食べやすい食材です。また、とろのほどよい脂が、飲み込みやすさを助けます。
- 玉ねぎ、パセリは味わいのアクセントになります。みじん切りにして水にさらすと、しんなりして食べやすくなります。
- にんにくのほのかな香りが生きたソースで、食欲増進をはかりましょう。

主菜

マグロのカルパッチョ

材料／2人分

マグロ（ねぎとろ用）	100g
紫玉ねぎまたは玉ねぎ	20g
パセリ	少量
オリーブ油	小さじ2
おろしにんにく	少量
a しょうゆ・酢	各小さじ1
辣油（らーゆ）	少量

1人分113kcal　塩分0.5g

作り方

1 紫玉ねぎとパセリはみじん切りにし、水の中でもみ洗いして、水けをかたく絞る。

2 小さな耐熱ボールにオリーブ油とおろしにんにくを入れて、電子レンジ（600W）で1分加熱する。とり出して、**a**を加えて混ぜる。

3 マグロに①の半量を混ぜ、形を整えて器に盛る。残りの①を散らし、②をかける。

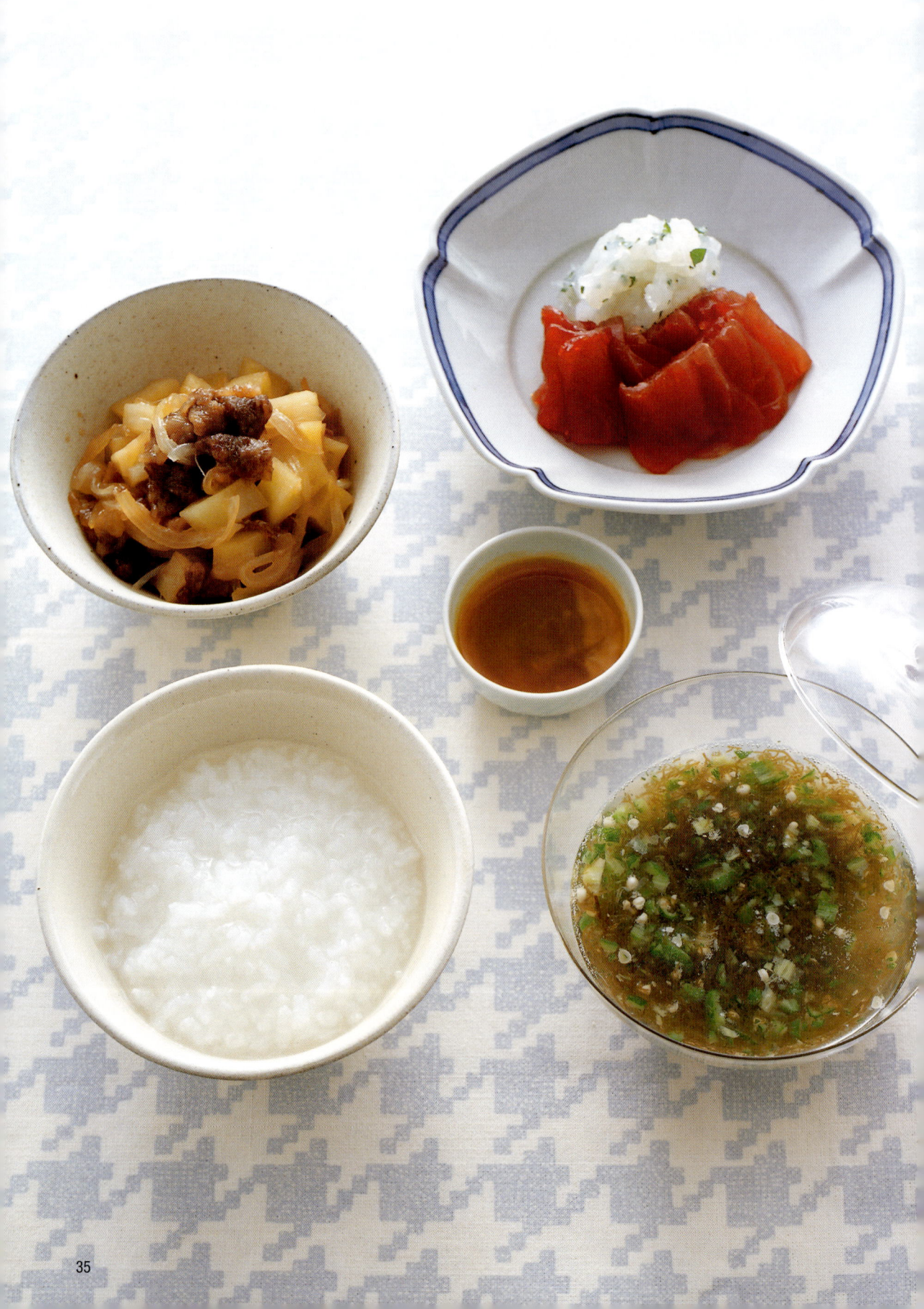

マグロとイカの刺し身が主菜の献立

MENU
- マグロとイカの刺し身　作り方は32ページ
- レンジ肉じゃが
- オクラともずくのすり流し汁
- 全がゆ

1食分 339kcal 塩分3.2g

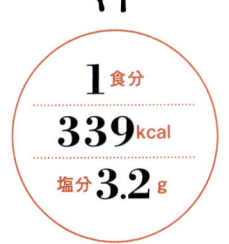

献立のポイント

- 肉じゃがは、牛肉もじゃが芋も1〜2cm角に切ると、食べやすくなります。
- 牛肉は上新粉（うるち米を粉にひいたもの）をまぶすと、うま味が逃げずにやわらかく仕上がります。上新粉がない場合は、かたくり粉で代用できますが、量は上新粉の半分を目安に使います。
- すり流し汁はオクラともずくの粘りで、とろみをつけます。食物繊維が豊富なので、便通をととのえる効果も期待できます。

レンジ肉じゃが

材料／2人分

- 牛ロース薄切り肉 …… 40g
- 上新粉 …… 小さじ1
- じゃが芋 …… 100g
- 玉ねぎ …… 50g
- a [だし …… 大さじ4
  しょうゆ・砂糖・酒 …各小さじ2]

1人分121kcal　塩分0.9g

作り方

1 牛ロース肉は広げて2cm角に切り、上新粉をまぶす。
2 じゃが芋は1cmのさいの目に切り、玉ねぎは薄切りにする。
3 耐熱ボールにaを合わせ、①を加えてからめながらほぐす。肉の上に②をのせ、ボールの両端を5mmずつあけてラップをする。
4 電子レンジ（600W）で約6分、じゃが芋が充分やわらかくなるまで加熱する。

オクラともずくのすり流し汁

材料／2人分

- a [だし …… 1¼カップ
  うす口しょうゆ …… 小さじ2
  酒・みりん …… 各小さじ1
  塩 …… 少量]
- オクラ …… 50g
- もずく …… 汁けをきって100g
- おろししょうが …… 少量

1人分23kcal　塩分1.5g

作り方

1 なべにaを入れて火にかけ、ひと煮立ちしたら火を消し、さます。
2 オクラはがくのまわりのかたい部分をむき除き、先端を2〜3mm切り落とす。塩少量（分量外）をまぶして、もむ。
3 なべに重曹水（水1カップに対して重曹小さじ⅓）を沸騰させ、②を入れてやわらかくゆで、水にとる。水けをきって、端から小口切りにしてからみじん切りにし、包丁でたたいて粘りを出す。
4 もずくはまな板にのせ、包丁でとろろ状になるまでたたき切る。
5 ③④、おろししょうがを混ぜ合わせて器に盛り、①を注ぐ。

全がゆ　作り方は107ページ

2人分 300g

1人分89kcal　塩分0g

主菜

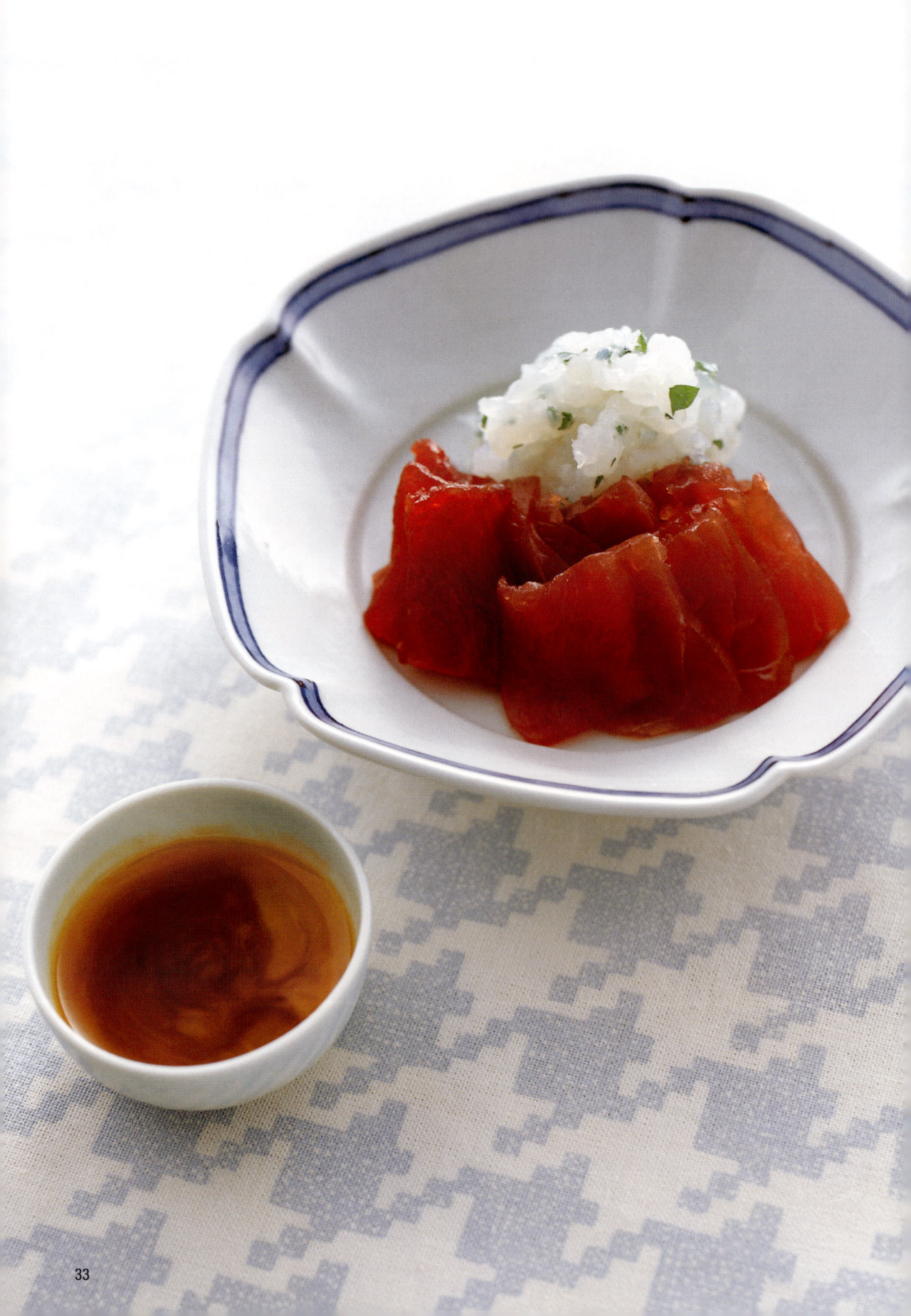

魚介の主菜

マグロとイカの刺し身

主菜

「よく噛んで食べましょう」といわれます。歯は噛むことで、口に入れた食べ物を小さくします。小さくなった食べ物は、唾液と混ざりかたまり（食塊）になり、のどの奥へ送られます。

このような「口の中の作業を手伝う」やり方で、食べやすく刺し身を切ります。とろりとした〝黄身じょうゆ〟も飲み込みやすくするために一役買います。

食べやすくするポイント

- マグロの赤身は、刺し身の中でも食べやすい食材です。薄く切れば舌と上あごで押しつぶして、おいしさを堪能しつつ飲み込むことができます。
- マグロは刺し身用に切って売っているものを、5mm幅の棒状に切っても食べやすいでしょう。
- イカはフードプロセッサーか包丁で細かく刻んでから粘りが出るまで混ぜると、食べやすくなります。
- つけじょうゆに卵黄を加えると、まろやかな味わいになり、栄養価もアップします。

マグロとイカの刺し身

材料／2人分

マグロ（赤身、刺し身用さく）…70g
イカ（胴、刺し身用）………… 70g
青じそ ………………………… 1枚
a ┌ 卵黄（生食用）…………… 1個
　└ しょうゆ……………… 小さじ1

1人分106kcal　塩分0.8g

作り方

1 マグロは筋をとり除いて5mm厚さの薄切りにし、3〜4cm角に切る。

2 イカの胴は皮をむき、3cm角に切り、フードプロセッサーに入れてみじん切りになるまで攪拌する。

3 青じそは太い葉脈を除いてみじん切りにする。水に放してアクを抜き、水けをかたく絞る。

4 ②③を合わせ、粘りが出るまでよく混ぜ合わせる。

5 器に①④を盛り、混ぜ合わせた**a**を添える。

32

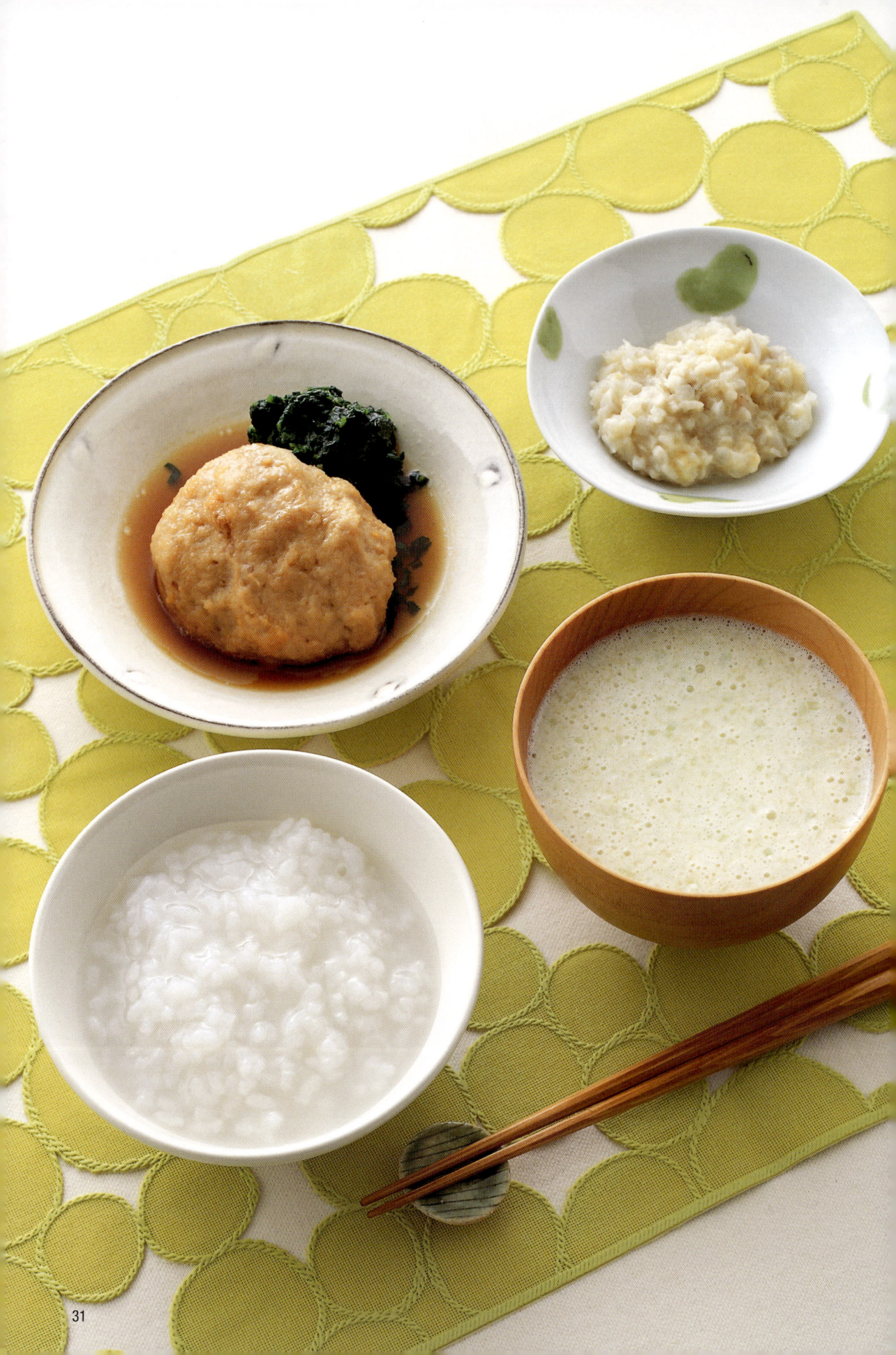

煮込みつくねが主菜の献立

MENU
煮込みつくね 作り方は28ページ
温野菜のみそあえ
カリフラワーの豆乳ポタージュ
全がゆ

1食分 406kcal 塩分3.7g

主菜

献立のポイント

- 温野菜のみそあえは、根菜を噛む力が弱った人でも食べやすいようにした一品です。
- 根菜はみじん切りにしてから重曹水でゆでるので、やわらかく食べやすくなります。適度なつぶつぶ感があるので、噛む力が弱っていても、噛む楽しみを味わうことができます。
- 汁物は、豆乳を使った中国風のポタージュにして献立のアクセントにします。牛乳で代用してもかまいません。
- 汁物のとろみづけにごはんを加えて飲み込みやすくします。

温野菜のみそあえ

材料／2人分
大根・里芋・にんじん	各40g
れんこん	30g
a みそ	小さじ2
a サラダ油	小さじ1
a 顆粒和風だし	小さじ½

1人分65kcal 塩分1.0g

作り方
1 大根、里芋、にんじん、れんこんはそれぞれ乱切りにしてから、みじん切りにする。里芋とれんこんは、水洗いしてアクを除き、ざるにあげて水けをきる。
2 なべに重曹水（水1カップに対して重曹小さじ⅓）を沸騰させ、①を入れてやわらかくゆでる。ざるにあげて水でさっと洗い、水けをきる。
3 ②にaを加えて混ぜる。

カリフラワーの豆乳ポタージュ

材料／2人分
カリフラワー	150g
ごはん	大さじ2
顆粒鶏がらだし	小さじ½
豆乳（無調整）	1カップ
塩	少量

1人分93kcal 塩分0.8g

作り方
1 カリフラワーは小房に分ける。
2 耐熱ボールに①、ごはん、顆粒鶏がらだし、水大さじ2を入れる。ラップをかけて電子レンジ（600W）で4分加熱する。
3 ミキサーまたはフードプロセッサーに②を移し入れ、なめらかになるまで撹拌する。
4 なべに移し入れ、豆乳と塩を加えて温める。

全がゆ 作り方は107ページ

2人分 300g

1人分89kcal 塩分0g

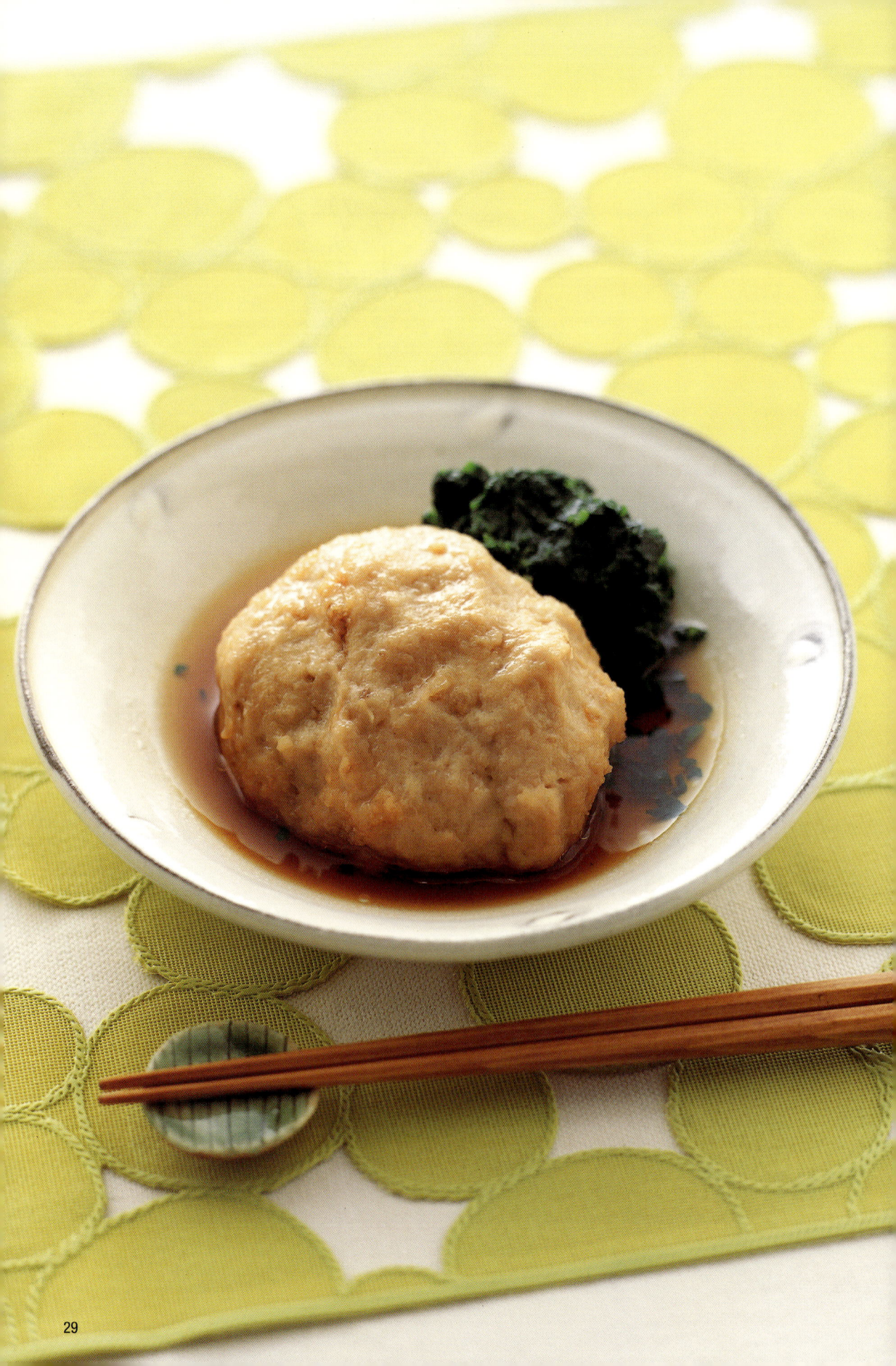

ひき肉の主菜

煮込みつくね

ひき肉を使ったつくねは、ミニサイズに仕上げたほうが食べやすそうですが、じつは逆。小さければ小さいほど表面の割合が増えてかたい部分が多くなります。

大きくまとめて煮込み、器の中で切ったり、箸でくずしたりしながらいただきます、その作業が、「食べた！」という満足感につながります。

食べやすくするポイント

- つくねは卵の代わりに、でんぷん質の多い長芋をすりおろしてつなぎに使うので、ふんわりとした食感です。
- 口に入れるとほろりとくずれますが、長芋のほどよい粘りけがあるので、飲み込みやすいまとまり（食塊）が作れます。
- ほうれん草は少量の水を加えて電子レンジで加熱すると、簡単にゆでることができます。アクやえぐ味はむせる原因になるので、加熱後は水によくさらします。

煮込みつくね

材料／2人分

鶏ひき肉 …………………… 100g
a ┌ 長芋（すりおろす） ……… 30g
　│ パン粉 …………………… 大さじ2
　└ 塩 ………………………… 小さじ⅙
b ┌ しょうゆ・みりん・砂糖
　│ ………………………… 各大さじ1
　└ 水 ………………………… 70mℓ
ほうれん草 ………………… 60g

1人分159kcal　塩分1.9g

作り方

1 ほうれん草は長さを半分に切って耐熱ボールに入れ、水大さじ2（分量外）を加える。両端を5mmずつあけてラップをし、電子レンジ（600W）で2分、充分やわらかくなるまで加熱する。水にさらす。ざるにあげ、軽く水けを絞り、細かく刻む。

2 フードプロセッサーに鶏ひき肉とaを入れて、なめらかになるまで攪拌する。2等分して、手にサラダ油少量をつけてハンバーグ形にまとめる（つくね）。

3 耐熱ボールにbを入れて混ぜ、②を加える。両端を5mmずつあけてラップをし、電子レンジ（600W）で4分加熱する。

4 器につくねを盛って煮汁をかけ、ほうれん草を添える。

主菜

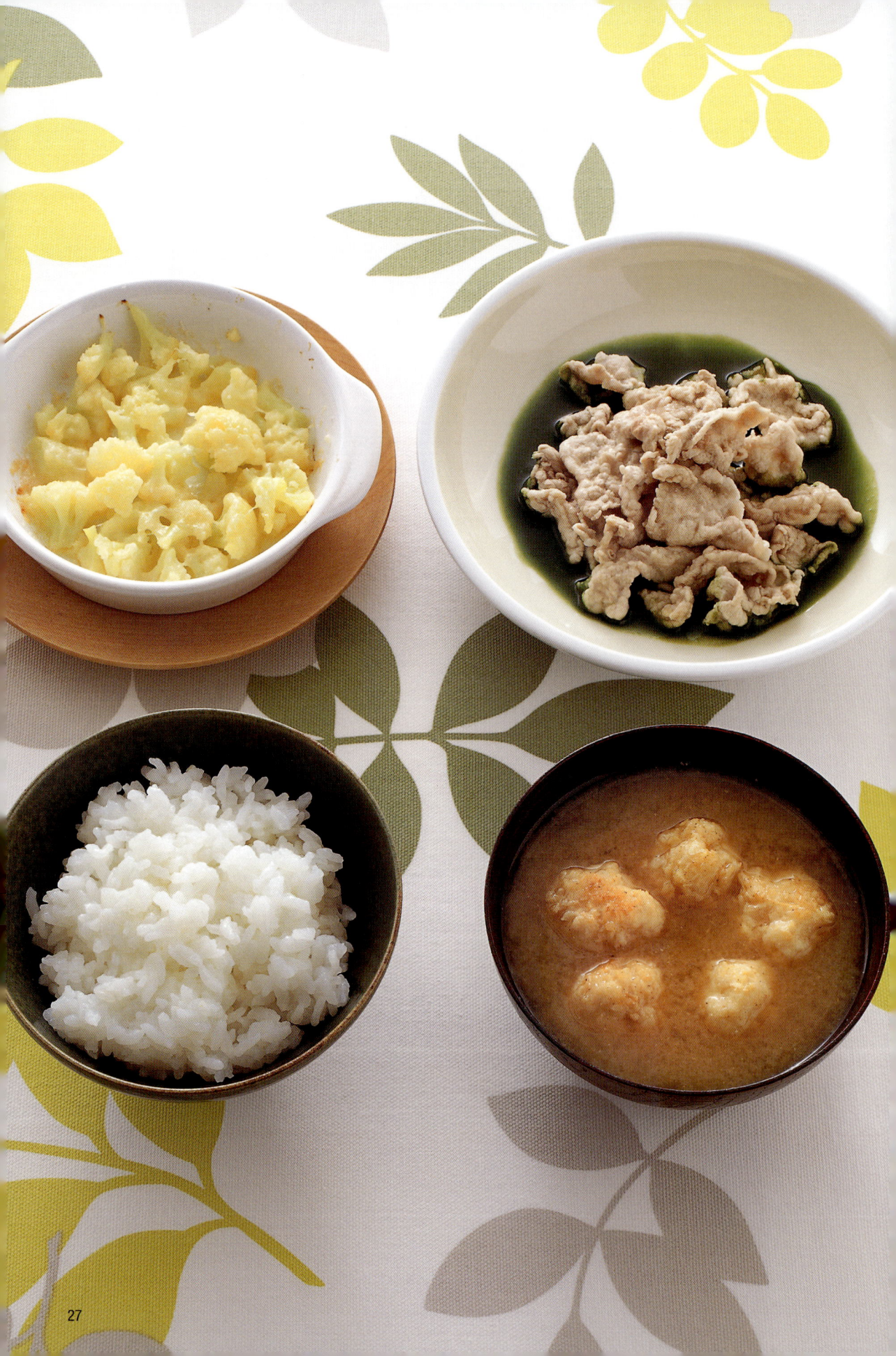

ゆで豚 グリーンソースが主菜の献立

MENU

ゆで豚 グリーンソース _{作り方は24ページ}
カリフラワーのチーズ焼き
竹の子入り揚げつくねのみそ汁
軟飯

1食分 **517** kcal
塩分 **2.2** g

主菜

献立のポイント

- チーズ焼きは、粉チーズを使うと、ピザ用チーズのようにさめてもかたくならないので食べやすいものです。
- つくねの竹の子は、繊維がかたいのでペースト状にして使います。鶏ひき肉と合わせることでやわらかな食感になり、たんぱく質の補給にも役立ちます。
- つくねは、つなぎに米粉(上新粉)を使うと余分な粘りけが出ないので、かたくり粉で作るよりも食べやすくなります。

カリフラワーのチーズ焼き

材料／2人分

カリフラワー ……………… 120g
バター …………… 小さじ2(8g)
粉チーズ ………………… 小さじ2

1人分46kcal　塩分0.1g

作り方

1 カリフラワーは小房に分け、重曹水(水1カップに対して重曹小さじ2)を沸騰させてやわらかくゆで、水にとってさまし、水けをきって細かく切る。
2 耐熱容器にバターを入れてラップをかけ、電子レンジ(600W)で加熱してとかす。
3 耐熱皿に①を盛り、②をかけて粉チーズをふり、オーブントースターで表面がところどころきつね色になるまで7～8分焼く。

竹の子入り揚げつくねのみそ汁

材料／2人分

ゆで竹の子 ………………… 100g
鶏ひき肉 …………………… 50g
米粉(上新粉)・水 …… 各大さじ1
揚げ油
だし ……………………… 280mℓ
みりん・みそ ……… 各大さじ1⅓

1人分132kcal　塩分1.7g

作り方

1 竹の子は3cm角に切り、フードプロセッサーに入れて撹拌し、ペースト状にする。
2 ボールに①、鶏ひき肉を入れて混ぜ、米粉と水を加えてなめらかになるまでよく混ぜる。
3 揚げ油を170℃に熱し、②をスプーンで一口大にすくって落とし入れ、5～6分、カラリと揚げる。
4 なべにだし、③、みりんを入れて中火にかけ、煮立ったらみそをとき入れてひと煮する。火を消して器に盛る。

● あれば、細かく刻んだ木の芽を散らしてもよい。

軟飯　_{作り方は106ページ}

2人分　300g

1人分160kcal　塩分0g

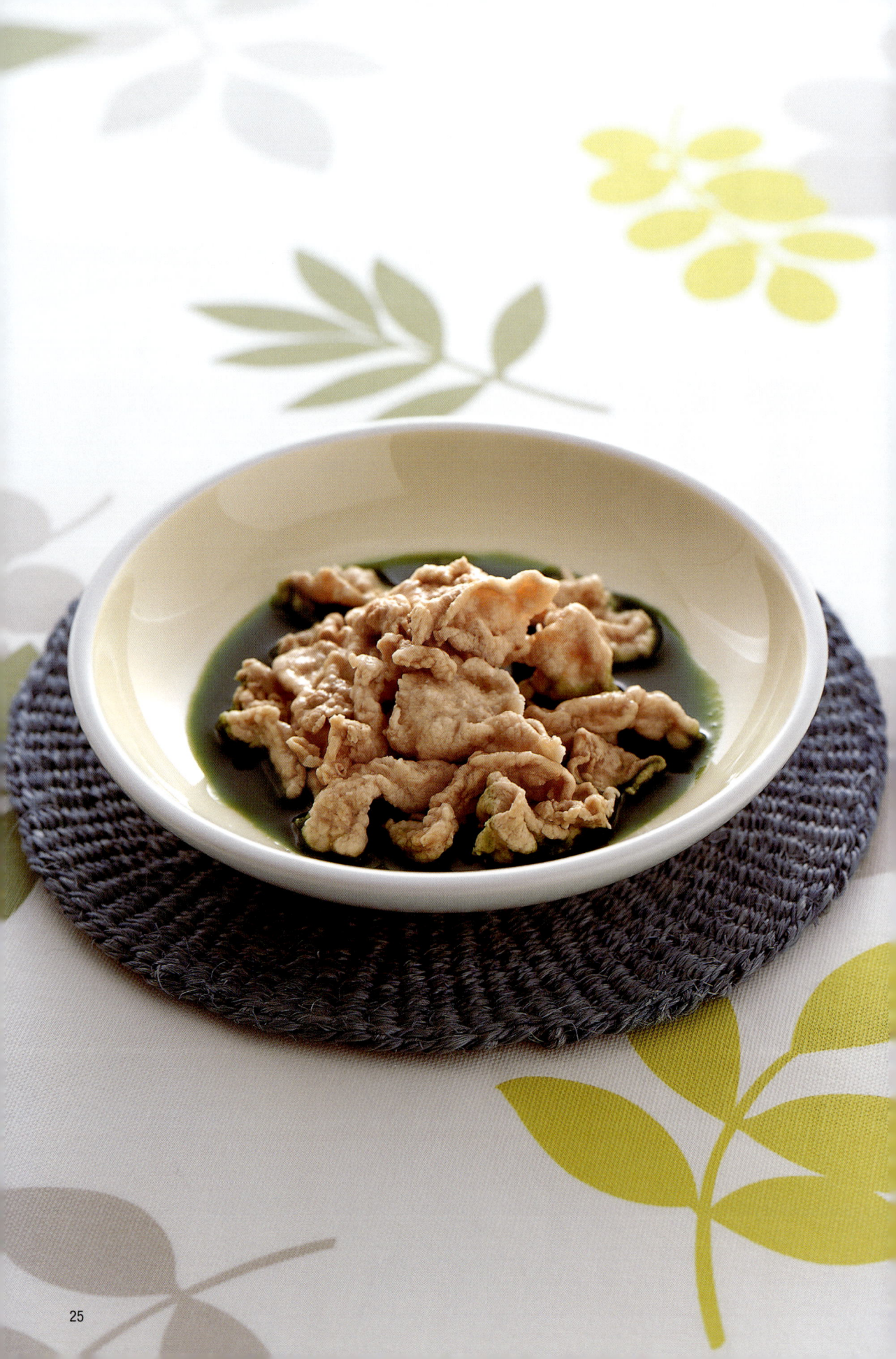

肉の主菜

ゆで豚 グリーンソース

鶏肉にくず粉をまぶし、ゆでて霜降りにした料理――"吉野鶏"は、のど越しのよさと飲み込むときの快感が、おいしい喜びを生み出します。
この調理法は、料理を飲み込みやすくもしてくれます。
豚肉にかたくり粉をべったりつけると、のりのようになるので、まだらに薄くまぶしてさっとゆでる、これがポイントです。

食べやすくするポイント

- グリーンソースにはペースト状にしたほうれん草を使い、高齢者に不足しがちな食物繊維、ビタミン、鉄などがとりやすいようにします。
- 豚肉は、やわらかくて嚙み切りやすいしゃぶしゃぶ用肉を使います。かたくり粉をまぶしてゆでると、唾液(だえき)の分泌(ぶんぴつ)が少なくなってきた人でも食べやすくなります。

ゆで豚 グリーンソース

材料／2人分

豚ロース薄切り肉（しゃぶしゃぶ用）
……………………………… 150g
かたくり粉 ………………… 小さじ1

a
- ほうれん草 ……………… 50g
- 水 ………………………… 1/4カップ
- みりん・レモン果汁 … 各小さじ2
- しょうゆ ……………… 小さじ1
- 練りわさび ………… 小さじ1/2
- こしょう ………………… 少量

1人分179kcal　塩分0.4g

作り方

1　ほうれん草は沸騰湯でやわらかくゆでて冷水にとり、水けを絞り、1cm長さに切る。ミキサーに入れ、分量の水を加えてなめらかになるまで攪拌(かくはん)する。ボールに移し入れて残りのaを加えて混ぜる。

2　豚肉は3cm長さに切り、まだらに薄くかたくり粉をまぶす。なべに湯を沸かして豚肉を入れてゆで、ざるにあげて湯をきる。

3　器に①のソースを敷き、②を盛る。

23

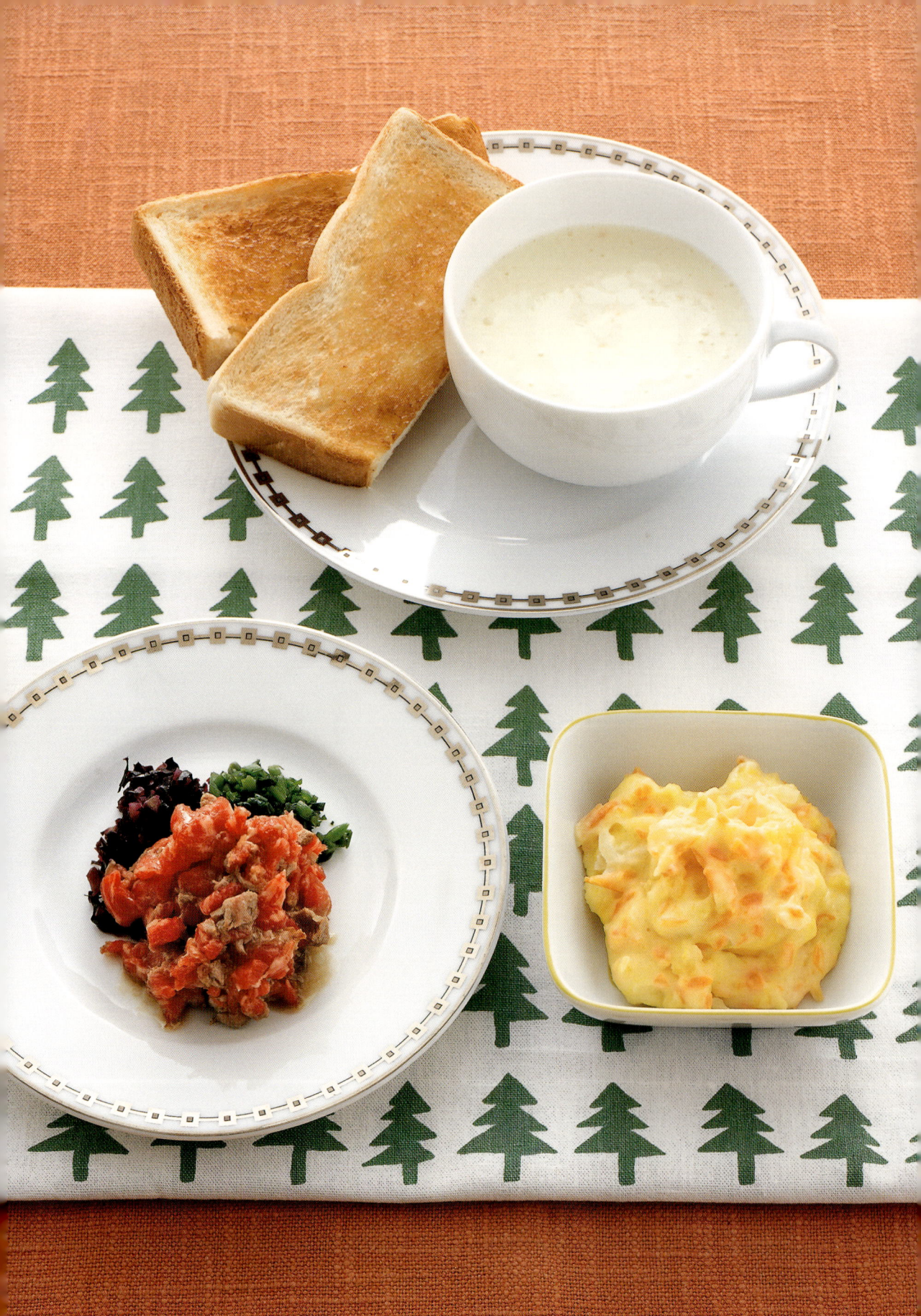

ローストビーフが主菜の献立

MENU
ローストビーフ
さつま芋サラダ
ヨーグルトスープ
バタートースト

作り方は20ページ

1食分 553kcal 塩分2.9g

献立のポイント
- 加熱したさつま芋は、つぶしてマッシュ状にして食べやすくします。
- さつま芋のほんのりとした甘さは食欲を増進させてくれます。
- トーストはバターを塗って、風味とカロリーをアップします。
- バタートーストはヨーグルトスープに浸しながらいただくと、さらに食べやすくなります。

主菜

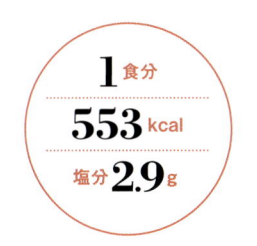

さつま芋サラダ

材料／2人分

- さつま芋 …………………… 150g
- 玉ねぎ ……………………… 20g
- にんじん …………………… 10g
- a［ 酢 …小さじ1　砂糖 …小さじ½
  　 塩 ………………… ふたつまみ ］
- マヨネーズ ……………… 大さじ1

1人分149kcal　塩分0.5g

作り方

1. さつま芋は皮をむいて、1cm角の拍子木切りにする。玉ねぎ、にんじんはみじん切りにする。
2. 耐熱ボールに①を入れて水½カップを加え、ふんわりとラップをかけ、電子レンジ（600W）で6分加熱し、湯をきる。
3. すぐにフォークなどでつぶし、熱いうちにaで下味をつけ、さめたらマヨネーズを加えて混ぜる。

ヨーグルトスープ

材料／2人分

- a［ ごはん ……………………… 60g
  　 にんじん（薄切り）………… 30g
  　 玉ねぎ（薄切り）…………… 20g
  　 水 ……………………… ½カップ ］
- 顆粒鶏がらだし ………… 小さじ¼
- プレーンヨーグルト ……… ½カップ
- 塩 ……少量　生クリーム …小さじ2

1人分96kcal　塩分0.6g

作り方

1. 耐熱ボールにaを入れ、両端を5mmずつあけてラップをかけ、電子レンジ（600W）で3分加熱する。
2. フードプロセッサーに①を移し入れ、鶏がらスープのもと、ヨーグルトを加えてなめらかになるまで攪拌する。味をみて、足りなければ塩を加える。
3. 器に盛り、生クリームを落とす。

バタートースト

材料／2人分

- 食パン（6枚切り）………… 2枚
- バター ………………… 小さじ2（8g）

1人分149kcal　塩分0.6g

作り方

食パンはオーブントースターで焼き、うすく焼き色がついたらバターを塗り、縦半分に切る。

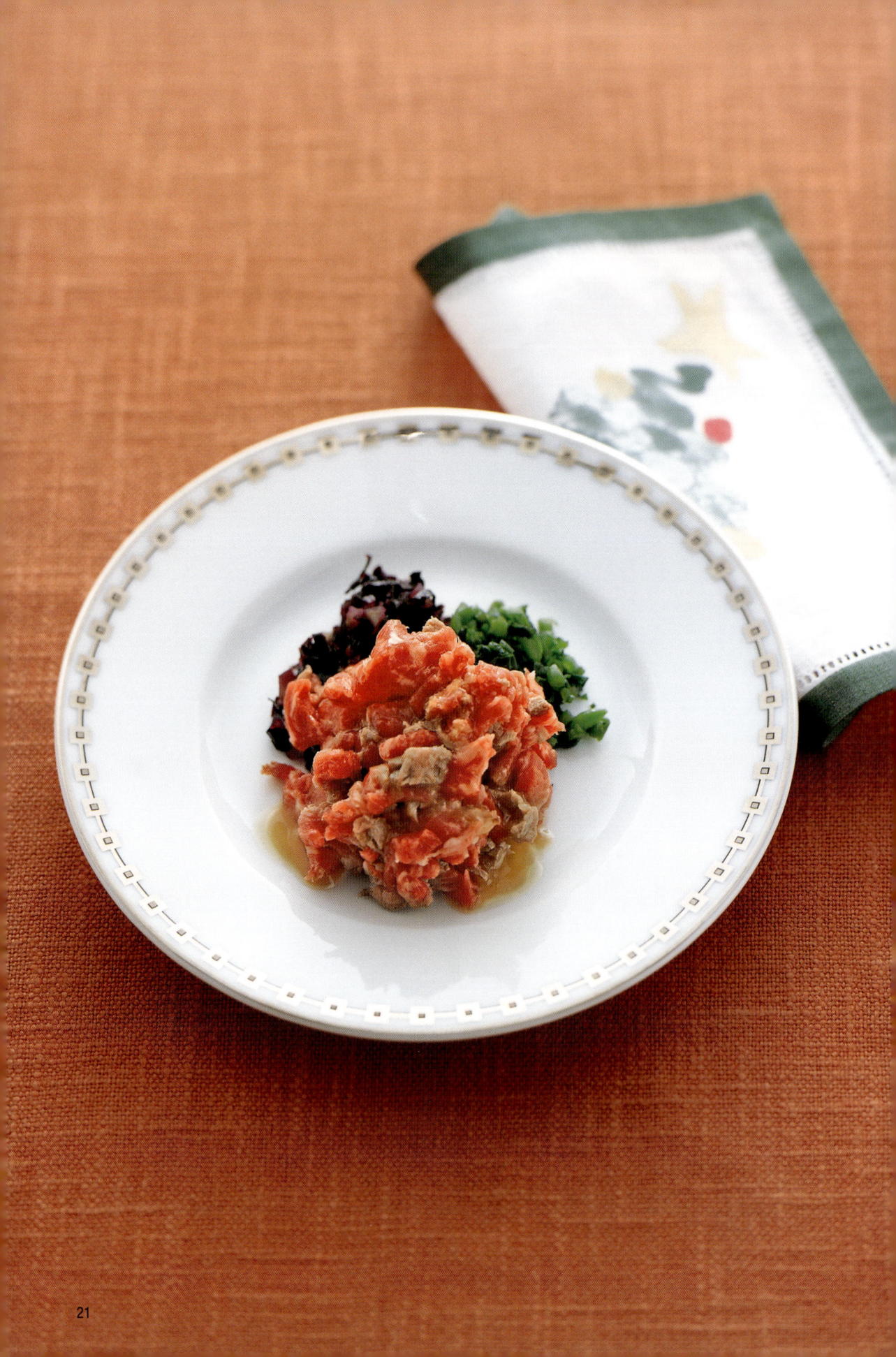

肉の主菜

ローストビーフ

牛肉のごちそう、ローストビーフ！細かく刻むより、あらいみじん切りにしたほうが、面積が大きくなるので食べやすく、しっかり味わえます。義歯の人でも、歯がない人でも、牛肉を舌とあごでつかまえて押しつぶすことができれば、香ばしく焼けた肉のうま味と、肉汁のレアな味が、同時に味わえて「おいしい！」という喜びにつながります。

食べやすくするポイント

- 噛む、飲み込む力が低下しても、肉を食べたいと思う人はたくさんいます。ローストビーフもその一つです。
- ローストビーフは肉の表面だけを焼くことで、肉のうま味を凝縮させます。
- あらいみじん切りにすると、噛む力が弱くても食べやすいうえ、肉の味がダイレクトに伝わる効果もあります。

ローストビーフ

材料／2人分

牛ヒレかたまり肉	100g
サラダ油	小さじ½
塩	ひとつまみ
クレソン	40g
オリーブ油	小さじ½
紫キャベツ	小1枚(40g)
a 砂糖・酢	各小さじ1
塩	少量
b 水	大さじ1
しょうゆ	小さじ2
みりん・オリーブ油	各小さじ1
おろしにんにく・練りわさび	各小さじ¼

1人分159kcal　塩分1.2g

作り方

1 牛肉は塩をふって全体に薄くサラダ油を塗る。熱したフライパンにのせて強火にし、1面につき30秒ずつ4面を焼く。

2 とり出して、アルミ箔で包み、10分ほどおく。

3 クレソンは3～4cm長さに、紫キャベツは3～4cm角に切る。なべに重曹水（水1カップに対して重曹小さじ⅓）を沸騰させ、キャベツ、クレソンの順にそれぞれやわらかくゆでる。水にとってさまし、それぞれみじん切りにして水けを絞る。

4 クレソンはオリーブ油で、紫キャベツは**a**であえる。

5 ②をあらいみじん切りにして器に盛り、④を添える。混ぜ合わせた**b**を肉にかける。

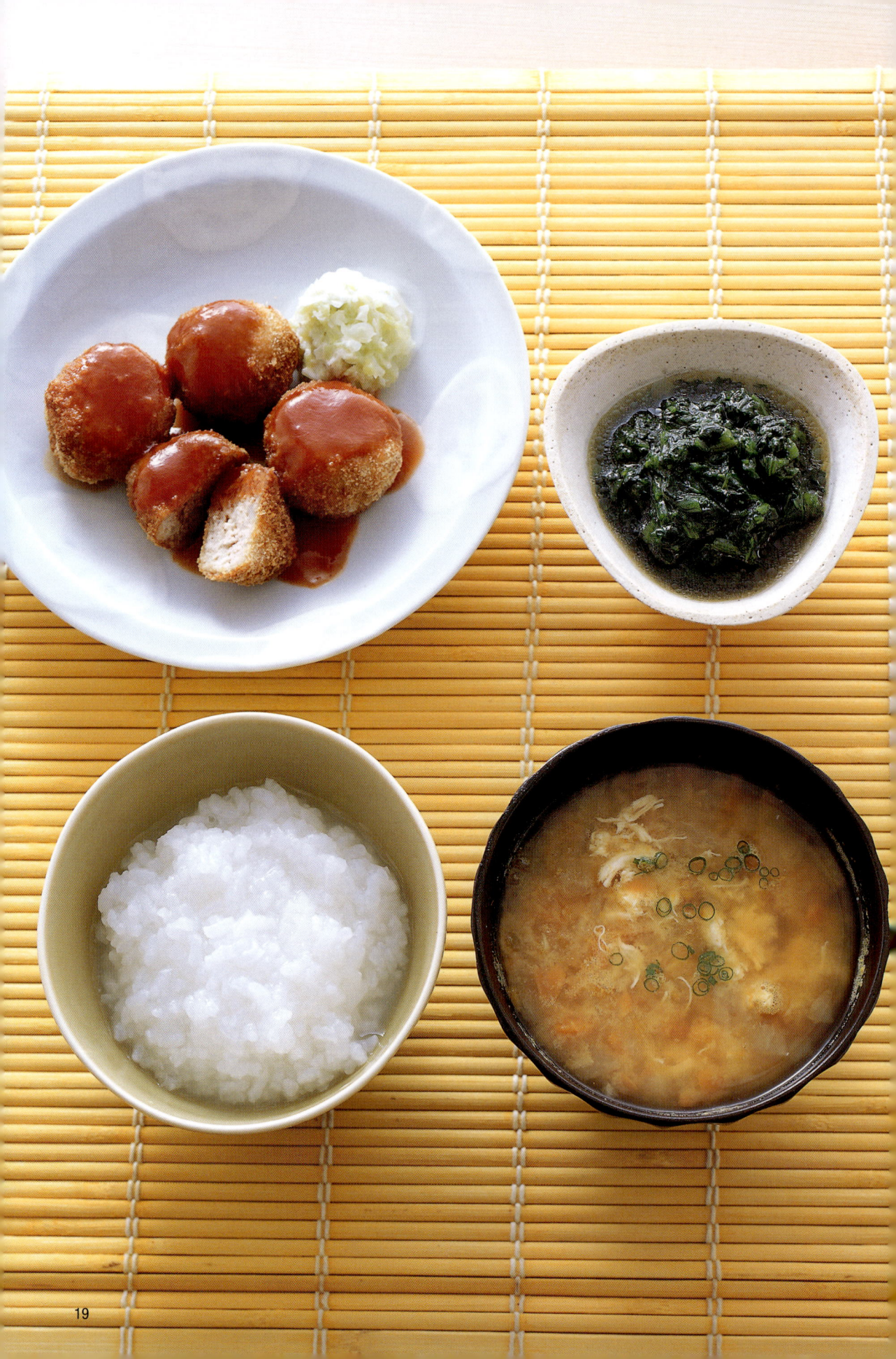

ヒレカツが主菜の献立

MENU
- ヒレカツ 作り方は16ページ
- ほうれん草のお浸し
- 具だくさんみそ汁
- 全がゆ

献立のポイント

- 介護食のお浸しは、甘味と油分を少量加えると食べやすくなります。
- ほうれん草などの葉野菜は、縦横に1cm間隔に切って食べやすくします。これでも食べにくいようなら、さらに細かく刻みます。細かく刻んだ場合は、飲み込みやすいまとまり（食塊）が作りやすいように、だしの量を適宜増やします。
- みそ汁は煮崩くずれたかぼちゃで軽いとろみがつきますが、飲み込みにくいようなら水どきかたくり粉でとろみをつけます。

1食分 **475kcal** 塩分 **2.8g**

主菜

ほうれん草のお浸し

材料／2人分
- ほうれん草 …………… 150g
- a
  - だし …………… 1/4カップ
  - しょうゆ …………… 小さじ1½
  - 砂糖 …………… 小さじ½
  - サラダ油 …………… 小さじ¼

1人分22kcal　塩分0.5g

作り方
1. なべに重曹水（水1カップに対して重曹小さじ1/3）を沸騰させ、ほうれん草を入れてやわらかくゆで、水にとる。水けを絞り、縦横に1cm間隔に切ってさらに水けを絞る。
2. ①に混ぜ合わせたaを加えてあえる。

具だくさんみそ汁

材料／2人分
- 鶏ささ身 …………… 50g
- かぼちゃ・にんじん・大根 …… 各50g
- だし …………… 1½カップ
- みそ …………… 小さじ4
- 小ねぎ …………… 少量

1人分90kcal　塩分1.3g

作り方
1. 鶏ささ身はそぎ切りにして耐熱ボールに入れ、水大さじ1を加え、両端を少しずつあけてラップをかける。電子レンジ（600W）で1分加熱する。蒸し汁ごとフードプロセッサーに入れて、攪拌し、ほぐし身にする。
2. かぼちゃは種とわたをスプーンでとり除いて皮を除き、一口大に切る。にんじんと大根は、小ぶりの乱切りにする。小ねぎは、1mm幅に切る。
3. なべに重曹水（水1カップに対して重曹小さじ1/3）を沸騰させ、かぼちゃ、にんじん、大根を入れてやわらかくゆで、湯をきる。
4. なべにだしを入れ、①③を加えて中火で2〜3分煮、みそをとき入れる。ひと煮立ちさせ、小ねぎを加えて火を消す。

全がゆ 作り方は107ページ

2人分 300g

1人分89kcal　塩分0g

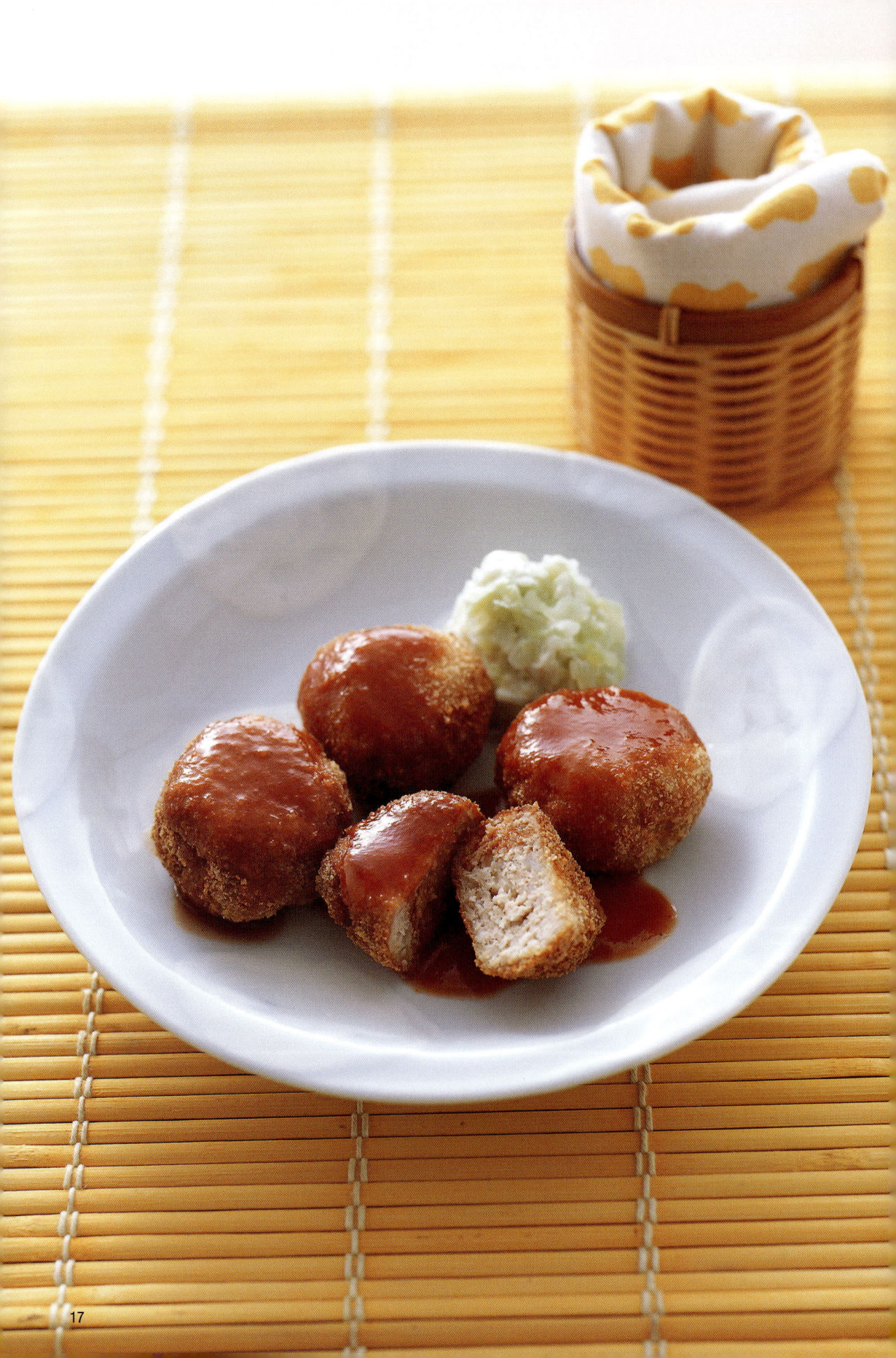

肉の主菜

ヒレカツ

カツは揚げた衣の味わいと口の中に広がる肉汁が魅力の料理。しかし、豚カツ用の肉は高齢者には食べにくいものです。そこで、ロースやヒレ肉をフードプロセッサーにかけるか、包丁でたたいて線維をこわすことで、箸でちぎれるほどやわらかい一口カツができ上がります。カリカリとかたくて食べにくい衣もパン粉を細かくして使うと食べやすくなります。

食べやすくするポイント

- かたまり肉はフードプロセッサーでひき肉状にし、蒸したじゃが芋を加えてやわらかく仕上げます。
- 豚ヒレ肉の代わりに豚ロース肉でも同様に作れます。
- パン粉は目があらいものを揚げると、かたくて食べにくいようです。フードプロセッサーで攪拌（かくはん）して細かくして使います。
- ゆるめのソースをかけると適度にしっとりし、食べやすくなります。
- ソースは食べる直前にかけると、揚げ物のカリッとした食感も楽しむことができます。

ヒレカツ

材料／2人分

- じゃが芋……60g　水……大さじ2
- 豚ヒレ肉……150g
- 塩……少量
- 強力小麦粉……小さじ½
- a
  - 強力小麦粉……小さじ½
  - 牛乳……大さじ½
  - とき卵……小さじ2
- パン粉（目の細かいもの*）……½カップ
- 揚げ油
- キャベツ……10g
- b　マヨネーズ……小さじ½
- c
  - 水……大さじ2
  - トマトケチャップ……小さじ2
  - 中濃ソース……小さじ1
  - 砂糖……小さじ½

1人分274kcal　塩分1.0g

※フードプロセッサーで攪拌して細かくする。

作り方

1 じゃが芋は耐熱ボールに入れ、水を加え、両端を少しずつあけてラップをする。電子レンジ（600W）で1分30秒加熱して、湯をきる。

2 豚ヒレ肉は一口大に切り、①とともにフードプロセッサーに入れてなめらかになるまで攪拌する。

3 8等分してヒレカツ状に形を整える。塩をふり、強力小麦粉、混ぜ合わせたa、パン粉の順に衣をつける。

4 170℃に熱した揚げ油に③を入れ、きつね色になるまで揚げ、火を通す。

5 なべに重曹水（水1カップに対して重曹小さじ⅓）を沸騰させ、キャベツをやわらかくゆでて湯をきり、2cm長さの細切りにし、bであえる。

6 器に④を盛り、混ぜ合わせたcをかけ、⑤を添える。

15

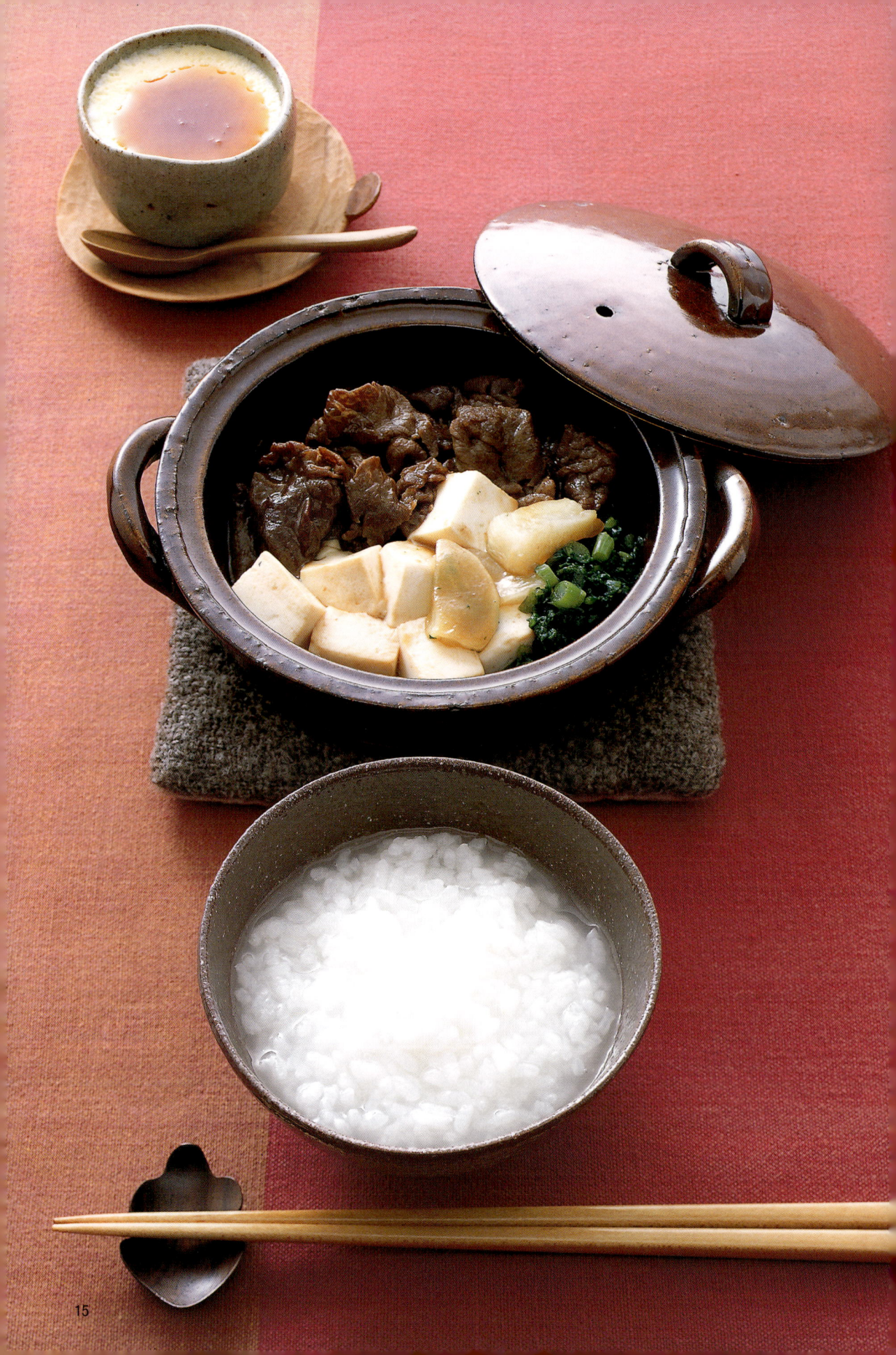

すき焼き煮が主菜の献立

MENU
- すき焼き煮 作り方は12ページ
- 全がゆ
- プリン

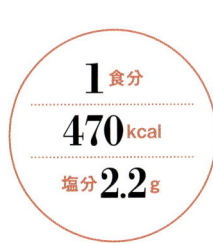

1食分 470kcal 塩分2.2g

主菜

献立のポイント

- すき焼き煮は牛肉と豆腐といったたんぱく質と、緑黄色野菜、淡色野菜がバランスよくとれるので、主菜兼副菜と考えます。
- 全がゆは、米と水の容積比が1対5で作るおかゆです。おかゆは、電子レンジで作ると必要な分だけ手軽に作れます。倍量作りたいときは煮立つまでの加熱時間も倍にします。切りかえたあとの加熱時間15分は同じです（作り方107ページ参照）。弱に
- プリンは卵と牛乳が同時にとれる栄養価の高いデザートです。噛む、飲み込む力が低下していても、食べやすいのも魅力です。

プリン

材料／2人分
（75mlの耐熱容器2個分）

卵	1個
砂糖	大さじ1
バニラエッセンス	1〜2滴
牛乳	1/2カップ
a 砂糖	大さじ2
水	小さじ3

1人分124kcal　塩分0.1g

作り方

1 ボールに卵を割り入れ、砂糖、バニラエッセンスを加えて泡立て器で混ぜてほぐし、牛乳を加えて均一になるまで混ぜ、茶濾しで濾す。

2 サラダ油少量（分量外）を塗った耐熱容器に①を等分に注ぎ入れる。

3 フライパンに並べ入れ、水を1cm深さまで注ぎ、ふたをして強火にかける。沸騰したら、弱火にして2分ほど蒸し、火を消して5分おく。

4 小なべにaの砂糖を入れて水小さじ2をふりかけ、弱火にかける。周囲が薄いきつね色になってきたらなべを揺すって全体が濃いあめ色になるまで加熱して火を消す。残りの水を加えてときのばす。

5 ③に④をかける。

全がゆ 作り方は107ページ

2人分 300g

1人分89kcal　塩分0g

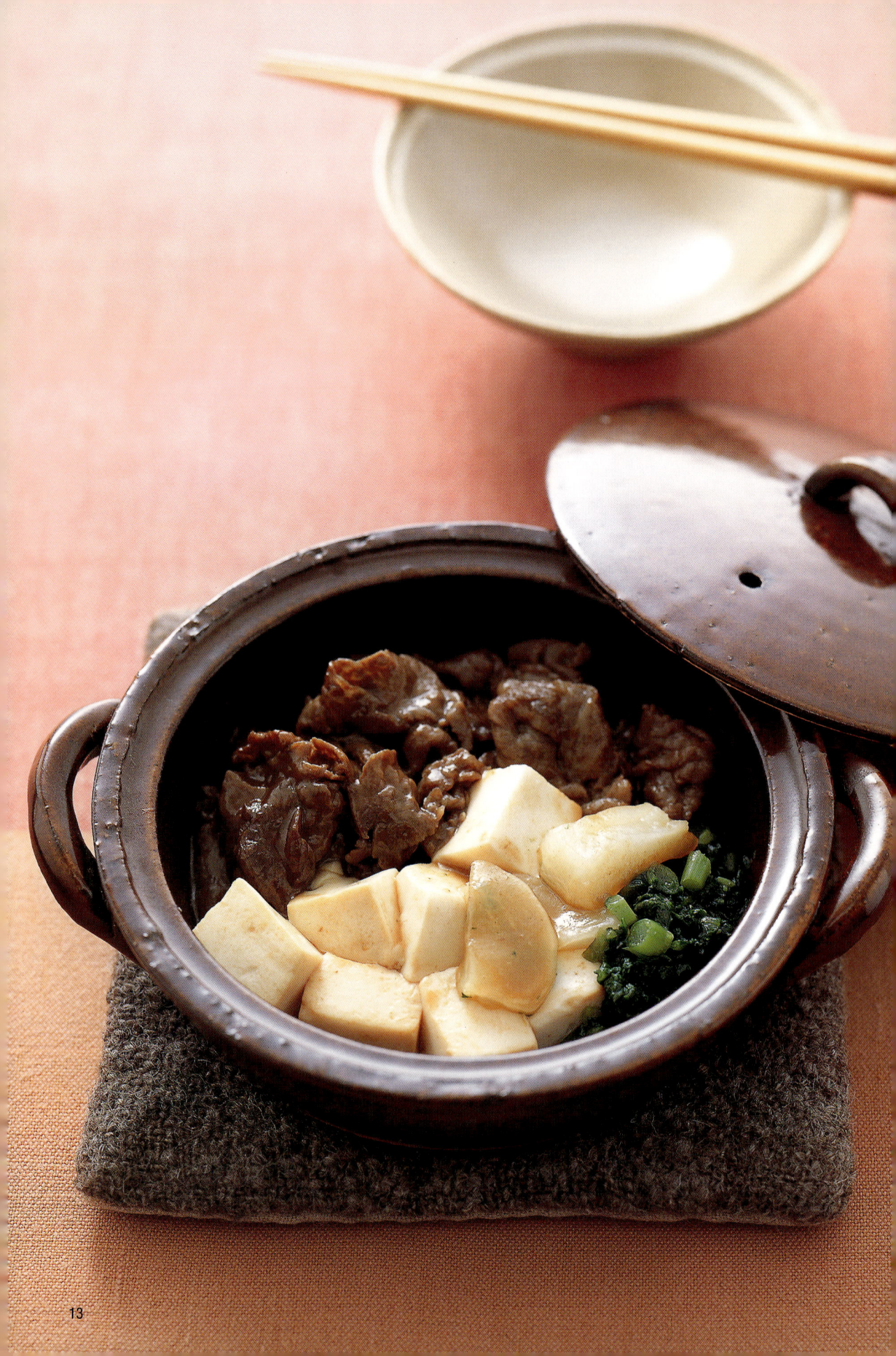

肉の主菜

すき焼き煮

主役の牛肉を食べやすくするくふうが必要です。家族と同じすき焼き用の牛肉を細かく刻むと、煮たときにそぼろのようになって反対に食べにくくなってしまいます。しゃぶしゃぶ用肉を一口大にカットすると食べやすく、片面だけにかたくり粉をまだらにまぶして煮ると、軽いとろみがついて飲み込みやすくなります。

食べやすくするポイント

- 肉は噛み切りやすいように、しゃぶしゃぶ用肉を使います。
- 肉はかたくり粉をまぶしておくと、噛んだあと口の中で飲み込みやすいまとまり（食塊）が作れます。
- 野菜は重曹水でゆでると、色鮮やかに、繊維や茎までやわらかくゆでられます。
- 野菜のゆで加減は、指で軽く押して容易につぶれるくらいを目安にします。

主菜

すき焼き煮

材料／2人分

牛しゃぶしゃぶ用肉	100g
かたくり粉	小さじ2
絹ごし豆腐	120g
かぶ・春菊	各40g
わりした 水	1カップ
砂糖・酒	各大さじ2
しょうゆ	大さじ1½

1人分257kcal 塩分2.1g

作り方

1 牛肉は4cm幅に切って、片面にかたくり粉をまぶす。

2 豆腐は1.5cm角に切る。かぶは薄いくし形切りにして皮をむき、面とり（切り角を削る）をする。

3 なべに重曹水（水1カップに対して重曹小さじ⅓）を沸騰させ、かぶを入れてやわらかくなるまでゆで、ざるにあげる。続けて春菊を入れてやわらかくゆで、水にとって水けを絞り、細かく刻む。

4 なべにわりしたの材料を入れて煮立て、豆腐を加える。煮立ってきたら、①をほぐしながら加え、煮汁をかけながら煮て火を通す。

5 ③を加えてひと煮する。

たんぱく質食品を食べやすくするポイント

肉類

肉は噛み切りやすいように、しゃぶしゃぶ用肉を使います。いくらか脂身が混じっているほうが、熱で脂がとけて肉にすき間ができ、やわらかく仕上がります。あるいは肉の線維をこわすとやわらかくなるので、ラップの間にはさんでめん棒などでたたくと、線維がこわれるうえ、薄くなるので食べやすくなります。

ヒレ肉やもも肉など脂身の少ない部位は、加熱したでんぷん素材（じゃが芋やカリフラワーなど）といっしょにフードプロセッサーにかけ、あらいみじん切りにしてから調理すると、肉の間にでんぷん質が混じることで、ほぐれやすく飲み込みやすくなります。あるいは、フードプロセッサーにかけてあらいみじん切りにした肉に、水でといた米粉（上新粉）を加えて菜箸でさっくり混ぜ合わせてから調理すると同様に食べやすくなります。ただし、加熱すると粘りが出て、かたくしまって食べにくくなるので、注意しましょう。

ひき肉は、電子レンジで加熱したあと、肉汁といっしょにフードプロセッサーで攪拌すると、なめらかな舌ざわりになります。つみれや団子にするときは、すり身ではなくみじん切りにし、でんぷん素材（かたくり粉や米粉）を水でといて加え、菜箸でさっくり混ぜてから丸めて調理すると、口の中でほぐれやすくなります。練り混ぜると粘りが出てしまい、加熱するとかたくしまって食べにくくなるので、粘りが出ないように注意しましょう。

魚介類

適度な油（脂）があって身のやわらかいカレイ、タラ、ムツ、メバル、サバ、イワシなどがおすすめです。

魚は基本的に切り身を使います。魚の皮は噛み切りにくく、骨はのどやほおの内側や歯茎などに刺さったりして危険なので、皮と骨をていねいにとり除いてから調理しましょう。とりきれないような細い小骨は、骨切り（細かい切り目を入れて骨を切ること）をしておくと安心です。ここまで下ごしらえをすれば、そぎ切りにして、煮る、ソテーする、揚げるなどに使えます。

卵

卵は良質のたんぱく質食品で、1個の重量は約50g。たんぱく質食品の一回の使用量として最適で使いやすい食品です。

ただし、温泉卵にすると飲み込みやすいのですが、完全に加熱するとかたくなるのが難点です。かたゆで卵の場合は細かく刻んでマヨネーズと混ぜる、スクランブルエッグやオムレツは半熟に仕上げる、卵焼きはだしをきかせてやわらかく仕上げる、などのくふうをしましょう。

豆腐

豆腐は口当たりがやわらかく、噛みやすく、飲み込みやすいので、介護食向きの食材です。もめん豆腐より絹ごし豆腐のほうが高齢者に好まれる傾向にあります。

なべに重曹水（水1カップに対して重曹小さじ1/3）を沸騰させ、豆腐を入れてフツフツ程度の火加減でゆでると、とろけるような舌ざわりになります。そうなると、肉みそやあんなどとよくからんで、スプーンですくいやすくなり、食べやすくなります。

主菜

主菜は、献立のメインのおかずのことで、体を作るたんぱく質の供給源であるたんぱく質食品で作ります。
たんぱく質食品は、肉類、魚介類、卵、大豆製品などです。

主菜の適量は最低でも50g

主菜に使うたんぱく質食品は、一人分一食あたりで最低でも50gをキープしましょう。食欲があれば、80〜100gに増やしてもかまいません。健康で自立した高齢者であれば、エネルギーや栄養素は、成人レベル程度必要とされています。このような状況から、噛む、飲み込むことがむずかしい人でも、たんぱく質食品はきちんととる必要があります。

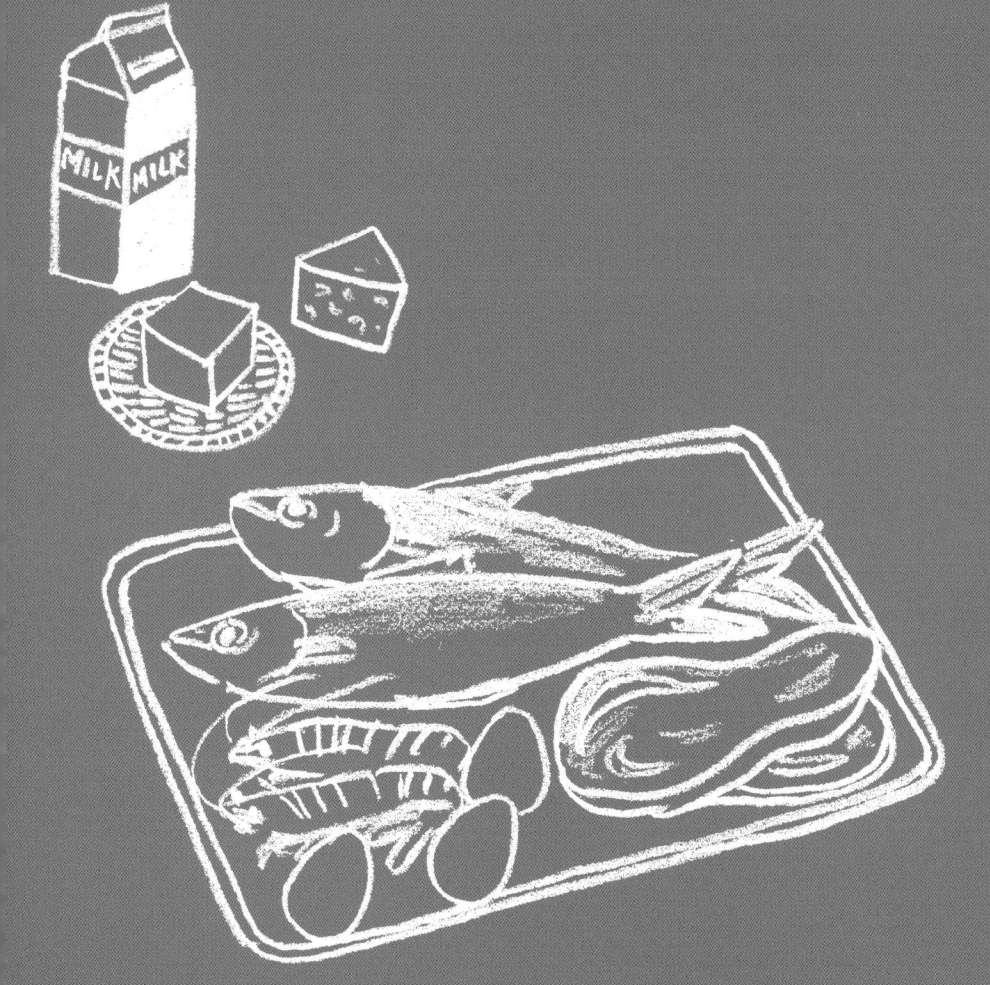

ゼラチン

主成分

動物の皮や骨、筋に含まれるコラーゲンやエラスチン。

特徴

水に浸してもどしたものを温水にとかして使います。冷やすとかたまる性質があります。ゼラチンのかたまる温度は10度以下なので、温かいときにはとろみがつきません。冷たくする料理や冷たい飲み物に使います。

口に含んで飲み込むと、体温でとけながらゆっくり咽頭(いんとう)に運ばれるので誤嚥しにくくなります。とろみ剤としての食感は最高です。

とろみ調整食品、かたくり粉、ゼラチンに共通する特徴と注意点

とろみをつけるものの糖分が高いほど、とろみは強くつきます。

反対に、油分や酸味があるたれ、ソース、スープなどでは、とろみがつきにくくなります。三杯酢、ドレッシング、酸味のきいたゼリーやトマトのスープなどには、目安として通常の倍量を使います。

基本の使用目安量

おもに、寄せ物を作る場合、口の中でとけるのでかための濃度にするため、とろみ調整食品と同量を目安に使います。

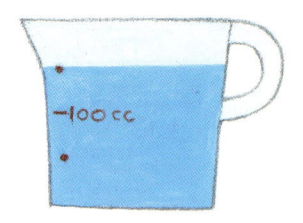

1人分150mlのスープ、だし、水、お茶に対し、

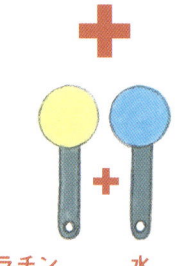

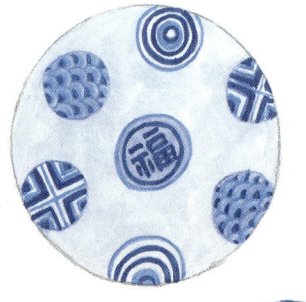

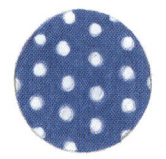

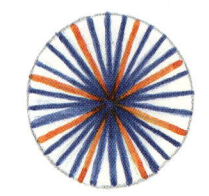

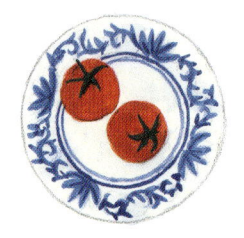

＋

ゼラチン小さじ1(3g) ＋ 水大さじ1

ケチャップ状のとろみ

とろみのつけ方

1 耐熱容器に水を入れ、ゼラチンを振り入れてしばらくおいてもどし、ラップをしないで電子レンジ(600W)で15～20秒加熱してとかす。

2 とろみをつけるものをボールに入れて①のゼラチンを加えて混ぜ、ボールの底を氷水に浮かべてとろみがつくまで充分に冷やす。

かたくり粉

主成分
じゃが芋でんぷん。

特徴
煮物、汁物、飲み物、あんかけのあん、いため物などはば広い料理にとろみをつけるときに使えます。

かたくり粉でつけたとろみは、日本人になじみのあるとろみです。透明感もつやもある仕上がりになります。

最大の特徴は、かたくり粉を水でといてから、とろみをつけたいものに加え、煮立たせる（加熱する）ことでとろみがつくことです。

冷たい料理に使うときには、一手間（＝加熱）かける必要があります。たとえば甘酢あえの場合は、水どきかたくり粉を甘酢に加えて加熱し、とろみをつけてからさまして使います。

肉や魚にとろみをつけるときにも使います。かたくり粉をまだらにふりかけ、煮汁やだしに加えて加熱すると、まわりにとろみがつきます。かたくり粉をまぶす量は、肉50gに対して小さじ1を目安にします。それ以上多くすると、とろみがつきすぎて飲み込むのに時間がかかり、誤嚥（ごえん）しやすくなるからです。

基本の使用目安量

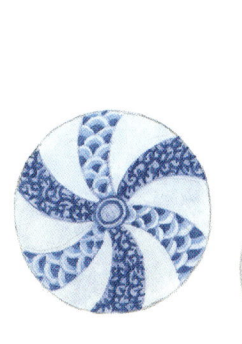

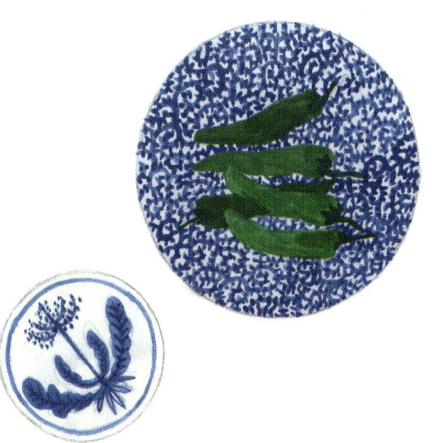

おもに、汁物や飲み物にとろみをつける場合、とろみ調整食品の半量を目安に使います。

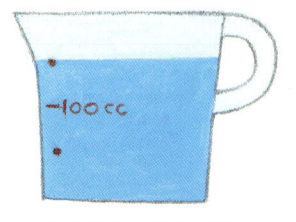

1人分150mlのスープ、だし、水、お茶に対し、

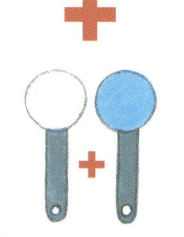

＋

かたくり粉　　　＋　水
小さじ1/2(1.5g)　　小さじ1

豚カツソース状のとろみ

とろみのつけ方

1 スープ、だし、水、お茶などとろみをつけたいものを火にかけ、沸騰したら倍量の水でといたかたくり粉を加える。

2 ひと混ぜし、とろみがついたら火を消す。

とろみをつける方法

とろみ調整食品

主成分
デキストリン、でんぷん、アガー（増粘多糖類）など。

特徴
粉末状や液状のものがあり、とろみをつけたいものに直接加えて混ぜるだけで、とろみがつきます。

熱い煮物や汁物、冷たい飲み物など、種類を問わずに使えます。かたくり粉のように火を通さなくても使える点が最大の利点です。外出するときに、小袋になっているものとミニ泡立て器をバッグにしのばせておくと、外食で汁物やスープなどの液体の料理が出たときも、簡単にとろみをつけることができて便利です。

お茶、ジュース、ドレッシングや合わせ酢、水分の多い煮びたしなどにも使えます。

とろみの特徴は、加熱した水どきかたくり粉と、冷やしたゼラチン液のちょうど中間の食感です。透明感もつやもある仕上がりになります。

本書で使用した とろみ調整食品（粉末タイプ）

トロミアップエース
3g×50包　937円（税込）
成分／デキストリン、でんぷん、増粘多糖類
購入先／㈱ヘルシーネットワーク
〒191-0024
東京都日野市万願寺1-34-3
0120-236-977

使い方の注意

とろみ調整食品は、水分（液体）や食材に含まれる水分に働くため、水分（液体）のない食材に使ってもとろみはつきません。

また、食材ととろみ調整食品をいっしょにフードプロセッサーで刻んでもとろみはつきません。フードプロセッサーで刻んだ食材（ゆでた葉野菜など）にとろみをつけたいときは、食材をフードプロセッサーで刻んでからボールに移し、とろみ調整食品を加えて混ぜるととろみがつきます。

とろみのつけ方

1 とろみをつけたいものにとろみ調整食品を直接加えて、すぐミニ泡立て器で混ぜる。（※菜箸で混ぜるとダマができることがある）

2 混ぜたあと、3分間おく。時間がたつほど、とろみが増す。

基本の使用目安量

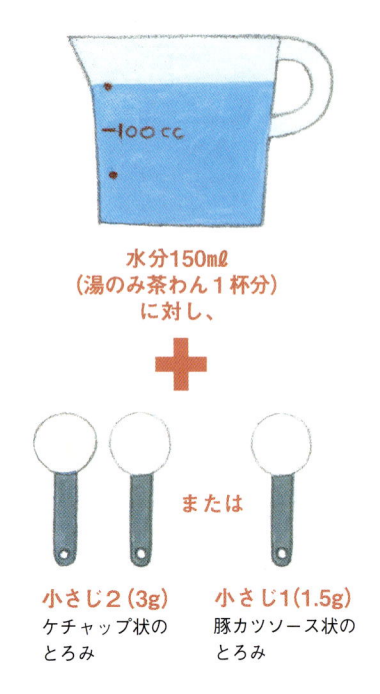

水分150mℓ（湯のみ茶わん1杯分）に対し、

＋

小さじ2（3g）
ケチャップ状のとろみ

または

小さじ1（1.5g）
豚カツソース状のとろみ

とろみをつけて飲み込みやすくしましょう

飲み込みやすくするために、とろみをつけます。
とろみはその人に合ったとろみ加減にしましょう

とろみをつけて飲み込みやすくすると、誤嚥(ごえん)を防いで安全に食べることができます。

高齢者になると飲み込む力が弱くなったり嚥下反射が鈍くなったりしてきます。サラサラの水分(液体)は食道に入るまでのスピードが速いため、嚥下反射が鈍っていると、気管が閉じるのが間に合わないため、むせたり、誤嚥(食べ物や飲み物が食道ではなく肺につながる気管や肺に入ってしまうこと)したりしてしまいます。それによって肺炎などを起こすこともあります(誤嚥性肺炎)。

それを防ぐため、介護食では水分(液体)に適度なとろみをつけるのです。

とはいっても、とろみは、粘性が強いほど飲み込みやすい、というわけではありません。とろみが強すぎると、逆に咽頭(いんとう)から食道に入るスピードが遅すぎるため、気管を閉じるタイミングが合わず、これも誤嚥を招く原因になります。とろみはその人に合った様子を観察し、とろみはその人に合った粘性(とろみ加減)に調節しましょう。

また、とろみをつけるにはいろいろな方法があります。主に「とろみ調整食品」「かたくり粉」「ゼラチン」です。それぞれの使い方を紹介します。

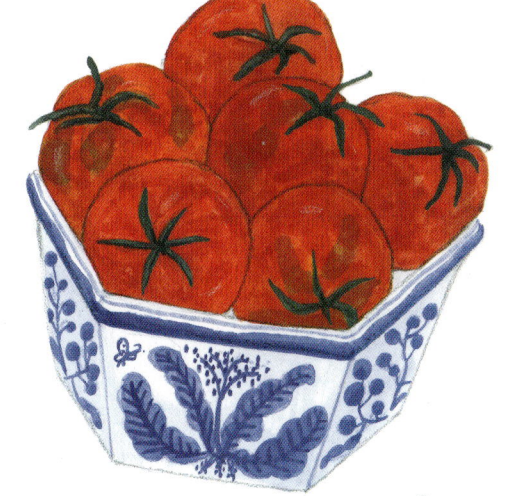

副菜 72

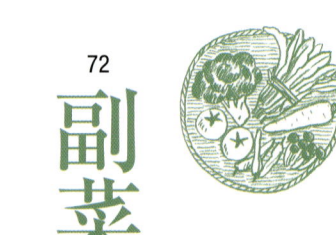

野菜類を食べやすくするポイント … 73

根菜の副菜
- かぶのひき肉詰め煮 … 74
- かぶのひき肉詰め煮が副菜の献立 … 76
- トマトの白あえ … 78
- トマトの白あえが副菜の献立 … 80
- きゅうりとわかめの酢の物 … 82
- きゅうりとわかめの酢の物が副菜の献立 … 84

野菜の副菜

乾物の副菜
- 切り干し大根のいり煮 … 86
- 切り干し大根のいり煮が副菜の献立 … 88

きのこの副菜
- なめこのけんちん煮 … 90
- なめこのけんちん煮が副菜の献立 … 92

汁物 94

汁物・スープをおいしく、食べやすくするポイント … 95

具だくさんの汁物
- かぼちゃ団子のごまスープ … 96
- かぼちゃ団子のごまスープが汁物の献立 … 98
- ほうとう風みそ汁 … 100
- ほうとう風みそ汁が汁物の献立 … 102

主食 104

炭水化物食品を食べやすくするポイント … 105
全がゆの作り方 … 106
軟飯の作り方 … 107

ごはんの主食＆主菜
- ちらしずし … 108
- ちらしずしが主食＆主菜の献立 … 110
- 太巻きずし … 112
- 太巻きずしが主食＆主菜の献立 … 114
- エビのそぼろごはん … 116
- エビのそぼろごはんが主食＆主菜の献立 … 118
- 五目あんかけチャーハン … 120
- 五目あんかけチャーハンが主食＆主菜の献立 … 122

- パエリヤ … 124
- パエリヤが主食＆主菜の献立 … 126
- 天ぷらそば … 128
- 天ぷらそばが主食＆主菜の献立 … 130

めんの主食＆主菜
- スパゲティ ミートソース … 132
- スパゲティ ミートソースが主食＆主菜の献立 … 134

もちの主食＆主菜
- 紅白雑煮 … 136
- 紅白雑煮が主食＆主菜の献立 … 138

料理索引 … 140
栄養価一覧 … 142

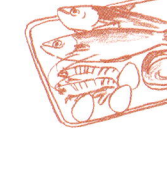

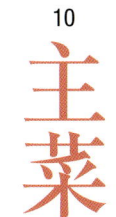

目次

主菜 10

	頁
はじめに	02
本書の料理レシピの見方	04
とろみをつけて飲み込みやすくしましょう	06
とろみをつける方法	07
たんぱく質食品を食べやすくするポイント	11

肉の主菜
	頁
すき焼き煮	12
すき焼き煮が主菜の献立	14
ヒレカツ	16
ヒレカツが主菜の献立	18
ローストビーフ	20
ローストビーフが主菜の献立	22
ゆで豚 グリーンソース	24
ゆで豚 グリーンソースが主菜の献立	26

ひき肉の主菜
	頁
煮込みつくね	28
煮込みつくねが主菜の献立	30

魚介の主菜
	頁
マグロとイカの刺し身	32
マグロとイカの刺し身が主菜の献立	34
マグロのカルパッチョ	36
マグロのカルパッチョが主菜の献立	38
ギンダラのムニエル	40
ギンダラのムニエルが主菜の献立	42
タラの照り焼き	44
タラの照り焼きが主菜の献立	46
エビフライトマトソース	48
エビフライトマトソースが主菜の献立	50

卵の主菜
	頁
卵豆腐のエビあんかけ	52
卵豆腐のエビあんかけが主菜の献立	54
だし巻き卵	56
だし巻き卵が主菜の献立	58
具だくさんスペイン風オムレツ	60
具だくさんスペイン風オムレツが主菜の献立	62

豆腐の主菜
	頁
豆腐のひき肉みそかけ	64
豆腐のひき肉みそかけが主菜の献立	66

豆腐製品の主菜
	頁
手作りがんもどき	68
手作りがんもどきが主菜の献立	70

本書の料理レシピの見方

- 計量カップ・スプーンは、1カップ=200㎖、大さじ1=15㎖、小さじ1=5㎖です。
- レシピの分量は、特に記載のない限り、正味重量(皮や種、骨などを除いたあとの口に入る量)です。
- 本書で使用した塩は、小さじ1=5gです。
- 塩分とは、ナトリウムの量を食塩に換算した食塩相当量を指します。
- 献立1食分の栄養価は、各料理のエネルギーと塩分をそれぞれ合計したものです。

も、そのように伝えていました。ところが、自分が口腔外科手術を受けて入院し、嚙んだり、飲み込んだりすることがむずかしい立場になってみると、いろいろ違っていたことに気づいたのです。

たとえば、肉団子などはミニサイズが食べやすそうに思えますが、じつは逆。同じ分量であれば、小さくすればするほど数が増えて表面積が増える、つまり、表面のかたい部分が増えて、中のふんわりした部分が減ってしまうのです。そこで、逆発想で、大きな肉団子を素揚げしてから煮てみると、煮くずれることなく、まわりもほどよくやわらかくなりました。器の中で、大きな肉団子をくずしながらいただくと、「よしっ、食べよう！」という意欲がわいてくるのです。おいしそうに見える、感じることが、食べる意欲を引き出す第一歩です。

連載した「家族いっしょのおいしい介護食」では、毎号、このような実体験を生かしながら原稿を書き、料理を作ってきました。栄養のバランスも考え、料理はふだん食べているいつもの料理をとり上げるよう、心しました。

人間はいくつになっても、「ちゃんと食べてちゃんと生きる」こと、つまり、「食べ力」を持ち続けること、これが、生涯現役で過ごすためにいちばんたいせつなことと思っています。

2011年　秋

村上祥子

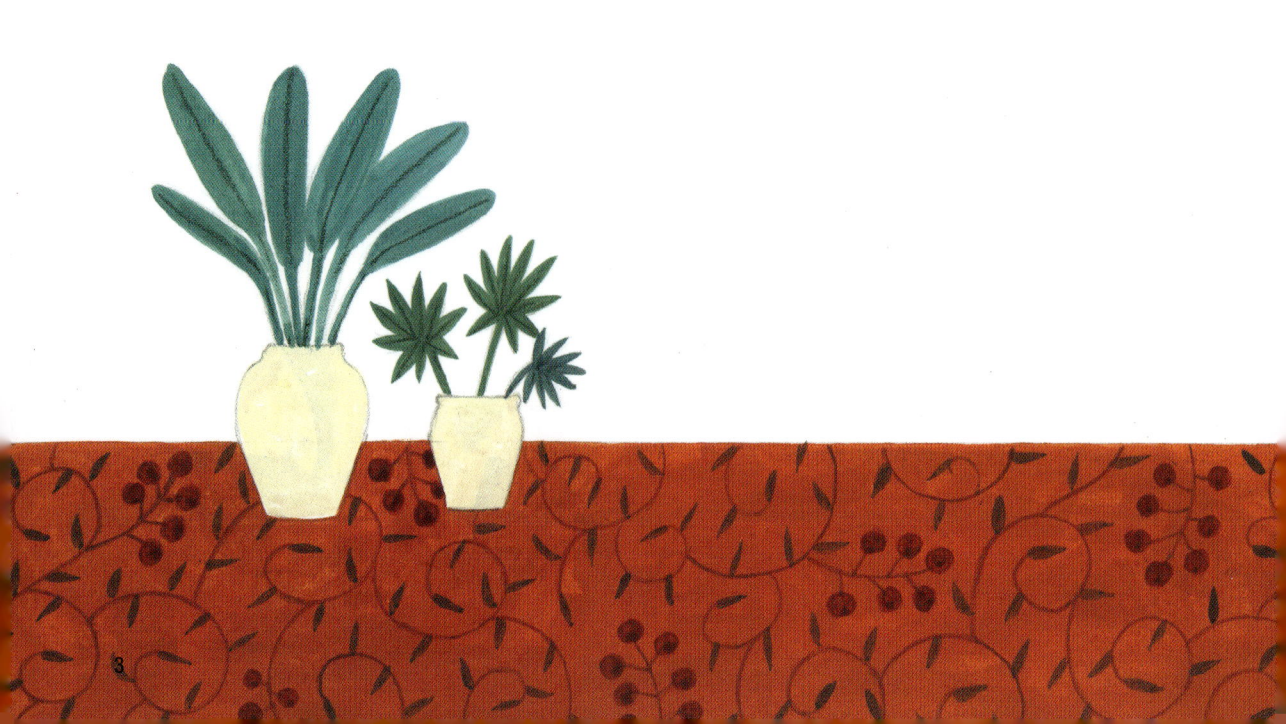

【はじめに】

「食（た）べ力（ぢから）」を身につけて生涯現役！

本書『ふたりのおいしい介護食』は、月刊誌『栄養と料理』に2009～2011年まで連載された「家族いっしょのおいしい介護食」を再編集し、一冊にまとめたものです。

噛（か）む、飲み込む力が低下した人でも、「おいしい料理が食べたい」、「いつもの料理を普通に食べたい」という願いは切実です。噛む、飲み込む力が弱くなっても、味覚や嗜好（しこう）まで変わるわけではありません。今までどおりのおかずやごはんがよいのです。食材や料理をひとくふうするだけで、いつもの料理を食べやすくできます。

噛む、飲み込む力に軽度～中度の障害がある人を対象にして、家族もいっしょにおいしく食べられるような料理と献立を紹介するために、この連載は始まりました。軽度～中度の障害とは、普通の食事よりもやわらかく煮たり、切り方を小さくしたり、むせないようにとろみをつけたりすれば食べられる段階を指しています。

噛んだり、飲み込んだりしにくい人には、なんでも刻んだり、ミキサーにかけたり、小さくしたほうが食べやすい……、以前は、私もそう思い込んでいました。教えていた学生さんたちに

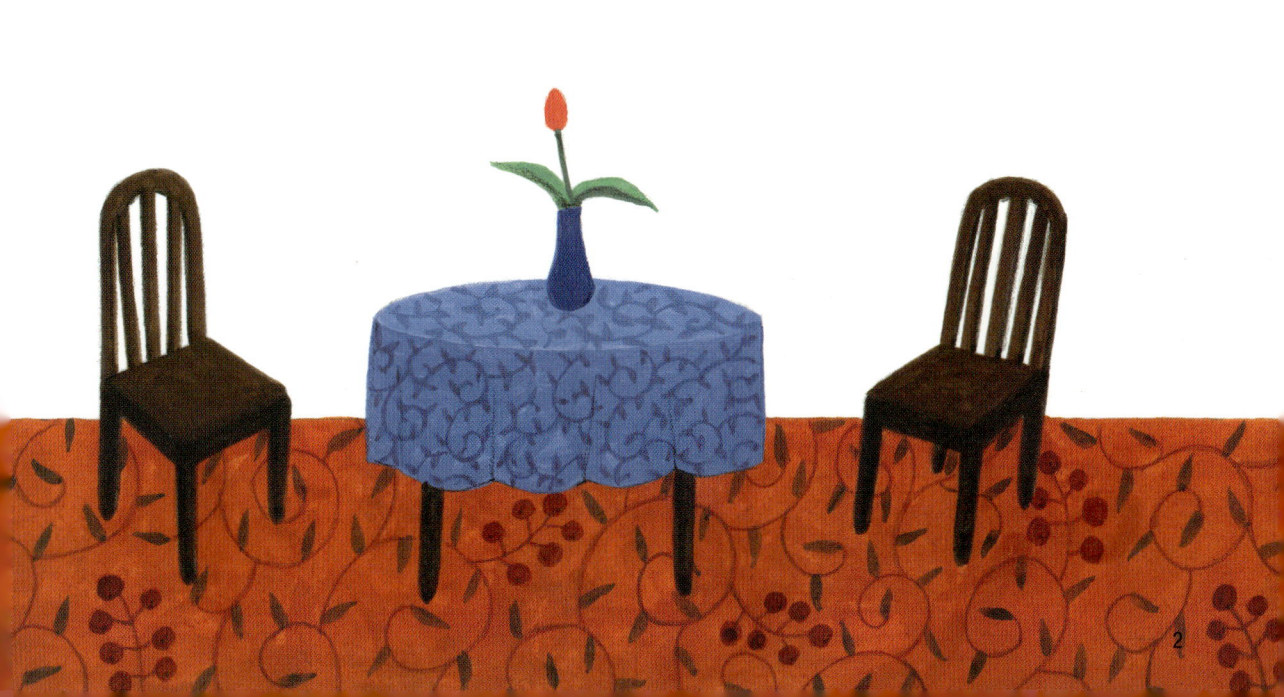

ふだんの料理がやわらかく食べやすい

ふたりのおいしい介護食

栄養バランス満点の献立つき

村上祥子

女子栄養大学出版部